Pflanzen-Apotheke
Vom Segen der Heilkräuter

August Rogler

Pflanzen-Apotheke

Vom Segen der Heilkräuter

F. Englisch Verlag · Wiesbaden

CIP-Kurztitelaufnahme der Deutschen Bibliothek

Rogler, August:
Pflanzen-Apotheke: Vom Segen der Heilkräuter/
August Rogler. – Wiesbaden: Englisch, 1984.
Einband- und titelgeänderter Lizenznachdruck 1984
des früher erschienenen und vergriffenen Buches
„Der Heilkräutersegen von A–Z" durch die
F. ENGLISCH GmbH. & Co. Verlag KG. Wiesbaden mit
Genehmigung der Cura Verlag Ges.m.b.H. A-1037 Wien

ISBN 3-88140-176-8

„Der Größte ist der, der die Natur und die Wunder weiß, lernt und erfährt. Der nichts kann, noch erfährt, noch weiß, ist tot."

Paracelsus

Wenn ich mich verhältnismäßig rasch nach dem Erscheinen meines ersten Buches „Kräuterwunder" entschloß, ein neues Buch zu schreiben, so hatte dies mehrere Gründe. Der große Erfolg meines Erstlingswerkes, die vielen Anfragen und begeisterten Zuschriften von hohen Persönlichkeiten, Ärzten, Heilkundigen, Gesunden und Kranken aus dem In- und Ausland bestätigten mir, daß ich den richtigen Weg gegangen bin. Diese Bekundung bedeutete für mich nicht nur Freude, sondern vor allem eine Verpflichtung, mein Wissen der Volksgesundheit auch weiterhin zur Verfügung zu stellen. Aus dieser Verpflichtung heraus entstand mein zweites Werk „Kräutersegen", das ab dieser Auflage unter dem veränderten Titel „Der Heilkräutersegen" erscheint.

Der „Heilkräutersegen" mag mit seinem uralten Wissen um die Heilkraft unserer heimischen Pflanzen allen Heilenden und Kranken im wahrsten Sinne des Wortes zum Segen gereichen. Es ist ja wahrhaft für die Menschheit ein Segen, daß — wie der große Arzt und Naturheilkundige Theophrastus Paracelsus sagt — jeglichem Lande seine Krankheit, seine Arznei selbst wächst. In diesem Buche wurde das überkommene Wissen durch wertvolle Erfahrungen und Erkenntnisse im Rahmen der Naturheilkunde erweitert. Der „Heilkräutersegen" ist keine neue oder erweiterte Auflage vom „Kräuterwunder", sondern ein Buch für sich; in ihm sind alle Unvollkommenheiten, die meinem Erstlingswerk anhafteten, überwunden. Die Menschen, die in großer Zahl ihr Vertrauen in immer höherem Maße der Naturheilkunde zuwenden, werden in diesem Buch einen guten Freund und Ratgeber finden. Es soll aber auf keinen Fall den Arzt verdrängen oder gar ersetzen; bei vielen Krankheitsfällen, wo es als notwendig erachtet wird, ist stets auf die Konsultation des Arztes hingewiesen.

Das Ziel des Buches „Heilkräutersegen" besteht somit darin, Kranken zu helfen und gesunden Menschen ihre Gesundheit zu erhalten.

Der Verfasser

Abmagerung

Magerkeit muß nicht immer als Zeichen einer Krankheit gelten. Sie kann auch auf Veranlagung zurückzuführen sein. So kommt es vor, daß hagere Menschen oft sehr gesund sind. Ist aber eine Abmagerung in einem kürzeren Zeitabschnitt festzustellen, obwohl der Betroffene genug Nahrung zu sich nimmt und es ihm auch an innerer Ruhe nicht fehlt, so ist dann ernstlich zu prüfen, wodurch die Abmagerung hervorgerufen wird.

Die Ursachen für eine Abmagerung können sein: Erkrankung des Magens, der Gedärme, der Leber, der Galle, der Bauchspeicheldrüse, Störungen der Nerven oder seelische Depressionen. Es ist daher notwendig, einen Arzt zu konsultieren, um das Grundübel feststellen zu lassen.

Kräuteranwendung:

Zuerst sind jene Heilkräuter anzuwenden, die zur Beseitigung des Grundübels empfohlen werden.

Als allgemein gutes Mittel gegen Magerkeit kann man Bockshornklee mit Milch empfehlen. Dieses Mittel wurde und wird angeblich auch heute noch von Nationen angewandt, die Korpulenz als schön bezeichnen. So wurde Bockshornklee bei den Türken häufig gebraucht und immer mit gutem Erfolg.

Man gibt Bockshornklee in Milch, siedet beides, bis daraus ein Brei entsteht, den man nach Belieben süßt. Diesen Brei muß man öfters am Tag nehmen. Der gewünschte Erfolg tritt oft direkt überraschend ein.

Auch Tee aus Bärlapp, öfters am Tage getrunken, wirkt gegen Abmagerung, und zwar am besten bei Kindern. Andere Heilkräuter, die gegen Abmagerung empfohlen werden können, sind die Kalmuswurzel und das Knabenkraut.

Kommt die Abmagerung von Verdauungsstörungen her, so sind diese zunächst zu beseitigen. Dann ist dafür zu sorgen, daß der Patient einfache, reizlose Kost genießt, bei Verträglichkeit jede halbe Stunde einen Schluck Milch trinkt und viel in frischer Luft und bei Sonnenschein spazierengeht. Sehr gut sind auch kurze, kalte Ganzwaschungen.

Adern- (Arterien-) Verkalkung

Diese Krankheit, die zu einem jähen Tod führen kann, ist meist auf ein zu „gutes" Leben, auf übermäßigen Alkoholgenuß und auf zu wenig Bewegung in frischer Luft zurückzuführen. Sie kann aber auch als normale Alterserscheinung angesehen werden. Bei der Adernverkalkung verlieren die Arterien ihre Elastizität und werden brüchig.
Bei dieser Krankheit gilt vor allem der Grundsatz: Besser vorbeugen als heilen.

Kräuteranwendung:

Als Vorbeugungsmittel gegen diese Krankheit wird vorerst Mäßigkeit im Genuß von Alkohol und Nikotin empfohlen, dafür aber häufiger Genuß von Knoblauch angeraten. Man bäht Kornbrot, streicht etwas Butter oder Fett auf und legt Knoblauch darauf. Man soll überhaupt bei den Fleischspeisen viel Knoblauch verwenden. Er ist aber nicht nur als Vorbeugungsmittel anzuraten, sondern muß auch verwendet werden, wenn die Arterienverkalkung bereits eingetreten ist. Ein anderes Mittel gegen diese Krankheit ist Anserine (Potentilla anserine) als Tee getrunken. Auch Holunderblütentee wirkt gegen Adernverkalkung, doch muß er öfters am Tage getrunken werden. Ein weiteres Heilmittel ist der Tee aus der Faulbaumrinde. — Viel Gemüse essen!

Adernverknotung

Adernverknotung oder Krampfadern stellen eine Ausweitung und ein dadurch entstehendes Versagen der großen Venen am Ober- und Unterschenkel dar. Meist findet man diese Krankheit bei Frauen, seltener bei Männern. Die Ursachen sind vielfältig, zum Beispiel zu frühes Aufstehen vom Wochenbett, Stuhlverstopfung, vieles Sitzen, vieles Stehen, Abschnüren der Venen durch Strumpfbänder oder Sockenhalter und nicht zuletzt eine gewisse Veranlagung.

Kräuteranwendung:

Gegen Krampfadernschmerzen wird die Bärlapptinktur empfohlen. Man nimmt davon täglich 6 bis 12 Tropfen. Als Gegenmittel gegen diese Krankheit werden auch folgende Heilkräuter empfohlen: Rosmarin, Ehrenpreis, Lavendel, Frauenmantelkraut, Fünffingerkraut, Melissenkraut und das wohlriechende Veilchen.

Sehr zu empfehlen ist auch der Knie- oder Schenkelguß. Man stellt sich entkleidet in ein großes Gefäß und schüttet über den Ober- oder Unterschenkel, wo eben die Krampfadern sind, kaltes Wasser. Ungefähr so viel, als in einem mittelgroßen Schaff Platz hat. Das Wasser muß langsam über den Fuß gegossen werden, und dann legt man sich sofort, ohne die Füße abzutrocknen, in das Bett. Um Mitternacht und in der Früh soll man nochmals dieselbe Wasserkur wiederholen.

Afterjucken

Dieses Übel kann verschiedene Ursachen haben. Solche sind: Würmer, Hämorrhoiden, Stuhlverstopfung, Ekzeme usw., doch kann dieses Übel aber auch eine Folge von Unreinlichkeit sein oder im Gefolge der Schwangerschaft auftreten.

Kräuteranwendung:

Selbstverständlich muß zuerst getrachtet werden, das Grundübel zu beseitigen. Man schlage daher bei den jeweiligen Krankheiten in unserem Kräuterbuch nach. Allgemein sind Sitzbäder mit Kamille und Eichenrinde zu empfehlen. Nach dem Bad gut abtrocknen! Außerdem trinke man einen Tee von Bärlapp, Benediktendistelkraut, Frauenmantel, Löwenzahnwurzel und Schlehenblüten. Mehrmals untertags diesen Tee trinken!

Aisen

Das sind kleine Geschwüre, die zumeist durch Unreinlichkeit, Aufenthalt in ungesunder Luft, durch unreines Blut und manchmal auch durch den Genuß von zu saurem Obst entstehen.

Kräuteranwendung:

Um dieses Übel zu vertreiben, nimmt man Bockshornkleesamen, den man in Milch zu einem Brei kocht, und legt diesen auf das Geschwür, das dann schnell reifen wird. Auch folgendes Mittel kann empfohlen werden: Man schneidet eine Zwiebel in zwei Hälften, röstet sie in Schweinefett und legt sie dann auf die Aisen. Dies wiederholt man mehrmals am Tage. Ist das Geschwür aufgegangen, so reinigt man es mit Frauenmanteltee und tropft in die offenen Stellen einige Tropfen Arnika oder Myrrhenessenz. Zur gleichen Zeit mache man eine Blutreinigungskur. Siehe Blutreinigungskur!

9

Allgemeine Schwäche

Allgemeine Schwäche findet man meist bei älteren Leuten, bei kränkelnden Menschen und bei solchen, die sich überarbeitet haben. Auch hier ist zuerst nach dem Grundübel zu forschen.

Kräuteranwendung:

Gegen allgemeine Schwäche ist folgender Tee sehr zu empfehlen: Pfefferminze, Melisse, Kalmuswurzel, Thymian und Waldmeister. Von diesem Tee trinke man täglich eine Tasse am Vormittag und eine Tasse am Nachmittag. Außerdem sind zu empfehlen kräftige Kost mit viel Gemüse und Obst, viel Bewegung in frischer Luft, besonders morgens und abends, und Enthaltung von Alkohol und Nikotin.

Alpdruck

Alpdruck ist meist eine Folge von Stauungen im Blut oder des Genusses schwerverdaulicher Speisen, kann aber auch nach großen Aufregungen eintreten und schließlich durch Herzveränderungen hervorgerufen werden.

Kräuteranwendung:

Auch hier muß zuerst, wenn es sich um Stauungen des Blutes handelt, das Grundübel beseitigt werden. Man nimmt einen Tee aus Ehrenpreis, Lavendel, Salbei, Rosmarin, Meisterwurz und Wacholder. Im übrigen sind auch zu empfehlen: Kalte Fußbäder vor dem Schlafengehen, wie auch Kaltwaschungen der Unterarme, leicht verdauliche Speisen am Abend und nicht zuletzt eine gute Durchlüftung des Schlafraumes.

Anämie

Anämie oder Blutarmut zeigt sich nach großen Blutverlusten, Darmleiden, Malaria, Syphilis, Schwangerschaft, Gebärmutterleiden und nach schweren Verdauungsstörungen. Bei starker Anämie ist unbedingt der Arzt zu Rate zu ziehen.

Kräuteranwendung:

Vor allem ist eine Entschlackungskur einzuschalten. Siehe Blutreinigung! Außerdem ist die Kost so einzurichten, daß der Erkrankte mehrmals am Tage essen kann, doch nur einige Löffel voll. Besonders zu empfehlen sind Gemüsekost (Eisengehalt) und Mehlspeisen und jede halbe Stunde ein Schluck süße, abgekochte, kalte Milch. Als Tee nimmt man folgende Kräuter: Tausendguldenkraut, Frauenmantel, Thymian, Eisenwurz und Blutwurz. Davon trinkt man stündlich einen Schluck.

Angeschwollene Füße

sind meist Folgeerscheinungen von Störungen in den Nieren oder in der Leber, entstehen aber auch bei Herzschwäche. Man trachte, das Grundübel zu beseitigen.

Kräuteranwendung:

Allgemein wird empfohlen: 1. Ein Tee aus Zinnkraut, Rosmarin Wacholderbeeren, Wermut, Attich, Alant, Bibernellewurzel, Hauhechel. 2. Auflegen von frischen Zwiebelscheiben auf die Nierengegend. 3. Wickel von Fichtennadelabsud und Lehmteigumschläge um die Füße. Sehr gut wirkt auch eine Einreibung mit Wallwurzgeist.

Angeschwollene Glieder

Diese sind zumeist auf vieles Gehen und vieles Stehen, also auf Überanstrengung der Glieder, zurückzuführen, können aber auch Folgen von Gewalteinwirkungen sein.

Kräuteranwendung:

Bei ersterer Ursache nimmt man Mittel, die die Müdigkeit nehmen, so zum Beispiel Wegerichblätter, die man — zerstoßen — in Essig weichen läßt und dann auflegt. Die Glieder sind in waagrechte Ruhelage zu bringen. Bei Anschwellungen, die durch Gewalteinwirkung entstanden sind, lege man Farnkräuter und Huflattichblätter auf; sie haben sich stets bewährt.

Angstgefühl

Angstgefühl wird unter anderem auch durch Stoffwechselstörungen hervorgerufen. Durch diese Vergiftungserscheinungen im Körper kommt es zu Schlaflosigkeit, Schwindel, Kopfweh und auch zu Kreuzschmerzen.

Kräuteranwendung:

Man trinke 10 Tage hindurch nüchtern etwas Salzwasser und dann anschließend täglich ein Glas kaltes Brunnenwasser. Sehr gut sind auch am Abend kalte Waschungen und Fußbäder. Als Tee trinke man untertags zwei Schalen Blutreinigungstee und am Abend eine Schale Baldriantee.

Anschwellung der Lymphdrüsen

Kräuteranwendung:

Bei Anschwellen der Lymphdrüsen wird empfohlen, Huflattich- blätter aufzulegen und die Drüsengegend vorsichtig mit Alkohol zu waschen. Als Tee nimmt man Alantwurzeln, Nußblätter mit Milch und öfters am Tag einen Schluck Frauenmanteltee. In schwereren Fällen soll stets der Arzt aufgesucht werden.

Ansteckende Krankheiten

Kräuteranwendung:

Solche Krankheiten — auch die Grippe — machen die Behand- lung durch den Arzt unbedingt notwendig. Bei Gefahr einer An- steckung ist die Verwendung des penicillinhaltigen Knoblauchs als Vorbeugemittel nach wie vor sehr geschätzt. Täglicher Genuß in dieser Zeit ist sehr zu empfehlen. Man hängt auch gern den Kindern ein Säckchen um den Hals, in welches man Knoblauch gibt. In man- chen Gegenden tragen selbst Erwachsene Säckchen mit Kampfer als Vorbeugemittel.

Appetitlosigkeit

ist meist die Folgeerscheinung eines anderen Leidens (Magen, Leber, Darm), kann aber auch von unvernünftiger Ernährung oder von Störungen nervöser Art herrühren.

Kräuteranwendung:

Kommt das Leiden vom Magen, Darm oder von unvernünftiger Ernährung, so nimmt man als Tee: Bibernellewurzel, Rainfarnblüten, Kalmuswurzel, Thymian, Meisterwurz. Bei Leberleiden empfiehlt sich: Tausendguldenkraut, Katzenschwanz, Bibernellewurzel und bei

Störungen, die auf nervöse Art zurückzuführen sind, Baldrian, Melissenkraut und Pfefferminzkraut. Allgemein ist auch folgender Tee zu empfehlen: Alantwurzel, Hopfenkraut und Wermut. Oft hilft auch der Blutwurztee. Bei der Zubereitung des Essens soll man ferner den appetitanregenden Porree verwenden und viel Brunnenkressegemüse essen. Viel Bewegung in frischer Luft ist notwendig.

Arterienverkalkung
Siehe Adernverkalkung!

Asthma

Bei Asthma kann seine Ursache in Herzfehlern, Überempfindlichkeit (Allergie), chronischem Bronchialkatarrh, Störungen in der Lunge, Vollblütigkeit und unterdrücktem Schweiß liegen.

Kräuteranwendung:

An Heilkräutern verwende man: Meisterwurz, Bibernellewurz, Süßholz als Tee mit Honig zubereitet. Außerdem röste man Zwiebeln in Schweineschmalz und lege sie über Nacht auf die Brust.
Selbstverständlich muß der Asthmatiker Alkohol und Nikotin ganz meiden. Zur Entschlackung des Körpers ist eine achttägige Blutreinigungskur einzuschalten und sind weiters Kräuter anzuwenden, die harntreibend und stoffwechselfördernd wirken. (Bei den entsprechenden Abschnitten nachlesen!)
Sehr gut ist auch, wenn man außer der oben angeführten Behandlungsart dem Kranken zweimal, und zwar am 1. und 5. Tag, nachts weichen Lehmteig auf die Brust legt.
Wichtig sind auch bei dieser Krankheit Atemübungen mit kurzem Einatmen und langem Ausatmen. Diese Übungen sollen mehrmals am Tage in frischer Luft wiederholt werden.

Aufgesprungene Haut

In kalter Jahreszeit kommt es vor, daß bei Menschen, die eine fettarme Haut haben, die Haut spröde und rissig wird.

Kräuteranwendung:

Auch hier wird die Arnikatinktur angewandt wie beim Aufliegen. Anschließend gibt man auf die wunden Stellen etwas Vaseline.

Aufliegen

Bei Kranken, die lange Zeit im Bett liegen müssen, entstehen am Rücken, oft auch an den Schultern wunde Stellen.

Kräuteranwendung:

Vor allem ist größte Reinlichkeit notwendig. Zur Vorbeugung wechselt man öfters das Leintuch und stellt mehrmals am Tag eine Waschschüssel mit frischem Wasser unter das Bett. Sind schon wunde Stellen vorhanden, so betupft man diese mit verdünnter Arnikatinktur. Man gibt dazu 15 bis 20 Tropfen Arnikatinktur in abgekochtes, kaltgestelltes Wasser und taucht in dieses peinlich reingehaltene Gemisch am besten einen Leinenlappen ein, den man auf die Wunde legt. Der Leinenlappen mit der Arnikatinktur muß öfters gewechselt werden. Innerlich gibt man den Kranken einen Tee aus Chinarinde und etwas Melisse, zweimal täglich.

Aufregung

Bei Aufregung ist Grundbedingung, den Aufgeregten von der Ursache der Erregung abzulenken und ihm frische Luft zuzuführen. Sehr zu empfehlen sind Kaltwaschungen, doch nur von einigen Minuten Dauer.

Kräuteranwendung:

Innerlich gibt man dem Erregten einen Tee aus Baldrian, Melisse, Nelkenwurz, Thymian und Veilchen.

Aufstoßen

Die Ursachen des so unangenehmen Aufstoßens können verschiedener Natur sein. So kann es von einem Magenkatarrh, von Magengeschwüren herkommen, durch zu starkes Luftschlucken entstanden oder eine nervöse Erscheinung sein. Auf alle Fälle muß zuerst das Grundübel beseitigt werden.

Kräuteranwendung:

Bei den oben angeführten Grundkrankheiten wendet man die Mittel an, die in diesem Kräuterbuch bei diesen Krankheiten angegeben sind. Ist zu starkes Luftschlucken die Ursache, muß der

14

vom Aufstoßen Betroffene sehr langsam essen und die Speisen gut kauen.

Nebenbei gibt man dem Patienten einen Tee, den man aus der Enzianwurzel zubereitet.

Augenbrennen

Kräuteranwendung:

Man legt Leinenläppchen, die man in Kamillenabsud getaucht hat, lauwarm auf die Augen. Innerlich nimmt man Tee vom Knabenkraut oder Frauenmantel.

Augenentzündung

Das edelste Sinnesorgan des Menschen ist das Auge. Man pfusche deshalb bei stärkeren Entzündungen nicht viel herum, sondern begebe sich in die Behandlung eines Arztes. Bei leichteren Entzündungen empfiehlt sich folgende

Kräuteranwendung:

Man lege zerstoßene Benediktenkrautblätter oder zerquetschte Hauswurz — in dünne Leinenläppchen gefüllt — auf die Augen. Innerlich helfe man mit Frauenmanteltee — mehrmals eine Tasse am Tage — nach und achte darauf, daß der Patient nicht an kalten Füßen leidet. Sehr oft hilft plötzlich das warme Fußbad, wenn das Grundübel in einer Verkühlung zu suchen war.

Augenflimmern

Augenflimmern kann nicht als Krankheit angesehen werden, und doch ist es sehr unangenehm.

Kräuteranwendung:

Der darunter leidet, trinke einen Tee, der aus Melisse, Frauenmantel, Minze und Kalmus zubereitet wird und lege äußerlich frische Farnblätter auf Stirn und Augen. Im Winter reibe man die Stirn und ganz leicht auch die Augenlider mit Farngeist ein, vermeide jedoch, daß dieser in die Augen kommt.

15

Augenkatarrh

Er kommt meist gemeinsam mit dem Nasen- und Rachenkatarrh vor.

Kräuteranwendung:

Man trinke einen Tee von Holunderblüten, Schafgarbe und Pfefferminze mehrmals am Tag und binde sich die Stirn mit einem warmen Tuch gut ein. Auch das Einreiben der Stirn mit Franzbranntwein ist sehr zu empfehlen.

Augenleiden

Bei allen Arten von Augenleiden und auch bei Augenverletzungen ist sofort der Arzt oder, wenn die Möglichkeit besteht, der Facharzt aufzusuchen.

Augenrinnen

Vor allem meide man jede Zugluft, denn meist entsteht diese unangenehme Krankheit durch Wind oder nach einem Augenkatarrh.

Kräuteranwendung:

Man trinke mehrmals am Tag eine Tasse Frauenmanteltee. Äußerlich lege man ein Läppchen auf die Augen, das man in einen Absud, der aus Erdbeerblättern und Gänserich bereitet wurde, taucht. Dieser Absud kann lauwarm auch zum Baden der Augen verwendet werden.

Augenschwäche

muß ursächlich behandelt werden. Es muß daher vom Arzt die Ursache zuerst festgestellt werden.

Kräuteranwendung:

Man trinkt als Tee öfters am Tag eine Tasse Augentrostabsud und reibt außerdem die Augen mit Gartenrautengeist leicht ein.

Augenstar

Man unterscheidet den grauen und den grünen Star. Beim grauen Star handelt es sich um eine Erkrankung der Linse, und zwar um

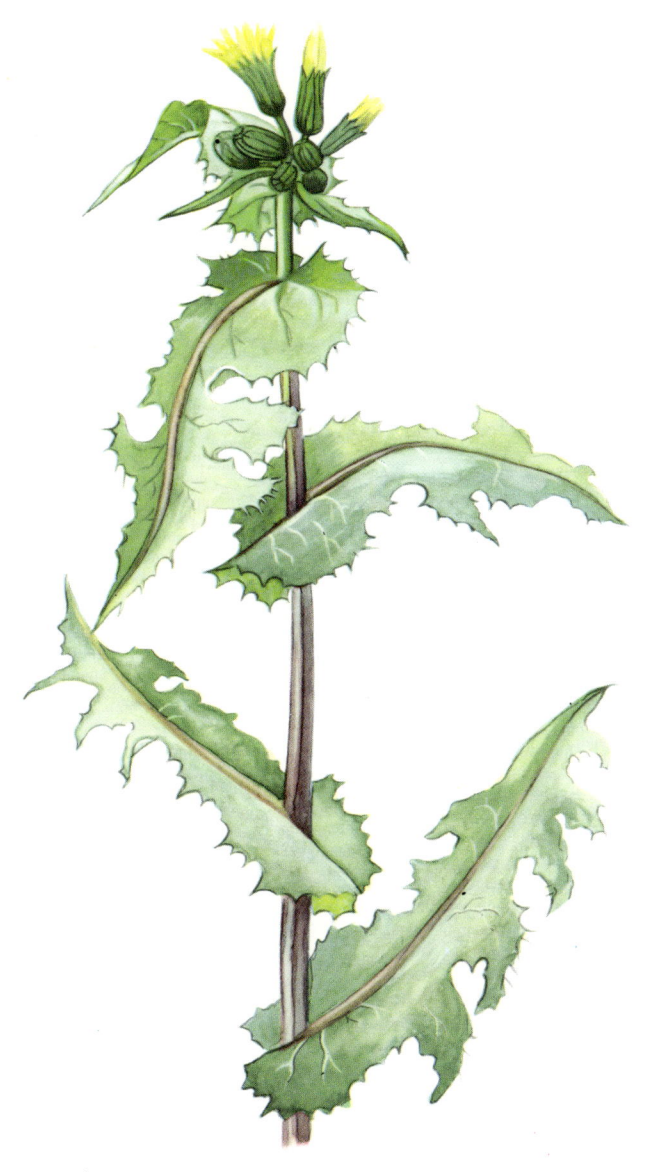

ACKERDISTEL — Cirsium arvense

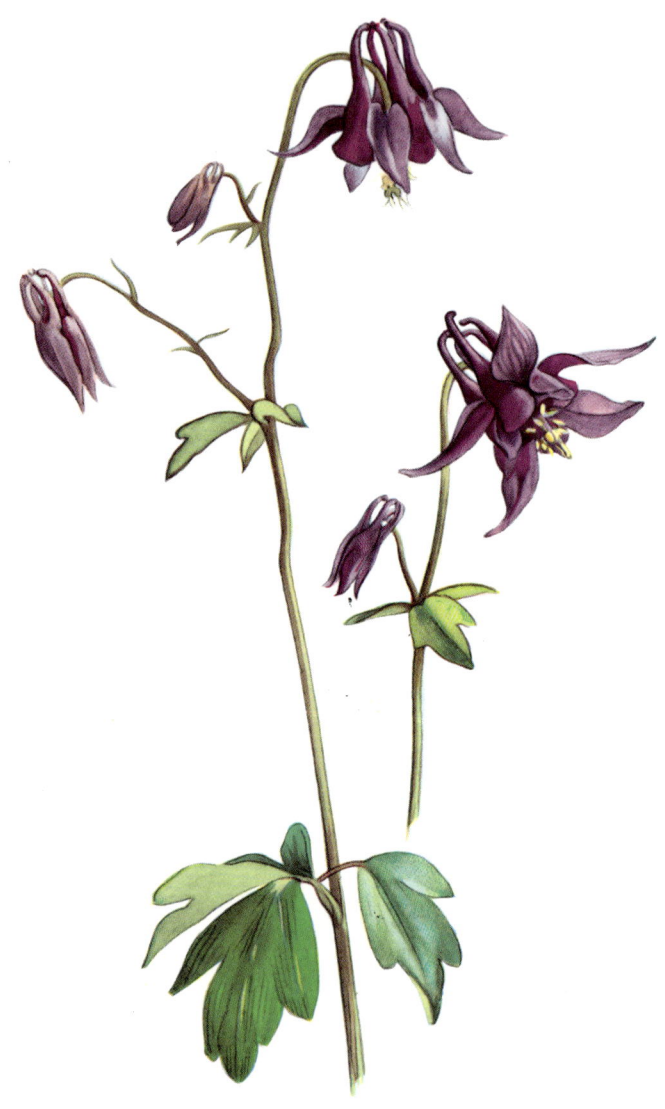

AKELEI — Aquilegia vulgaris

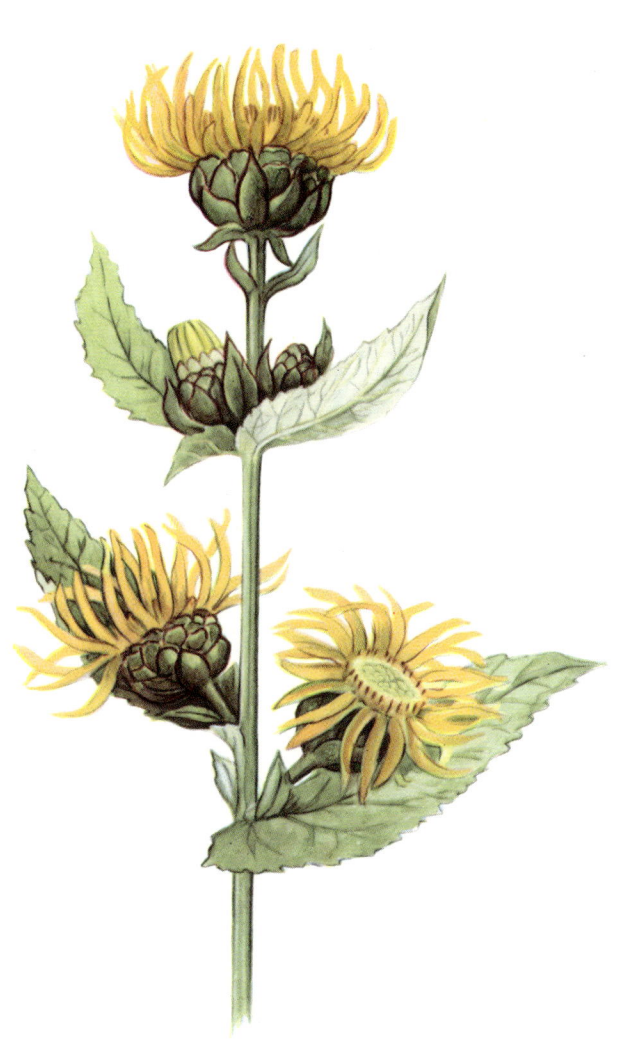

ALANT — Inula helenium

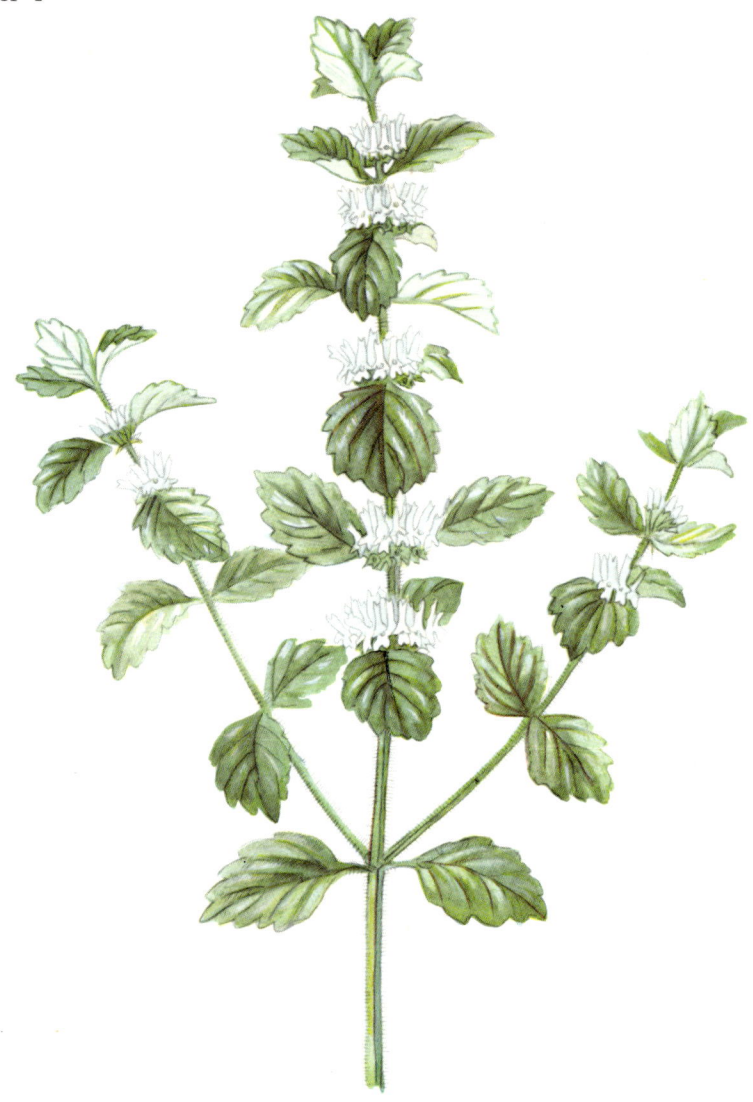

ANDORN — Marrubium vulgare

eine Trübung derselben. Beim grünen Star kommt es zu einer Druck-
steigerung im Innern des Auges. In beiden Fällen ist sofort der Arzt
bzw. der Facharzt aufzusuchen.

Kräuteranwendung:

Ein altes Kräuterrezept empfiehlt, zur Unterstützung der not-
wendigen Eingriffe einen Tee zu trinken, der Lavendel, Ehrenpreis
und Salbei enthalten soll.

Augenwimperwurzelentzündung

Bei uns ist diese unangenehme Krankheit unter der Bezeichnung
„Gerstenkorn" oder „Wern" bekannt.

Kräuteranwendung:

Man lege heiße Kamillen auf das entzündete Auge. Auch ein Brei
aus frischer Milch und Kornbrot kann zur Auflage bestens empfohlen werden, nicht übertreiben! Die Läppchen reinhalten.
Kommen solche Entzündungen öfter vor, dann trinke man täglich
einen Blutreinigungstee.

Ausschlag

Die Ursachen des Ausschlages können verschiedener Art sein:
Meist ist es schlechte Darmtätigkeit, oder es funktioniert die Niere
nicht. Aber es kann auch unreines Blut sein, durch das der Ausschlag entsteht.

Kräuteranwendung:

Auf alle Fälle beseitige man zuerst das Grundübel nach der An-
leitung bei den einzelnen Krankheiten und meide während der Kur
Schweinefett und Schweinefleisch. Als Tee trinke man abwechselnd
eine Woche Brennesselwurzeln, Frauenmantel und Waldmeister,
dann eine Woche Anserine, Schafgarbe und Meisterwurz, dann eine
Woche Erdrauch, Tausendguldenkraut und Lavendel. Von diesen
Tees nehme man 4 Tassen täglich.
Wichtig ist es, dafür zu sorgen, daß regelmäßig Stuhl abgeht. Die
Speisen sollen nicht scharf gewürzt sein, aber viel Knoblauch ent-
halten.

Ausschläge bei Kindern

Bei Säuglingen, und da vor allem bei Flaschenkindern, findet man häufig die sogenannten „Schälblasen". Diese enthalten eine gelbliche Flüssigkeit.

Kräuteranwendung:

Bäder mit Salbeiabsud bringen eine baldige Heilung. Man läßt eine Handvoll Salbei in 2 Liter Wasser 3 bis 4 Minuten kochen und gießt diese Menge in das bereitgestellte Bad des Säuglings. (Womöglich Flaschennahrung auf Muttermilch umstellen!)

Bei größeren Kindern kommen Ausschläge hauptsächlich zur Zeit der Obsternte vor und auch in den Übergangszeiten, in denen sich die Kinder leicht erkälten. Durch Erkältung der inneren Organe wird das Wasser oft nicht so ausgeschieden, wie es notwendig ist, und so entstehen Ausschläge.

Kräuteranwendung:

Man gebe dem Kinde im Lauf des Tages 2 Tassen Tee aus Hauhechel, Schließgraswurzeln, Katzenschwanz und Silbermantel. Dieser Tee soll aber nur schluckweise getrunken werden. Auch Obst ist in dieser Zeit zu meiden. Wenn der Ausschlag abgeheilt ist, gebe man vorerst auch nur gedünstetes Obst. Natürlich muß das Kind gegen neuerliche Erkältungen geschützt werden.

Austreten des Afters

Dieser unangenehme Zustand kann auftreten bei ständig hartem Stuhl, bei Stuhlbeschwerden und nach Entbindungen.

Kräuteranwendung:

Sehr zu empfehlen sind Sitzbäder mit einem Absud aus Eichenrinde und etwas Kamille. Auch Moorschwebebäder sind sehr zu empfehlen. Als Auflage hat sich ein Mittel sehr bewährt, das aus Aronblättern, die in Wein und Öl gesotten werden, hergestellt wird. Bessert sich der Zustand nicht bald, dann weg mit der falschen Scham und sofort zum Arzt!

Auswurf, zäh

Hat sich viel drückender Schleim in den Bronchien angesammelt, der sich nur sehr zäh löst oder der fast überhaupt nicht heraufkommt, dann versuche man folgende Kräuteranwendung.

Kräuteranwendung:

Am ersten Tag trinke man einen Absud von Birkenblättern, Schlüsselblumen und Ehrenpreis, am zweiten Tag einen von Bibernellwurzeln, Meisterwurz und Leberblümchen. Dieser Tee darf nur mit Honig gesüßt werden. Man soll im Laufe des Tages 4 Tassen davon trinken, aber nur schluckweise und immer warm. Über Nacht mache man auf der Brust eine Auflage mit leicht in Schweinefett gerösteten Zwiebelscheiben.

Auszehrung

Diese Krankheit kann von verschiedenen anderen Krankheiten herrühren. Auf alle Fälle soll man den Arzt befragen, um das Grundübel beseitigen zu können.

Kräuteranwendung:

Man nehme wöchentlich einmal ein Fichtennadelbad. Morgens und abends trinke man Eichelkaffee. Dazwischen nehme man in kleinen Schlückchen eine Tasse Gänseblümchenabsud. Ein altes Kräuterrezept empfiehlt sogar, vor dem Schlafengehen immer ein paar dieser Blümchen roh zu essen.

Bandwurm

Den Bandwurm bekommt man durch den Genuß von rohem Fleisch. Anzeichen, daß man den Bandwurm hat, sind bleiche Gesichtsfarbe, blaue Ränder um die Augen, Bauchweh, Heißhunger, Abmagerung, merkwürdige Bewegungen in den Gedärmen, Schwindelgefühl und unregelmäßiger Stuhlgang.

Kräuteranwendung:

Man unterscheidet eine Art Vorbereitungskur, eine Betäubungskur und die Abtreibungskur. Am ersten Tag nimmt man morgens einen Tee aus Rainfarnblüten, Tausendguldenkraut und Bärlapp zu sich und ißt vormittags nur Früchte, wie Erdbeeren und Himbeeren. Mittags wird Fleisch gegessen, doch ohne Kartoffeln und nur mit sehr wenig Brot. Nachmittags und abends sind wieder nur Früchte zu essen erlaubt. Vor dem Schlafengehen trinkt man noch einen Tee aus Faulbaumrinde. Als Getränk während des Tages ist viel Milch zu empfehlen. Am zweiten Tag nimmt man wiederum die Speisen in der Reihenfolge der ersten Tageskur zu sich, doch am Abend ißt man einen Heringsalat und trinkt zum Abschluß wiederum einen Faulbaumrindentee. Am dritten Tag siedet man Farnwurzel, nimmt von diesem Absud 4 Eßlöffel voll und gibt 15 Eßlöffel gesättigtes, also starkes Zuckerwasser dazu. Dieses leicht erwärmte Gemisch trinkt man nüchtern. Auch zerstoßene Kürbiskerne (ca. 70 Stück), mit Zucker gut vermengt, wirken sehr gut, wenn man sie nüchtern zu sich nimmt. Damit ist die Betäubungskur abgeschlossen. Eine Stunde später nimmt man 3 Eßlöffel Rizinus mit etwas Milch, zwei Stunden später wiederum 3 Löffel Rizinus mit etwas schwarzem Kaffee. Anschließend trinke man alle 15 Minuten Melissentee, der mit Honig gesüßt ist.

Beim Stuhlabgang muß man vorsichtig sein und ihn genau kontrollieren, denn die Kur ist nur dann von Erfolg gewesen, wenn auch der Kopf des Bandwurmes abgegangen ist. War das nicht der Fall, so wiederholt man dieselbe Kur nach zwei Tagen.

Bartflechte

Die Bartflechte entsteht dann, wenn Eiterbakterien oder Pilze in die Haartalgdrüsen des Bartes eindringen. Dort kommt es dann zu Entzündungen und Eiterungen. Überschuß an Talg oder Ekzeme begünstigen das Entstehen der Bartflechte.

Kräuteranwendung:

Man wasche die flechtenbefallenen Stellen mit einem Absud aus Frauenmantel, Käsepappel und Rosmarin täglich dreimal.

Ferner mache man Umschläge von heißer essigsaurer Tonerde. Die Haare müssen jeden Tag ausgezogen werden. Alant, in Wein gesotten und öfters tagsüber getrunken, wirkt ebenso wie Frauenmanteltee gut bei diesem Übel. Auf alle Fälle müssen während der Kur alle scharfen und reizenden Speisen ausgeschaltet werden.

Bauchwassersucht

Die Bauchwassersucht oder Bauchhöhlenwassersucht wird meist durch Blutkreislaufstörungen hervorgerufen, doch können auch Nierenerkrankungen, Lebererkrankungen oder Herzfehler die Ursache sein.

Kräuteranwendung:

Auch hier gehört zuerst das Grundübel beseitigt. Empfohlen wird ein Gemisch von Brennesselsamen, Birkenblättern, Hauhechel und Selleriewurzeln, das in Weißwein gesotten wird. Man nimmt davon alle zwei Stunden eine kleine Tasse voll.

Bauchweh

Dieses Übel kann verschiedene Ursachen haben. Besondere Vorsicht ist bei der Auslegung geboten, denn es kann auch eine Blinddarmentzündung diese Schmerzen erzeugen. Man muß daher den Arzt rufen, wenn Unklarheit besteht.

Kräuteranwendung:

Als Tee wird ein Absud aus folgenden Kräutern empfohlen: Bärlapp, Brombeerblättern, Frauenmantel, Pfefferminz, Raute und Wermut. Man trinke davon öfters im Tag eine Tasse, aber in kleinen Schlucken. Gerne gibt man diesem Absud auch etwas Kümmel bei.

Bauchweh bei Kindern

Kräuteranwendung:

Bei Kleinkindern und Säuglingen:

Man gebe dem Säugling und dem Kleinkind ein sogenanntes „Kümmelwasserl". Man läßt einige Körner Kümmel in $1/8$ Liter Wasser leicht aufkochen, seiht es ab, gibt ein Stück Zucker hinein und läßt das Kleinkind öfter davon trinken.

Bei den größeren Kindern:

Man gibt in $1/4$ Liter Milch einen halben Kaffeelöffel Kümmel und ebensoviel Anis und läßt die Milch ungefähr 3 Minuten kochen. Die abgeseihte Milch läßt man das Kind schluckweise trinken.

Beinbruch

Bei Beinbrüchen ist das Bein ruhig zu lagern und sofort ein Arzt zu holen.

Kräuteranwendung:

Ist das Bein gut eingerichtet und vom Arzt geschient, so kann man zur schnelleren Heilung den Beinwell- oder Schwarzwurzelwein trinken. Man nimmt die Schwarzwurzeln, zerschneidet sie und setzt sie (ungefähr 200 g) in 1 Liter Weißwein an. Nach 4 Tagen kann man den Wein gebrauchen, in dem die Wurzeln weiterhin bleiben. Früher machte man auch eine Salbe aus der Schwarzwurzel, die bei Knochenbrüchen guten Erfolg haben soll.

Beinfraß

Diese böse und schmerzhafte Krankheit kommt meist von unreinem Blut. Sie verlangt ärztliche Behandlung.

Kräuteranwendung:

Mit gutem Erfolg verwendet man folgenden Ansatz: In 2 Liter Kornschnaps setzt man 30 g Schwarzwurz, 30 g Farnwurz, 30 g Chinawurz, 30 g Sassaparillewurz, 60 g geriebene Franzosenholzrinde, 25 g Rhabarber, 20 g Lärchenschwamm, 50 g Sennesblätter, 15 g Zimt und 40 g Nelken 3 Tage an, gibt hernach noch 100 g Schwarzwurzsirup dazu und trinke davon morgens und abends ein Schnapsgläschen. Äußerlich soll man auf die Wunde Holundermark legen und etwas geriebene Farnwurzeln streuen.

Belegte Stimme

Kräuteranwendung:

Man kocht einen Absud von der Bibernellwurzel und gurgelt fleißig damit. Außerdem nimmt man 3 Äpfel, 3 Zwiebeln, schneidet sie dünn, gibt 3 Eßlöffel Honig dazu und dämpft das ganze Gemisch in Öl. Man nimmt davon täglich dreimal 3 Eßlöffel voll. Das Mittel ist nicht gerade sehr schmackhaft, doch es wirkt sehr gut.

Beriberi-Krankheit

ist eine gefährliche, langwierige Mangelkrankheit, die sich besonders in den Nerven auswirkt. Es kommt zu Erschöpfungszuständen, Lähmungen und Herzfehlern. Diese Krankheit, die hauptsächlich in Asien vorkommt, wird durch das Fehlen von Vitamin B hervorgerufen.

Kräuteranwendung:

Man gibt Hafermark in Wasser, läßt es kurz aufkochen, gibt un-
gekochte Milch dazu und läßt dann die Brühe kurze Zeit ziehen.
Dann mengt man Honig und Zucker nach Belieben bei. Von diesem
Brei soll man dann täglich mehrmals einen Löffel voll nehmen.

Berufskrankheiten

Müller und Bäcker leiden durch den Mehlstaub, den sie täglich
einatmen, meist an Asthma oder Bronchitis. Hier bewähren sich die
Mittel, die unter Asthma angeführt sind. Maurer und Gärtner leiden
häufig an Rheumatismus. Auch Hausfrauen werden oft von Rheumatismus geplagt. Hier wende man die Mittel an, die unter Rheumatismus angeführt sind. Bei Menschen mit sitzender Beschäftigung
und solchen, die geistige Arbeit haben, tritt leicht Arterienverkalkung auf. Daran Leidende sollen die Mittel nehmen, die bei Adernverkalkung angeführt sind, und jeden Tag mindestens eine Stunde
in frischer Luft spazierengehen. Sehr zu empfehlen ist auch ein ein-
maliges längeres Ausspannen im Jahr.

Bettnässen

Bei Bettnässern findet man meist schwache Nerven, eine schwache Blase und fast bei allen Darmträgheit.
Letztere zu beseitigen, muß die erste Aufgabe sein. Erst dann,
wenn der Bettnässer ein- bis zweimal täglich Stuhl hat, ist Besserung zu erwarten. Es empfiehlt sich folgende

Kräuteranwendung:

Man koche einen Tee, der aus einem Gemisch von Johanniskraut,
Schafgarbe und Eichenblättern besteht, und gebe ihn dem Erkrankten mehrmals im Laufe des Vormittags zu trinken. Nach dem Mittagessen darf überhaupt keine Flüssigkeit mehr eingenommen werden. Kartoffeln und Obst sind während der Kur ganz zu meiden.

Bettnässen bei Kindern

Man muß Kindern, die von diesem Übel geplagt sind, großes Ver-
ständnis entgegenbringen. Es ist ganz sinnlos, sie durch Schläge oder
Verhöhnungen zu strafen. Man beachte vielmehr, daß das Kind am

Abend keine wasserreiche Kost oder gar Flüssigkeiten bekommt, so zum Beispiel Obst, Kartoffeln, Brot, Kaffee oder Suppe. Da das Bettnässen auch durch Darmträgheit, durch Würmer oder Gase in den Gedärmen hervorgerufen werden kann, ist darauf zu achten, daß die Kinder einen geregelten Stuhlgang haben. Die Kost ist danach einzustellen. Man gebe dem Kinde am Vormittag und am frühen Nachmittag Rohkost.

Kräuteranwendung:

Am Abend bereite man dem Kinde ein heißes Fichtennadelfußbad. Ferner gebe man ihm 2 Tassen Tee aus Wacholderbeeren, Johanniskraut, Schafgarbe, Knöterich, jedoch nicht am Abend. Kommt das Bettnässen bei Kindern vor, die einen sehr tiefen Schlaf haben, dann binde man diesen ein Handtuch so um den Leib, daß der Knoten auf dem Rücken ist. Zum Einschlafen lege man das Kind auf die Seite. Da das Bettnässen nur eintritt, wenn das Kind auf dem Rücken liegt, so wird es sofort munter, wenn es sich zum Urinieren auf den Rücken legt.

Natürlich muß man die Bettnässer während der Nacht öfters wecken.

Bewußtlosigkeit

Man lege den Kranken flach auf den Rücken und lagere den Kopf bei Blutleere tief, bei Blutfülle hoch. Alle beengenden Kleider sind zu öffnen und frische Luft zuzuführen. Das Gesicht ist mit kaltem Wasser, vermischt mit etwas Essig, abzuwaschen. Man lasse den Bewußtlosen Riechsalz, starken Essig oder verdünnten Salmiak riechen. Wenn er zu sich gekommen ist, flöße man ihm schluckweise starken Kaffee oder Tee ein. Als Nachkur empfiehlt sich folgende

Kräuteranwendung:

Man gebe dem Patienten einen Tee zu trinken, der aus Baldrian, Pfefferminze, Melisse, Lindenblüten und etwas Nelkenwurz und Zimt besteht.

Bisse
durch giftige Schlangen und wutverdächtige Hunde

machen die Hilfe durch den Arzt unbedingt notwendig. Bis zu seinem Eintreffen ist folgendes zu tun: Man schnüre sofort oberhalb der verletzten Stelle das Glied ab, vergrößere durch einen Schnitt die Bißwunde, so daß sie stärker zu bluten beginnt. Das Aussaugen ist zu gefährlich. Bei Schlangenbiß kann die Wunde auch mit einem glühenden Messer ausgebrannt werden. Starker Bohnenkaffee ist ein gutes Stärkungsmittel. Zur völligen Wiederherstellung empfiehlt es sich, eine Blutreinigungskur zu machen. Dazu nachstehende

Kräuteranwendung:

Man trinke täglich öfters — in kleinen Schlucken — einen Abguß von zu gleichen Teilen gemischtem Ehrenpreis, Brennesselsamen, Frauenmantel, Meisterwurz, Nelkenwurz und Rosmarin.

Blähungen

An Blähungen leiden meist Menschen, die auch an Darmträgheit zu leiden haben, die viel sitzen und wenig Bewegung machen.

Kräuteranwendung:

Man trinke Fencheltee mit etwas Kümmel. Ein sehr gutes Mittel ist auch Gartenraute, Anis und etwas Kümmel, als Tee zubereitet und dann zu sich genommen, wenn er noch warm ist.

Blasenbrennen

Kräuteranwendung:

Ausgezeichnet wirkt bei dieser Erkrankung der Hagebuttentee, dem man eine kleine Menge Katzenschwanz und Schafgarbe beimengt.

Blasenentzündung

Kräuteranwendung:

Man trinke mehrmals einen Tee, der aus gelber Taubnessel, Knöterich und Schafgarbe besteht. Sehr wohltuend wirkt auch ein Dampfbad, das man — mit einer Decke gut abgedeckt — über heißem Katzenschwanzabsud (4 Handvoll auf einen Eimer) nimmt. Nachher soll man den Körperteil mit recht warmem Wasser abwaschen und sich sofort in das vorgewärmte Bett legen.

Blasenerkältung

Kräuteranwendung:

Bei Blasenerkältung trinke man 2 bis 3 Tassen Tee von der gelben Taubnessel mit etwas Schafgarbe täglich schluckweise.

Blasenkatarrh

Kräuteranwendung:

Man trinke einmal am Tag einen Tee aus der Selleriewurzel, und zwar am besten am Abend, und außerdem untertags einen Tee aus Schafgarbe, Petersilie und Fenchel. Zur Linderung des unangenehmen Zustandes sind warme Sitzbäder sehr zu empfehlen. Nachher muß aber sofort das warme Bett aufgesucht werden.

Blasenlähmung

ist nicht ungefährlich, deshalb muß ein Arzt zugezogen werden.

Kräuteranwendung:

Man nehme täglich zweimal 8 Tropfen Wacholderöl in Petersilienwasser und dreimal 1 Tasse Tee aus Wacholderbeeren und gelber Taubnessel. Sehr gut ist auch der Tee aus Johanniskraut, wenn er öfters am Tag genommen wird.

Blasenleiden

Blasenleiden tritt hauptsächlich bei älteren Leuten auf. Leider verzichtet man aus falscher Scham lieber auf die Unterstützung des Arztes und pfuscht selbst herum. Das ist ganz falsch. Diese Krankheit ist genau so wie eine andere. Lindernd wirkt folgende

Kräuteranwendung:

Goldraute, Katzenschwanz und Sellerie werden zu gleichen Teilen gemischt und mehrmals am Tage als Tee getrunken.

Blasenschwäche

Kräuteranwendung:

Man trinke einen Tee aus Eichenrinde, Johanniskraut und Knöterich. Auch Bärentraubenblätter sind bei Blasenschwäche sehr zu empfehlen. Äußerlich nimmt man Sitzbäder in einem Absud von Eichenrinde und Kamille.

Blasensteine

verlangen ärztliche Behandlung. Hat der Arzt solche festgestellt, dann empfiehlt sich nachstehende

Kräuteranwendung:

Blätter der Bärentraube, auch der Samen von Leberblümchen, zu einem Tee bereitet und öfters am Tage getrunken, wirken steinlösend. Sitzbäder in Storchschnabelabsud lindern die Schmerzen.

Blasenvereiterung
Kräuteranwendung:

Bei Blasenvereiterung wird ein Tee von der Kalmuswurzel mit Frauenmantel und Schafgarbe sehr empfohlen. Äußerlich legt man einige Tage hindurch Scheiben einer rohen Zwiebel in der Blasengegend auf.

Blasenverstopfung
Kräuteranwendung:

Auch bei dieser Krankheit werden rohe Zwiebelscheiben in der Blasengegend aufgelegt, und als Tee trinkt man Hirtentäschel, Hagebutten, Bibernellewurzel und Schließgraswurzel.

Bleichsucht

ist meist von starker Müdigkeit, Mattigkeit, kurzem Atem, Verstopfung und nervösem Herzklopfen begleitet. Solche Menschen neigen auch gerne zu Ohnmachten. Häufig trifft es Mädchen in den Entwicklungsjahren.

Kräuteranwendung:

Als Tee trinke man Wermut und Tormentillwurz (Blutwurz). Sehr gut wirkt auch Blutwurz, wenn sie 8 Tage in Schnaps angesetzt ist und wenn man davon täglich 10 Tropfen in Frauenmanteltee nimmt. Auch Alant, in Rotwein gesotten und dann jeweils eine Schale schluckweise getrunken, wirkt sehr gut.

Blinddarmentzündung

Unter Blinddarmentzündung meint man die Entzündung des Wurmfortsatzes am Blinddarm. Sie äußert sich durch Verdauungsstörungen, Verstopfungen, manchmal durch plötzliche Durchfälle, Übelkeit und Erbrechen. Ein sicheres Zeichen ist die Druckempfindlichkeit an der rechten unteren Bauchseite. Man hole sofort den Arzt. Ist eine Operation nicht notwendig, dann empfiehlt sich folgende

Kräuteranwendung:

Bärlapp und Faulbaumrinde als Tee oder täglich 1 bis 2 Löffel Olivenöl zur Regelung des Stuhlganges und Brombeerblättertee zur Heilung der Entzündung bzw. Reizung.

Blutandrang

kann entstehen durch Ärger, Aufregung, Überanstrengung, Trinken heißer Getränke oder von zu viel Alkohol. Da die Gefahr eines Schlagflusses besteht, ist der Arzt zu holen. Ist dies nicht möglich, versuche man folgende

Kräuteranwendung:

Man nehme heiße Fußbäder mit einer Handvoll Senfmehl oder Salz. Weiters trinke man täglich 1 bis 2 Tassen Tee, der aus Ehrenpreis, Meisterwurz, Gartenraute und Veilchen besteht.

Blutarmut

Die Blutarmut, die verschiedene Krankheiten als Ursache hat und äußerst gefährlich und heimtückisch ist, zeigt bei allen Krankheitszuständen eine Verminderung des Blutfarbstoffes und Verringerung der roten Blutkörperchen. Ursachen der Blutarmut können sein: starker Blutverlust durch Operationen oder Unfälle, Blutungen, die durch längere Zeit hindurch anhalten, zum Beispiel Blutungen im Magen, in der Gebärmutter und in den Nieren, Infektionskrankheiten, Darmwürmer usw. Auch in der Schwangerschaft tritt zuweilen Blutarmut auf. Die gefährlichste und schwerste ist die „bösartige Blutarmut" oder perniziöse Anämie. Bei ihr ist ein ständiges Absinken der Zahl der Blutkörperchen zu verzeichnen. Kennzeichen sind große Müdigkeit, gelblichblasse Hautfarbe, meist auffallend glatte Zunge, Appetitlosigkeit, Brennen der Zunge, Gefühllosigkeit, Muskelschwäche, Schlaflosigkeit, Blutungen in der Haut und Netzhaut, oft auch starkes Nasenbluten. Auf alle Fälle ist bei Blutarmut, der oft vom Patienten zu wenig Bedeutung beigemessen wird, sofort der Arzt aufzusuchen.

Kräuteranwendung:

Sehr gelobt wird ein Tee aus Blutwurz, Eisenkraut, Eisenwurz, Habichtskraut und Frauenmantel, wenn er mit Honig gesüßt ist und mehrmals am Tage davon ein Schluck getrunken wird (3 bis 4 Tassen täglich). Sehr gut ist auch, wenn man täglich auf nüchternen Magen einen Löffel Honig nimmt. Anschließend soll man dann Eichelkaffee mit Milch trinken. Als Kost ist eine kräftige, fettarme Kost zu empfehlen. Auch gekochte Leber ist bei diesem Leiden anzuraten, ebenso auf englische Art zubereitetes Rindfleisch sowie Gemüse, Eier, viel Obst und Mehlspeisen mit Hefe.

Blutbrechen

Blutbrechen kann sowohl von der Lunge als auch vom Magen kommen. Es ist sofort der Arzt zu Rate zu ziehen, seine Vorschriften müssen genau eingehalten werden.

Kräuteranwendung:

Der Kräuterpfarrer Künzli empfahl bei Magenblutungen Katzenschwanztee, der fast augenblicklich wirkte. Sehr wirksam sind auch Frauenmantel, Sanikelkraut, Brennessel und Wallwurz, wenn man sie in Rotwein siedet und von dem Aufguß täglich 2 bis 3 Schalen trinkt. Bei Lungenblutungen entscheidet der Arzt.

Blutdruck

Darunter versteht man den Druck des Blutes auf die Blutgefäßwände. Die Ursachen des zu hohen bzw. zu niederen Blutdruckes festzustellen, ist Aufgabe des Arztes.

Kräuteranwendung bei zu h o h e m Blutdruck:

Tee aus Rosmarin, Ehrenpreis, Meisterwurz und Mistel; ebenso gefäßerweiternd wirkt ein Tee aus Lavendel, Ehrenpreis und Rosmarin. Bei hohem Blutdruck esse man keine Rindsuppe und vermeide den Aufenthalt in der Sonne. Alkohol — besonders ständig zu sich genommen — schadet sehr.

Kräuteranwendung bei zu n i e d e r e m Blutdruck:

Sehr wirksam ist ein Tee aus der Alantwurzel, den Birkenblättern, Brennesselsamen und Berberitzenwurzeln.

Kräftige Nahrung und viel Aufenthalt in frischer Luft sind notwendig.

Blut, zu dick

Kräuteranwendung:

Bei zu dickem Blut und um dagegen vorzubeugen, ist Knoblauch und Knoblauchsaft sehr zu empfehlen. Außerdem wird ein Tee aus Faulbaumrinde, Rosmarin, Tausendguldenkraut und Veilchen sehr angepriesen. Sehr gut ist auch folgendes Mittel: Man nimmt ein Einsiedeglas von 1¹/₂ Liter oder 2 Liter, gibt grüne Nüsse hinein, ungefähr so viele, als in einem Litergefäß Platz haben, dann schüttet man Kornschnaps darauf und läßt diesen Ansatz 16 Tage stehen. Nun preßt man auch die Nüsse aus und gießt den Schnaps ab. Das so gewonnene Elixier gibt man in eine Flasche, die man gut verschließt. Von diesem Tränklein soll der Dickblütige morgens, mittags und abends 20 bis 30 Tropfen einnehmen. Sehr gerne wird auch ein Salat von den Blättern und Wurzeln des Löwenzahnes gegessen.

Bluter

Das ist eine nicht allzu häufige, aber äußerst gefährliche Krankheit. So kann das Zahnziehen oft tagelanges Bluten zur Folge haben. Gegen dieses Übel sei eine Kräuteranwendung angeführt.

Kräuteranwendung:

Wenn sich ein Bluter einen Zahn ziehen läßt, so soll er sehr häufig mit einem Teeaufguß von Frauenmantel spülen. Die Blutungen hören oft auf, und die Heilung tritt meist unwahrscheinlich schnell ein. Der Bluter soll viel Orangen, Spinat und Karotten essen.

Bluterguß

Durch Sturz oder Stoß kann es zu einem Bluterguß kommen. Es ergießt sich Blut aus einem verletzten oder geborstenen Blutgefäß ins umgebende Gewebe, in ein Gelenk oder in einen anderen Körperhohlraum.

Kräuteranwendung:

Man bestreiche die Stellen äußerlich mit Arnikageist und lege grüne Huflattichblätter auf.

Blutflecken

Diese Krankheit zeigt sich häufig an den Beinen und da besonders bei Frauen. Schlechte Verdauung, Ermüdung, Appetitlosigkeit und kalte Füße sind Begleiterscheinungen. Diese Blutflecken treten aber auch an den Armen und am Rumpf auf. Als Ursache ist Gefäßbrüchigkeit oder eine mangelhafte Zusammensetzung des Blutes anzusehen, dem die sogenannten Blutblättchen fehlen. Ärztlicher Rat ist notwendig.

Kräuteranwendung:

Man trinke Tee von Katzenschwanz, Tausendguldenkraut und Heidnisch-Wundkraut, und zwar täglich 6 Tassen, auf den ganzen Tag verteilt. Bettruhe ist notwendig. Morgens und abends sollen die Glieder, an denen die Blutflecken auftreten, mit warmem Wasser gewaschen werden.

Blutfleckenkrankheit

(rheumatisch)

Es gibt auch eine rheumatische Blutfleckenkrankheit, bei der zeigt sich oft Fieber. Die Hautblutungen beginnen, wie bei der anderen Blutfleckenkrankheit, zuerst an den Unterschenkeln, dann greifen sie auf die Oberschenkel und auf das Gesäß über. Die Sprung- und Kniegelenke sind dabei geschwollen und schmerzen. Diese Krankheit dauert einige Zeit, verschwindet und kommt nach einigen Tagen oder Wochen wieder.

Kräuteranwendung:

Man trinke einen Tee aus Katzenschwanz, Hirtentäschel, Brennnesselsamen und Birkenblättern, und zwar täglich 3 Tassen, schluckweise. Alle stark gewürzten Speisen und Alkohol sind während der Erkrankung zu meiden. Hauptnahrung sei Gemüse. Äußerlich reibe man sich mit Farngeist ein. Wie dieser zubereitet wird, steht im Abschnitt „Heilkräutertinkturen".

Blutfluß

Bei Blutfluß, sei er innerlich oder äußerlich, muß auf alle Fälle der Arzt zu Rate gezogen werden. Solche Blutungen können von Verletzungen der Venen herrühren, sind aber zumeist Magen-, Nieren-, Blasen- und Gebärmutterblutungen.

Kräuteranwendung:

Für krankhafte Blutungen bei Frauen und bei Blutungen in den Wechseljahren kann man einen Tee, der aus Tausendguldenkraut, Frauenmantel, Blutwurz, Schafgarbe und Weihwedel zusammengesetzt ist, sehr empfehlen.

Blutharn

Blutharn kann durch verschiedene Krankheiten entstehen, so durch eine Erkrankung oder Verletzung der Niere, der Blase und Harnröhre. Auch hier ist größte Vorsicht geboten und die Zuziehung eines Arztes dringend angeraten.

Kräuteranwendung:

Man trinkt einen Tee aus Goldraute, Hirtentäschel, Bärentraube, Wiesengeißbart und Schafgarbe, insgesamt 4 Tassen täglich, doch nur schluckweise.

Bluthusten

ist nicht ungefährlich, deshalb muß sofort der Arzt gerufen werden, damit er die Ursache feststellen kann. Bis zu seinem Eintreffen lege man den Erkrankten sofort ins Bett und gebe ihm ein Glas nicht zu kaltes Salzwasser (ein Eßlöffel Salz auf ein Wasserglas) zu trinken.

Kräuteranwendung:

Lindernd und heilend wirkt ein Tee von Blutwurz, Gänseblümchen und Ehrenpreis.

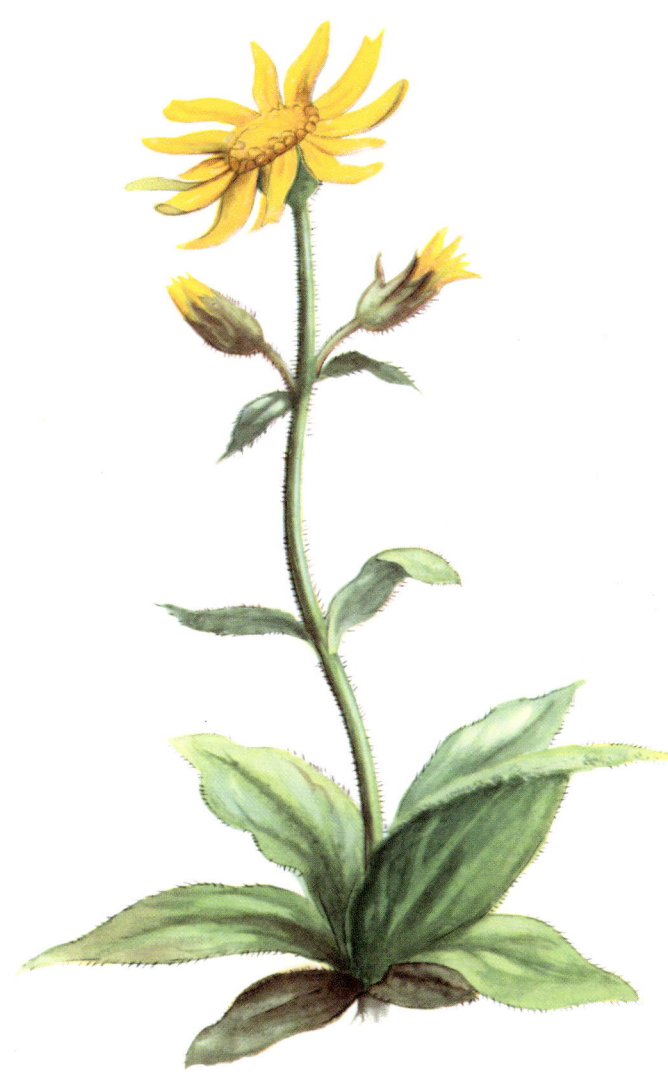

ARNIKA — Arnika montana

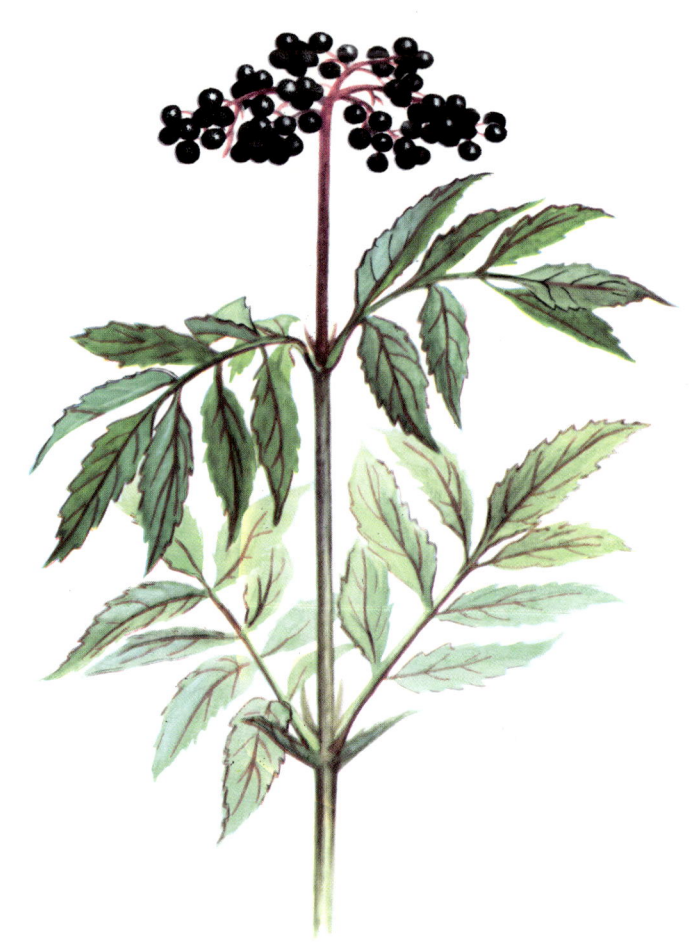

ATTICH, ZWERGHOLUNDER — Sambucus ebulus

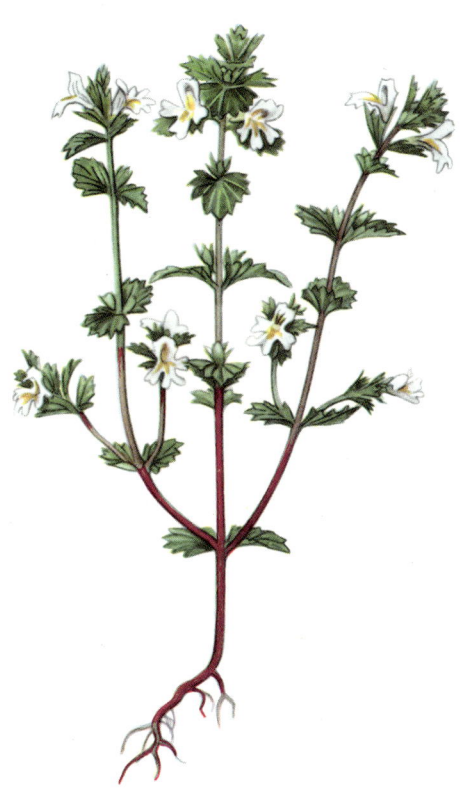

AUGENTROST — Euphrasia rostkoviana officinalis

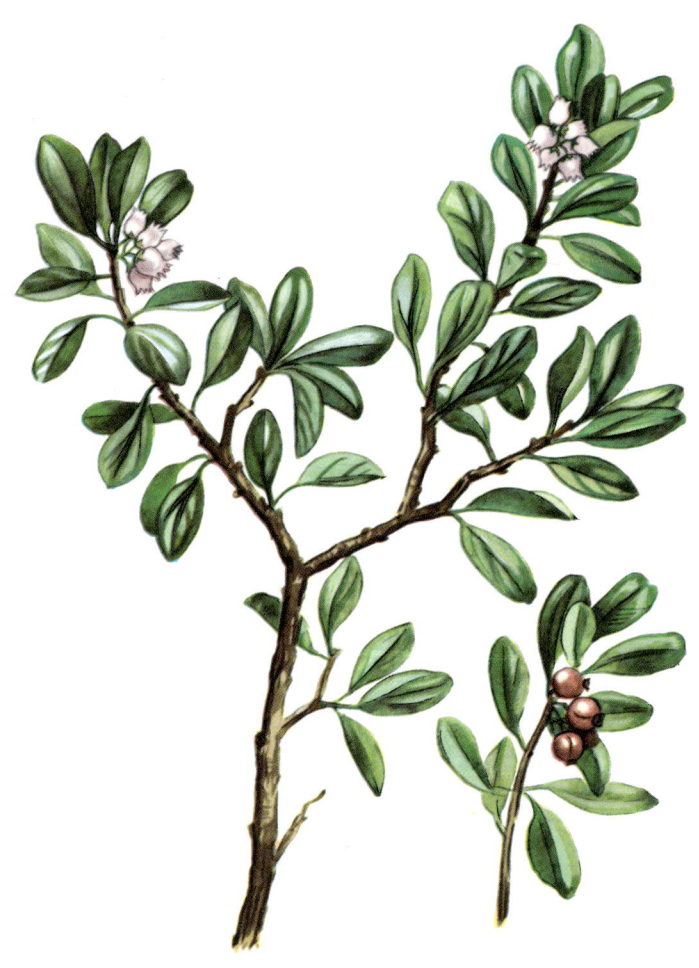

BÄRENTRAUBE — Arctostaphylos uva-ursi

Blutkreislaufstörung

Man kann wohl sagen, daß die Blutkreislaufstörung die Krankheit der Jetztzeit ist. Ein Großteil der Menschen leidet darunter. Als Hauptursachen für die Kreislaufstörungen sehe ich folgende: Die Generationen vor uns haben in einer bedeutend ruhigeren und gemütlicheren Zeit gelebt als wir. Wir wurden in eine Zeit der Unruhe und des Hastens hineingeboren. Wenn wir die Menschen betrachten und auch uns selbst, so müssen wir zugeben, daß sich die wenigsten einen Tag in der Woche zur Erholung gönnen. Und gerade diese Erholung wäre so notwendig, der Körper würde sie unbedingt brauchen. Durch diesen Raubbau an unserem Körper kommt es zu Veränderungen im Herzen und an den Blutgefäßen, zu Erkrankungen der Nieren, der Lunge und anderer innerer Organe. Bei vielen Erkrankungen ist das Grundübel die Kreislaufstörung, die früher nur bei älteren Menschen aufgetreten ist.

Kräuteranwendung:

Man trinke jeden zweiten Tag einen Tee aus der Mistel oder einen Tee aus gleichen Teilen Gartenraute und Faulbaumrinde.

Ein Gebot der Stunde ist es, viel Bewegung in frischer Luft zu machen, doch jede Überanstrengung zu meiden und den Alkohol- und Nikotingenuß einzustellen oder zumindest auf ein ganz bescheidenes Maß herabsetzen.

Blutreinigungskur

So wie der Ofen von seinen Schlacken befreit werden muß, damit er wieder gut brennt, so muß auch der menschliche Körper von seinen Schlackenstoffen befreit werden. So manche Krankheit würde ausbleiben, wenn die Menschen dies mehr beachteten. Am besten ist es, wenn man im Frühling und im Herbst eine Blutreinigungskur durchführt.

Kräuteranwendung:

Im Frühling soll man 3 Wochen hindurch täglich morgens nüchtern folgende Teemischung trinken: Huflattich, Löwenzahn, Frauenmantel und Schafgarbe. Die Herbstkur auch 3 Wochen hindurch täglich eine Tasse auf nüchternen Magen: Kalmus, Seifenkraut, Augentrost und Faulbaumrinde.

Blutspucken

Wenn hier ein Mittel gegen diese Krankheit angeführt wird, so sei damit nicht gesagt, daß ärztliche Hilfe nicht notwendig ist. Der Arzt muß auf alle Fälle aufgesucht werden. Das hier angegebene Mittel kann im Einvernehmen mit dem Arzt auch dann angewandt werden, wenn mit dem Blut- auch Eiterauswurf verbunden ist.

Kräuteranwendung:

Man nimmt eine Handvoll Gänseblümchen, übergießt diese mit einem Liter heißen Wasser und läßt dieses Gemisch über Nacht stehen. Am nächsten Tag seiht man den Ansatz ab, drückt die Gänseblümchen aus, gibt zu diesem Tee 20 dkg Kandiszucker und macht einen Sirup daraus. Von diesem nimmt man täglich 3 Kaffeelöffel voll (morgens, mittags und abends). Als Tee trinke man Lungenkraut, Gänseblümchen, Hirtentäschel und Eibischwurzen.

Blutstillen

Blutungen treten meist unvermittelt auf und erzeugen oft großen Schrecken. Vorerst heißt es, Ruhe zu bewahren! Diese Ruhe muß sich vom Helfer auf den Kranken übertragen.

Kräuteranwendung:

Bei Nasenbluten kocht man Hirtentäschel ab und gibt sie dem Kranken zu trinken. Gleichzeitig legt man ihm eiskalte, feuchte Tücher auf den Nacken. Bei allen Blutungen hilft ein Aufguß von Frauenmantel, Eichenrinde, Blutwurz und Katzenschwanz, als Tee genommen und als Bad.

Blutsturz

Die Ursache des mit Recht gefürchteten Blutsturzes kann mannigfach sein. Bei Blutbrechen und Bluthusten haben wir schon über einige Ursachen gesprochen. Aber auch durch Unfälle, vieles Singen und Tanzen kann ein Blutsturz hervorgerufen werden. Auf alle Fälle ist sofort der Arzt zu holen. Der Kranke ist indessen flach zu lagern und zur unbedingten Ruhehaltung zu veranlassen.

Kräuteranwendung:

Bis der Arzt kommt, gebe man dem Kranken einen blutstillenden Tee aus Eichenrinde, Blutwurz und Hirtentäschel.

Blutumlauf, verlangsamt

Kräuteranwendung:

In der ersten Woche trinke man täglich einen Tee aus Lavendel, Rosmarin und Veilchen, in der zweiten Woche nehme man Fünffingerkraut und Meisterwurz. Die Kur schließt in der dritten Woche mit einem Abguß aus Anserine, Nelkenwurz und Tausendguldenkraut.

In dieser Zeit soll man viel Bewegung im Freien machen.

Blutungen, innere

Innere Blutungen, besonders Darmblutungen, verlangen die sofortige ärztliche Hilfe.

Kräuteranwendung:

Auch hier kann wiederum die Blutwurz sehr empfohlen werden, wenn man sie als Tee trinkt.

Blutungen verschiedener Art

Kräuteranwendung:

Bei Blutungen aller Art wirkt am günstigsten der Katzenschwanztee; auch Gartenraute als Tee genommen, kann als sehr gutes Mittel empfohlen werden.

Blut, unrein

Wie schon bei der Blutreinigungskur angeführt wurde, soll das Blut jährlich zweimal gereinigt werden. Es kommt aber vor, daß Menschen durch Infektionskrankheiten und Geschwüre stark verunreinigtes Blut haben. Hier gilt es dann, unter der Zeit das Blut zu reinigen.

Kräuteranwendung:

Besonders empfiehlt sich hier ein Tee aus der Klettenwurzel oder ein Abguß von Brennesselsamen, Frauenmantel, Tausendguldenkraut und Walnußblättern. Besser wirken die Kräuter, wenn sie in Schnaps angesetzt werden und man täglich öfters einen Kaffeelöffel voll nimmt.

3*

Blutunterlaufene Stellen

Nach Unfällen kommt es meist vor, daß die Leidtragenden blutunterlaufene Stellen haben. Auch durch einen Schlag kann eine blutunterlaufene Stelle entstehen.

Kräuteranwendung:

Man reibe diese Stellen mit Arnikageist ein und lege grüne Huflattichblätter auf. Für die Heilung sehr förderlich ist ein Tee aus Lavendel und Ehrenpreis.

Blutvergiftung

Sie entsteht, wenn Bakterien in das Blut kommen. Das kann durch rostige Nägel oder andere Eisengeräte geschehen, oft genügt es, wenn giftige Erde oder Staub in die Wunde dringt. Die Wunde ist gerötet, und meist zieht sich ein rötlicher Strang zu den Drüsen hin. Der Patient wird bald sehr müde und matt und macht den Eindruck eines Schwerkranken. Es ist sofort der Arzt zu holen. Bis zu seinem Eintreffen empfiehlt sich folgende

Kräuteranwendung:

Man siede Anserinekraut in Milch und halte dann den betreffenden Körperteil in den etwas abgekühlten Abguß. Ähnliche Wirkung erzielt ein Heublumenbad. Gerne legt man auch frische Hauswurzblätter auf, um der Blutvergiftung Einhalt zu gebieten. Auch Bockshornkleesamen, den man unter dem Namen Faenum graecum in der Apotheke bekommt, wird — zu einem Brei gekocht — aufgelegt. Ein herzstärkendes Mittel, wie Kaffee oder Tee, wird gerne genommen. Später trinke man Blutreinigungstee.

Blutverlust

Bei Verwundungen, Verletzungen und nach Operationen kommt es vor, daß man durch großen Blutverlust zu wenig Blut hat. Der Patient fühlt sich dann schwach und matt. Man muß nun trachten, diesen Blutverlust wieder wettzumachen.

Kräuteranwendung:

Wichtig ist es, daß der Patient viel in frischer Luft ist. Man gibt ihm alle Stunden ungefähr einen Achtelliter Milch, zu den Mahlzeiten Gemüse und Mehlspeisen. Etwas später erst Fleisch, und zwar gekochte Leber oder auf englische Art zubereitetes Rindfleisch. Als Tee gibt man dem Patienten täglich dreimal einen Abguß von Blutwurz und Eisenkraut zu trinken.

Brand

entsteht, wenn ein Körperteil deshalb abstirbt, weil die Blutkörperchen durch Verstopfung der Blutbahnen keine Nahrung mehr bringen können.

Kräuteranwendung:

Gartenrautetee kann für diese Krankheit bestens empfohlen werden. Er soll öfters am Tage getrunken werden. Zu essen gibt man dem Patienten viel Topfen mit Milch. Der Kranke soll morgens nüchtern 3 Löffel Krautwasser trinken. Auch Auflagen von Topfen und Lehm wirken ganz ausgezeichnet.

Brandwunden

Man unterscheidet Verbrennungen, Verbrühungen und Verätzungen. Brandwunden zweiten und dritten Grades überlasse man lieber dem Arzt, um Infektionen und damit eine Verschlimmerung zu vermeiden. Meist kommt es zu leichten Verbrühungen. Dagegen gibt es sehr wirksame Mittel.

Kräuteranwendung:

Man tauche ein reines, gebügeltes Leinentüchlein in Lilien- oder Johannesöl und lege es — gut durchtränkt — auf die Wunde. Der Umschlag ist einige Male zu erneuern.

Ein Brei, den man aus drei Löffel saurem Rahm, einem Eiweiß und drei Löffel Leinöl herstellt, wird auf einen Leinenlappen gestrichen. Mit diesem Lappen versucht man nun die Brandwunde luftdicht zu umschließen.

Siehe auch unter Verbrennungen und Verbrühungen!

Brechdurchfall

Der Brechdurchfall ist ein plötzlicher, heftiger Durchfall mit kalten Schweißausbrüchen und Erbrechen. Meist handelt es sich dabei um Erkältungen im Sommer.

Kräuteranwendung:

Wenn der Durchfall und das Erbrechen zu lange dauern, nehme man einen Tee aus Wermut, Katzenschwanz und Angelikawurzel. Äußerlich werden feuchte, heiße Umschläge in der Magen- und Bauchgegend als sehr wohltuend empfunden.

Brechreiz

Es kommt vor, daß Menschen, die etwas gegessen haben, das den Magen verstimmte, vom Brechreiz geplagt werden und doch nicht erbrechen können.

Kräuteranwendung:

Das sicherste und unverzüglich wirkende Mittel ist eine Tasse Tee aus der Bibernellewurzel.

Bronchitis, akut

ist eine Entzündung der Bronchien und der Luftröhre, hervorgerufen durch Erkältung oder Infektion. Der Patient hat meist Fieber und eitrigen, schleimigen Auswurf. Schwierige Fälle verlangen ärztliche Behandlung.

Kräuteranwendung:

Sehr gut sind Inhalationen mit Salzwasser- oder Kamillendämpfen. Ferner gebe man dem Kranken einen Tee aus Ehrenpreis, Thymian, Schafgarbe, Bibernellewurzel, Meisterwurz, den man mit Honig süßt. Von diesem Tee sollen täglich 4 bis 5 Tassen getrunken werden, aber nur schluckweise. Zur Stärkung des Herzens gebe man dem erwachsenen Patienten zweimal ein kleines Gläschen Kognak.

Bronchitis, chronisch

Die chronische Bronchitis tritt meist bei starken Rauchern oder als Berufskrankheit bei Bäckern und Müllern auf. Die Schleimhaut der Bronchien ist mit Blut gefüllt und angeschwollen. Meist sind die Bronchien auch etwas erweitert.

Kräuteranwendung:

Als Tee trinke man einen Abguß von Katzenschwanz, Salbei, Spitzwegerich, Meisterwurz, Eibischwurz und Veilchenblättern. Warme bis heiße Fußbäder in Salzwasser und kurze Volldampfbäder sind sehr wirkungsvoll. Natürlich sind ein Aufenthalt in einem Höhenluftkurort oder Inhalationskuren, wie sie in Bad Ischl, Wiesbaden usw. gemacht werden, sehr zu empfehlen.

Bruchleiden

Treten innere Organe oder die Baucheingeweide durch eine Lücke in die Bauchwand ein und dringen sie bis zur Haut durch, spricht man von einem Bruch. Meist handelt es sich um einen Leisten- oder Nabelbruch.

Guter Stuhlgang ist unbedingt notwendig, sollen sich die Beschwerden nicht vergrößern. Alte Kräuterbücher empfehlen, Wildhasenfett aufzustreichen. Man lasse jedoch dieses Leiden nicht jahrelang anstehen, sondern vertraue sich ruhig der Kunst der Ärzte an und lasse sich operieren.

Brustanschwellung

Bei Brustanschwellung muß man sehr vorsichtig sein und auf alle Fälle den Arzt befragen. Es kommt oft zu Brustgeschwülsten, die ganz harmloser Natur sind. Ähnliche Brustanschwellungen oder Brustgeschwülste können jedoch Anzeichen des Brustkrebses sein. Hier sei allein von den harmlosen Anschwellungen gesprochen und wie man diese nach der Erfahrung alter Kräuterärzte behandeln kann.

Kräuteranwendung:

Man siede Fenchelwurzeln in Wasser ganz weich und lege sie lauwarm (nicht zu heiß!) auf die angeschwollene Brust. Weiters trinke man zweimal täglich einen Tee aus Frauenmantel, Fenchelsamen und Tausendguldenkraut.

Brustbeklemmung

Bei Brustbeklemmung, die von Erkältung herrührt, läßt sich leicht helfen.

Kräuteranwendung:

Man trinke einen Tee aus Isländischem Moos und Gänseblümchen, der mit Kandiszucker gesüßt ist. 3 Tassen am Tag, schluckweise. Über Nacht lege man sich in Schweinefett leicht angeröstete Zwiebeln auf die Brust.

Brustentzündung

Brustentzündung kommt meist bei stillenden Müttern vor. Größte Reinlichkeit ist notwendig.

Kräuteranwendung:

Man siede Fenchelwurzeln, bis sie ganz weich sind, und lege sie lauwarm auf die kranke Brust. Ferner gebe man der Patientin Frauenmanteltee, 3 Tassen täglich.

Brustfellentzündung, feucht

Die feuchte Brustfellentzündung hat meist tuberkulösen Ursprung. Der Arzt ist hier auf alle Fälle zu rufen.

Kräuteranwendung:

Äußerlich sind Heublumenauflagen zu empfehlen, und innerlich ein Tee aus Brennesselblättern, Katzenschwanz und Wermut.

Brustfellentzündung, trocken

Diese Entzündung ist meist die Folge einer Lungentuberkulose, Lungenentzündung und Herzbeutelentzündung. Selbstverständlich kann aber diese Krankheit auch als Erstkrankheit auftreten. Sie ist nicht ungefährlich, darum muß der Arzt zugezogen werden.

Kräuteranwendung:

Es werden Heublumenpackungen und Umschläge mit Leinsamenbrei empfohlen. Sehr gut haben sich auch Topfenauflagen und hernach Lehmauflagen bewährt.

Brustkatarrh

Diese Erkrankung ist meist auf eine Erkältung zurückzuführen.

Kräuteranwendung:

Man lege den Kranken abends in Schweinefett abgeröstete Zwiebeln auf die Brust und lasse sie die ganze Nacht oben. Zu trinken gebe man einen Tee aus Eibischwurz, Meisterwurz, Hauhechelwurz, Pfefferminze, Schafgarbe und Veilchen.
Der Tee soll mit Kandiszucker oder Honig gesüßt werden. 4 Tassen davon täglich, schluckweise trinken lassen.

Brustverhärtung

Wegen Krebsgefahr ist sofort der Arzt aufzusuchen. Stellt er nur eine harmlose Verhärtung fest, empfiehlt sich nachstehende

Kräuteranwendung:

Man lege zerquetschtes Ackerdistelkraut auf und nehme Bäder aus dem Absud der Ackerdistel. Auch Fenchelwurzeln, klein geschnitten und in Wasser weich gekocht, sind als Auflagen sehr wirkungsvoll.

Brustverschleimung

Brustverschleimung ist ebenfalls eine Krankheit, die von Erkältung herrührt.

Kräuteranwendung:

Man trinke Tee aus Meisterwurz, Eibischwurz, Isländisch Moos und Veilchenblättern, dreimal täglich. Der Tee soll mit Kandiszucker oder mit Honig gesüßt werden. Auch Inhalationen mit Salzwasser sind zu empfehlen, ebenso warme Fußbäder.

Brustwarzen, rissig

Es kommt vor, daß Brustwarzen rissig werden. Man wende nachstehende Kräuterbehandlung an.

Kräuteranwendung:

Man koche Rotkleeblüten und füge zum Schluß noch etwas Frauenmantel dazu, lasse den Aufguß 10 Minuten stehen und wasche dann mit dem lauwarmen Absud die rissige Brust. Nun bestreiche man die rissigen Stellen mit Borsalbe und trachte, daß kein Druck und keine Reibung darauf ausgeübt werden.

Auch der Schleim der Quittenkerne wird gerne bei rissigen Brustwarzen zur Heilung aufgelegt.

Brustwassersucht

Brustwassersucht ist meist eine Folgekrankheit von Herzerkrankungen oder Erkrankungen der Atmungsorgane und verlangt ärztliche Behandlung.

Kräuteranwendung:

Man setze eine Handvoll Rosmarin in 1 Liter Weißwein an und lasse das Gemisch zwei Tage stehen. Nachher gibt man dem Patienten mehrmals täglich einen Schluck davon zu trinken.

Caries

Wenn im Zahnemail Sprünge oder Risse entstehen, so dringen Bakterien ein, setzen sich fest und beginnen dort ihre Vernichtungs- und Wühltätigkeit. Forschungen in neuester Zeit haben ergeben, daß der Mangel an Vitamin A die Widerstandskraft und Zahnschmelzbildung vermindert. Es ist klar, daß Zähne, die durch Zahnfäule bereits angegriffen sind, vom Zahnarzt behandelt werden müssen. Aber zur Vorbeugung empfiehlt sich neben dem bekannten Lebertran noch folgende

Kräuteranwendung:

Man esse viel grüne Pflanzen, Salat aus Löwenzahnblättern, Blumenkohl und Karotten. Der tägliche Gebrauch des Heilmoor-Mundwassers hat sehr gute Erfolge gezeigt.

Cholera

Diese Krankheit ist eine Infektionskrankheit mit Brechdurchfall. Auf alle Fälle ist sofort der zuständige Arzt zu verständigen, damit alle Vorkehrungsmaßnahmen getroffen werden können.

Kräuteranwendung:

Man kann dem Kranken, bis der Arzt kommt, rohe Wacholderbeeren zum Kauen geben oder heißen Kamillentee vorsetzen, der schluckweise einzunehmen ist. Mit dem Kranken soll außer der Person, die die Pflege übernommen hat, niemand in Berührung kommen.

Darmblähungen

Darmblähungen entstehen durch Gasansammlung in den Gedärmen.

Kräuteranwendung:

Man setze Angelikawurzeln (eine Handvoll) in einem halben Liter Weißwein 14 Tage bei Zimmertemperatur an und gewinnt damit das beste Mittel gegen Darmblähungen. Man nehme davon täglich 5 bis 6 Kaffeelöffel. Auch ein Tee aus Kalmuswurzeln ist bei Darmblähungen sehr zu empfehlen. Man trinke täglich davon morgens und abends eine Tasse. Auch Kalmusgeist oder Kalmustinktur wirkt bei diesem Übel sehr gut.

Darmblutungen

Kräuteranwendung:

Bei Darmblutungen, die stets ärztliche Behandlung verlangen, wendet man gerne und mit gutem Erfolg Meisterwurztee an. Auch ein Tee aus Weihwedel ist sehr zu empfehlen, wenn ihm Anserine beigemischt wird.

Darmentzündungen

Darmentzündungen können auftreten nach zu starken Abführmitteln, die man eingenommen hat, und auch durch Erkältungen.

Kräuteranwendung:

Bei leichten Darmentzündungen genügt es, wenn man Eibischwurzel- oder Kamillentee trinkt. Sehr zu empfehlen ist ein Teegemisch, bestehend aus Bibernellewurzeln, Schafgarbe, Königskerze, Thymian und Meisterwurz.

Darmerkrankungen

Kräuteranwendung:

Man trinke täglich 3 Tassen eines Abgusses aus Gundermann, Goldrute, Kamille, etwas Kümmel, Odermennig und Schafgarbe. Der Genuß von rohem Sauerkraut reguliert den Stuhl.

Darmfäulnis

Kräuteranwendung:

Man trinke einen Tee (3 Tassen täglich, schluckweise) aus Nußblättern, Stiefmütterchen und Veilchen. Auch bei dieser Krankheit
kann der Genuß von rohem Sauerkraut nicht genug empfohlen
werden. Gerne nimmt man auch Kalmusgeist, und zwar 10 bis 15
Tropfen, täglich dreimal.

Darmgeschwüre

Es gibt verschiedene Darmgeschwüre. Häufig treten sie im Zwölf-
fingerdarm auf, wo sie durch hartnäckige Verstopfungen und innere
Vergiftungen hervorgerufen werden. Sie können auch nach Magen-
operationen, nach einem Ruhranfall oder Bauchtyphus auftreten.
Es ist klar, daß man einen Arzt aufsuchen muß.

Kräuteranwendung:

Sehr zu empfehlen ist ein Tee aus Brennesselblättern, Eichenrinde,
Kalmuswurz, Blutwurz, Thymian und Wallwurz. Von diesem Tee
soll man öfters am Tag eine Tasse trinken. Recht wirksam sind
auch Leinsamen, die man zu einem Brei kocht. Diesen nehme man
in lauwarmem Zustand auf nüchternem Magen zu sich und trinke
unter Tags öfter eine Tasse Tausendguldenkrauttee.

Darmkatarrh

wird durch eine Verschleimung des Darmes hervorgerufen. Er tritt
nicht selten auch nach einem Magenkatarrh auf.

Kräuteranwendung:

Als Tee nehme man ein Gemisch von Bibernellewurzel, Königskerze, Brombeerblättern, Schafgarbe, Tausendguldenkraut und Engelwurz und trinke davon täglich schluckweise 5 bis 6 Tassen.
Auf alle Fälle möge der Patient Diät halten. Anfangs soll er hungern, dann gibt man ihm Schleimsuppe, und später Reisspeisen und
Zwieback. Bettruhe ist notwendig und fördert mit gleichmäßiger
Wärme die Heilung.

Darmkrämpfe

Kräuteranwendung:

Bei Darmkrämpfen trinke man einen Tee aus der Gartenraute oder nehme Kalmusgeist (einen Eßlöffel voll). Wer Angelikawurzel angesetzt hat (siehe Darmblähungen), nehme davon täglich 5 bis 6 Kaffeelöffel.

Darmschwäche

Diese hat ihre Ursache meist in der Blutarmut, Schwäche der Nerven und Muskeln und wird öfters bei Frauen als bei Männern angetroffen.

Kräuteranwendung:

Sehr zu empfehlen ist Rohkost, aber auch Gemüse im gekochten Zustand. Als Tee verabreiche man dem Patienten morgens nüchtern einen Abguß von Brombeerblättern oder einen Bitterkleetee. Aber auch der Tee aus Wacholderzweigen hat sich oft schon als wirksames Mittel erwiesen.

Darmstockung

entsteht, wenn Abfallstoffe im Darm aufgehalten werden.

Kräuteranwendung:

Gegen dieses Übel wirkt ganz besonders Tausendguldenkrauttee, wenn er morgens nüchtern und außerdem dreimal am Tag schluckweise getrunken wird.

Darmstörungen

allgemeiner Natur beseitige man durch folgende

Kräuteranwendung:

Man trinke einen Tee aus Ehrenpreis, Kalmuswurzeln und Tausendguldenkraut. Es sollen täglich 4 Tassen davon schluckweise getrunken werden. Gerne mengt man diesem Teegemisch auch die Blutwurz bei.

Darmträgheit

Bei dieser Krankheit wende man dieselben Mittel an, die bei Darmschwäche angeführt sind. Außerdem soll man noch Bauchmassagen und Kaltwasserkuren einschalten.

Darmverstopfung

Die Darmverstopfung ist oft von Müdigkeit, Übelkeit, Schmerzen im Unterleib und Appetitlosigkeit begleitet. Die Darmverstopfung kommt meist bei Leuten vor, die viel sitzen und wenig Bewegung machen. Aber auch Bleichsucht und Schwangerschaft können die Ursache der Verstopfung sein.

Kräuteranwendung:

Man trinke einen Tee aus Faulbaumrinde, Schlehenblüten, Rainfarnblüten und Löwenzahnwurzeln und esse viel Sauerkraut. Auch Feigensirup kann empfohlen werden, insbesondere dann, wenn es sich um jüngere Leute handelt. Gerne wird auch der Saft von gekochten Dörrpflaumen auf nüchternen Magen genommen.

Darmverschlingung

Bei dieser Erkrankung, die sich oft momentan zeigt, ist unverzüglich ärztliche Hilfe in Anspruch zu nehmen.

Kräuteranwendung:

Bis zum Eintreffen des Arztes mache man dem Patienten warme Heublumenumschläge auf den Unterleib.

Dickdarmkatarrh

Starker Stuhldrang, schleimig blutiger Stuhl sind Anzeichen dieser Erkrankung.

Kräuteranwendung:

Man spüle den Dickdarm vorsichtig mit Einläufen von Kamillentee und gebe dem Erkrankten Heidelbeerwein zu trinken.

Diphtherie

Diese schlimme Krankheit, die sehr häufig bei Kindern auftritt, wird durch einen Bazillus hervorgerufen. Sie sei hier nur deshalb angeführt, um ihre Gefährlichkeit zu unterstreichen. Sie verlangt ärztliche Behandlung und ist meldepflichtig. (S. a. Halsbräune!)

Drüsenanschwellung

Kräuteranwendung:

Man bereite einen Abguß aus Steinklee und mache mit diesem warme Umschläge auf die Drüsengegend. Auch frische Huflattichblätter legt man gerne auf, doch muß man sie öfters wechseln. Ebenso hilft ein Brei von Bockshornkleesamen, wenn er sehr warm aufgelegt wird. Als Tee empfiehlt sich ein Abguß von Nußblättern, den man mit etwas Milch nimmt, oder Frauenmanteltee.

Drüsenleiden

kann schwerwiegende Ursachen haben. Es ist daher der Rat des Arztes einzuholen.

Kräuteranwendung:

Bei diesem Leiden soll man einen Tee aus Andorn und Kamille trinken. Auch der Genuß von Äpfeln ist sehr zu empfehlen.

Drüsenunterfunktion (allgemein)

Durch Drüsenunterfunktion können im menschlichen Körper die verschiedensten Störungen entstehen.

Kräuteranwendung:

Man trinke täglich 3 Tassen Tee, der aus Schafgarbe, Erdrauch, Walnußblättern, Brunnenkresse und Andorn bereitet wird.

Durchfall

Dauert er nur kurze Zeit an, soll ein gesunder Mensch dagegen nichts unternehmen, denn durch ihn werden viele ungesunde

Schlackenstoffe ausgeschieden. Hält er jedoch länger als drei Tage an, empfiehlt sich untenstehende Kräuterbehandlung. Bei Typhusgefahr oder Schwindsucht muß der Arzt gerufen werden.

Kräuteranwendung:

Man trinke einen Abguß aus Blutwurz, Brombeerblättern, Hirtentäschel, Eichenrinde und Bibernellewurz. Sehr wirksam ist auch Wacholderschnaps oder Eichenrinde, in Rotwein abgekocht. Gerne werden auch getrocknete Heidelbeeren gekaut.

Durchfall bei Kindern

Kräuteranwendung:

Hält der Durchfall bei Kindern länger als zwei Tage an, so bereite man einen Tee aus Brombeerblättern und Blutwurz. Davon lasse man die Kinder öfters am Tag einen Schluck machen. Der Tee darf aber nicht gezuckert werden. Ein altes Mittel gegen Durchfall bei Kindern ist auch der Tee aus Edelweiß. Man nimmt 3 bis 4 Blumen (können auch schon alt sein), wäscht sie leicht ab und bereitet davon 2 kleine Tassen Tee, den man den Kindern während des Tages schluckweise zu trinken gibt.

Durchfall, chronisch

Kräuteranwendung:

Man mahle Bibernellewurzeln zu Pulver und nehme von diesem Pulver täglich dreimal ein Kaffeelöfferl voll. Vormittags trinke man überdies noch schluckweise 1 Tasse Tee aus Tausendguldenkraut und Andorn, nachmittags ebenso eine Tasse Tee aus Brombeerblättern und Kamille. In hartnäckigen Fällen bereite man einen Abguß aus der Blutwurz und aus Eichenrinde, nehme jedoch nur drei Schluck davon vor dem Schlafengehen.

Ist der Durchfall von sehr starken Bauchschmerzen begleitet und geht Urin dick und rötlich ab, mache man warme Kamillenumschläge und rufe den Arzt.

Eierstockentzündung

Eileiterentzündungen und Eierstockentzündungen gehören vom Arzt beziehungsweise Facharzt behandelt. Zur Nachbehandlung kann man auch Kräuterkuren empfehlen.

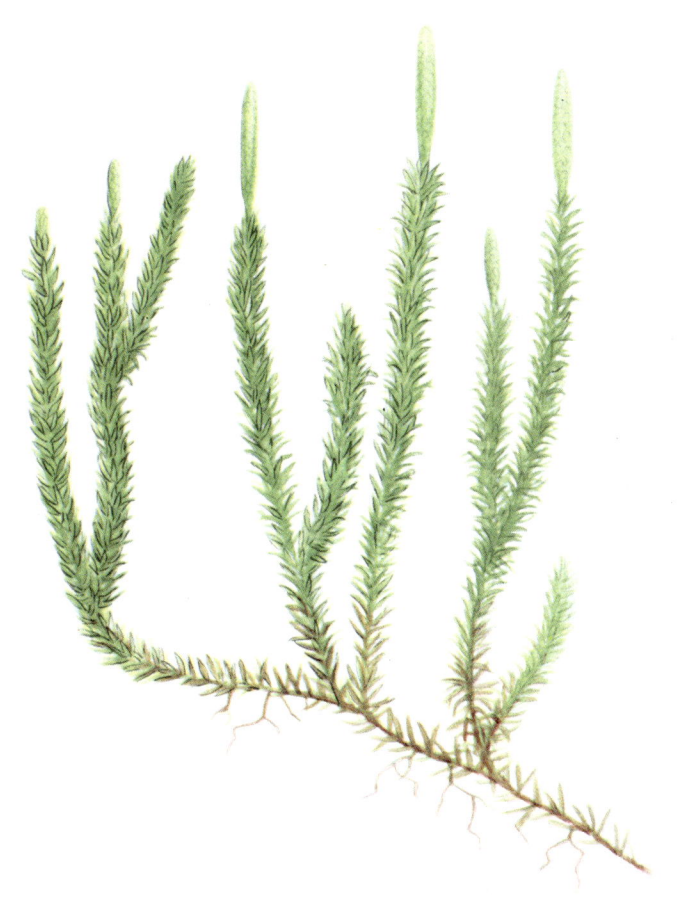

BÄRLAPP — Lycopodium annotinum

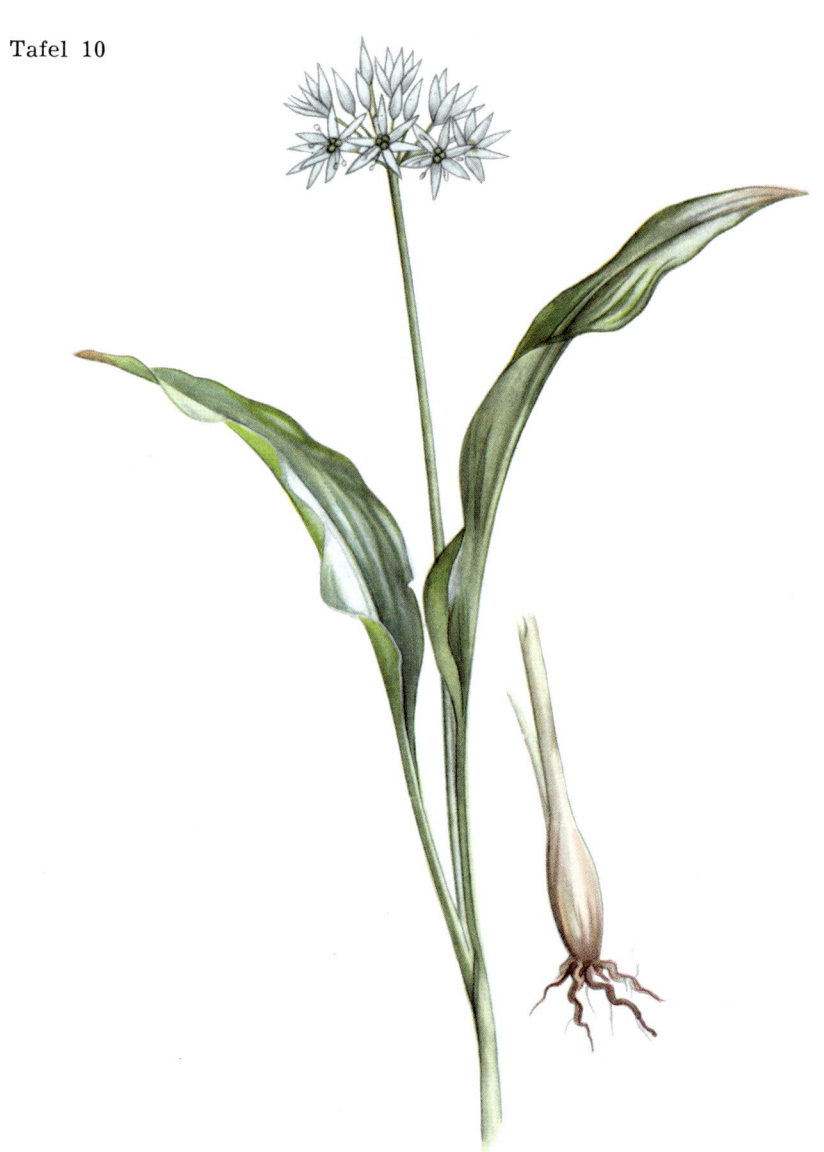

BÄRLAUCH — *Allium ursinum*

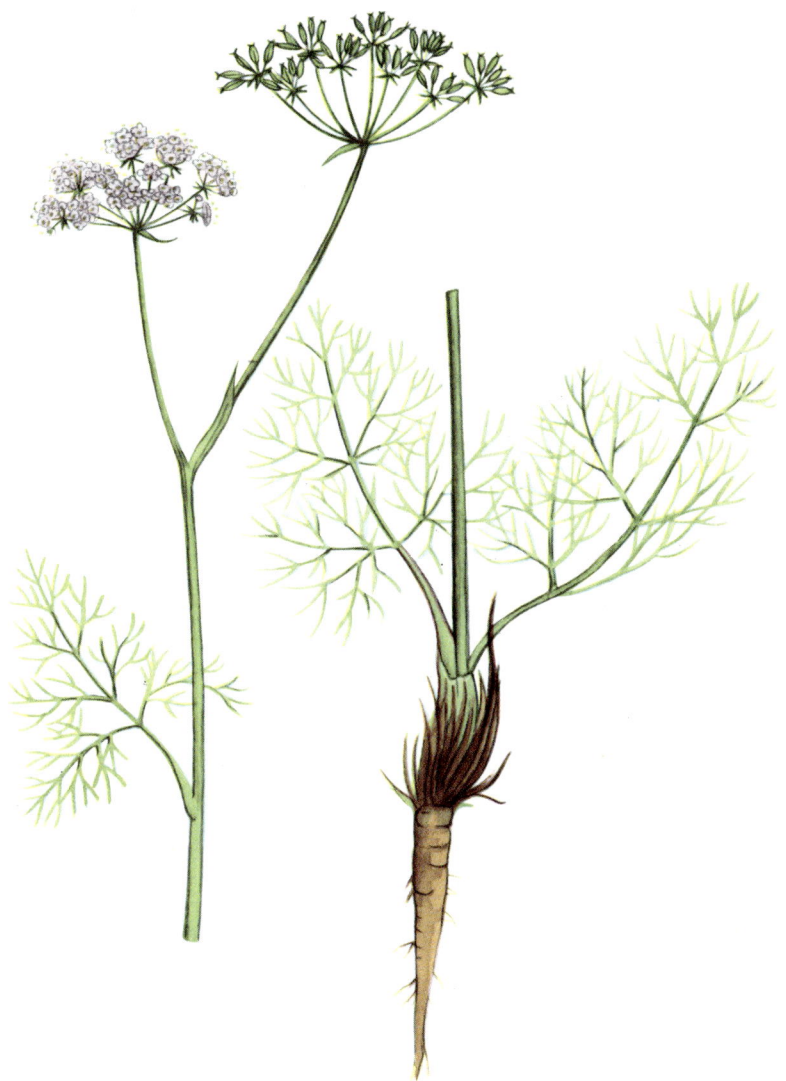

BÄRWURZ — Meum athamanticum

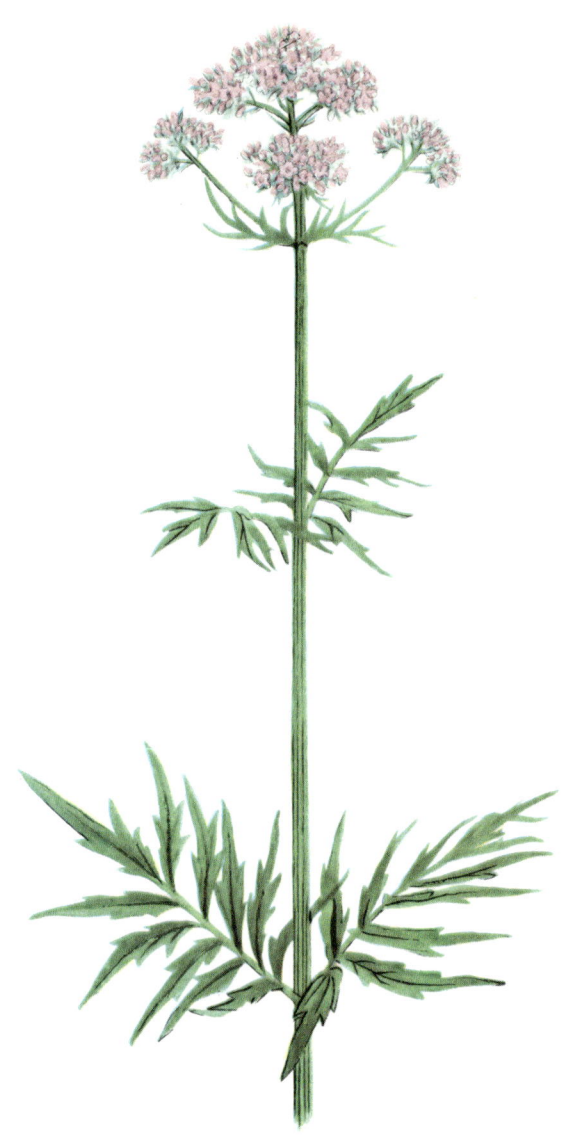

BALDRIAN — Valeriana officinalis

Kräuteranwendung:

Man trinke täglich 3 Tassen Tee aus Frauenmantel und weißer Taubnessel, schluckweise. Außerdem mache man zweimal in der Woche Spülungen mit Frauenmanteltee. Sehr zu empfehlen sind Moorbäder.

Eileiterentzündung

Es ist ein Unsinn, wenn man aus falscher Scham nicht den Arzt aufsucht.

Kräuteranwendung:

Man trinke täglich morgens und abends eine Tasse Tee, den man aus der weißen Taubnessel und dem Frauenmantel bereitet.

Eingeweide, schwach

Kräuteranwendung:

Man trinke Schafgarbentee dreimal am Tag. Sehr zu empfehlen ist auch ein Tee aus Kümmelsamen. Man darf auf 1 Liter Wasser aber nur 1 Kaffeelöffel voll nehmen. Durch die Teebehandlung werden die Eingeweide gestärkt.

Einschlafen der Glieder

Kräuteranwendung:

Gegen dieses Übel, unter dem viele Menschen leiden, hilft man sich, wenn man täglich 4 Schalen Schafgarbentee trinkt. Er soll aber nur schluckweise getrunken werden. Auch Fichtennadelbäder sind sehr zu empfehlen.

Eiterauswurf

Bei dieser Krankheit suche man sofort den Arzt auf, damit dieser feststellen kann, was die Ursache dieses eitrigen Auswurfes ist.

Kräuteranwendung:

Man nimmt eine Handvoll Gänseblümchen und übergießt sie mit ein Liter Wasser, läßt dieses Gemisch die ganze Nacht stehen, drückt dann die Gänseblümchen gut aus und kocht dieses Auszugswasser mit Kandiszucker zu einem Sirup. Von diesem Sirup nimmt man täglich 4 Kaffeelöffel. Kandiszucker kann man nach Belieben dazugeben.

Eitergeschwulst

Kräuteranwendung:

Man siede Heublumen und mache von diesem Absud Umschläge.

Eiter in den Augen

Hartnäckige Fälle müssen ärztlich behandelt werden. Ansonsten empfiehlt sich folgende

Kräuteranwendung:

Man mache Kamillenauflagen und trinke Tee aus folgenden Kräutern: Augentrost, Frauenmantel und Tausendguldenkraut. Auf alle Fälle hüte man sich vor Zugluft.

Eiternder Finger

Kräuteranwendung:

Wenn man einen eiternden Finger in einem Absud von Eibischblättern und Hollerblättern etwa 2 Stunden badet, so wird der Finger weich. Auf diesen Finger streiche man eine Salbe, die man aus Kreide und süßer Milch bereitet. Die Salbe soll im Tag viermal gewechselt werden. Auch das Bad soll im Tag zweimal genommen werden.

Eiternde Wunden

Kräuteranwendung:

Man trinke täglich 2 Tassen Frauenmanteltee und 2 Tassen Gundermanntee. Die eiternde Wunde wird in einem Absud von Frauenmantel, Käsepappel und etwas Kalmuswurzel gebadet. Nachher lege man einen Leinenlappen auf die Wunde, der in verdünnten Arnikageist getaucht wurde. Der Erfolg wird nicht ausbleiben.

Eiterpickel

Kräuteranwendung:

Man stelle auf alle Fälle die Kost auf Gemüse um. Dem Fleisch, den Eiern wie auch dem Fett muß man entsagen. Als Tee trinke man einen Blutreinigungstee, wie er unter „Blut, unrein" angegeben ist. Weiters nehme man Ganzbäder mit Heublumenabsud.

Eiterungen

Bei Eiterungen aller Art hat sich folgende Kräuterkur auf das beste bewährt. Man trinke täglich 3 bis 4 Tassen Gundermanntee, schluckweise. Ferner übergieße man getrocknetes Schafgarbenkraut und Gundermannkraut mit kochendem Wasser und mache davon Umschläge.

Eiweißabgang

Wenn zu viel Eiweiß im Harn abgeht, befolge man den Rat alter Kräuterärzte:
Man trinke täglich 3 Tassen Blutwurztee, schluckweise.

Ekel

Es kommt vor, daß man plötzlich vor dem Essen Ekel gegen alle Speisen empfindet. Man zwinge sich nicht und lasse den Magen ruhig hungern. Wird man von diesem Ekel öfters befallen, versuche man folgende

Kräuteranwendung:

Man trinke einen Tee aus Wermut und Salbei, und zwar alle zwei Stunden einen Schluck.

Ekzem

Es ist eine unangenehme Hautkrankheit, die meist mit großem Juckreiz verbunden ist. Größte Reinlichkeit ist notwendig. Menschen, die ekzemempfindlich sind, sollen Quecksilberpräparate meiden.

Kräuteranwendung:

Den Juckreiz bringt man schnell weg, wenn man die juckenden Stellen mit Eichenrindengeist einpinselt. Bäder mit Eichenrinden- absud sind zu empfehlen. Als **Salbe** verwendet man sehr gerne Desitinsalbe. Man trinke auch täglich Blutreinigungstee und ver- säume nicht, Brennessel- und Löwenzahnsalat zu essen.

Empfindlichkeit

Es gibt Menschen, die überempfindlich sind. Bei jeder Gelegenheit erkälten sie sich, ob Sommer, Winter, Herbst oder Frühling, immer sind sie erkältet und müde. Auch diesen Menschen kann geholfen werden, wenn sie nur noch etwas Willen aufbringen.

Kräuteranwendung:

Man trinke morgens und abends einen Tee aus der Kalmuswurzel. Zur Abhärtung wasche man täglich in der Früh Arme und Beine mit kaltem Wasser ab. Wenn es möglich ist, mache man vom Früh- ling bis Herbst am Morgen und am Abend jeden Tages einen kurzen Barfußlauf auf einer Wiese.

Emphysem

Kräuteranwendung:

Man trinke gegen diese Krankheit täglich 3 Schalen Tee aus fol- gendem Kräutergemisch: Meisterwurz, Benediktenkraut, Pfeffer- minz und Ehrenpreis. Der Tee kann mit Honig gesüßt und soll nur schluckweise getrunken werden.

Englische Krankheit
(Rachitis)

Diese Krankheit wird durch den Mangel an Vitamin D hervor- gerufen und ist eine Kinderkrankheit. Auf alle Fälle ist bei dieser Krankheit viel Aufenthalt in frischer Luft, viel Sonne und gemischte Kost notwendig.

Kräuteranwendung:

Man gebe den von dieser Krankheit Betroffenen ölhaltige Kost. Sehr günstig ist Lebertran. Zu trinken gebe man dem Patienten

Eichelkaffee. Gute Wirkung zeigen auch Bäder in einem Absud von Föhrennadeln, die man 2 bis 3 Stunden sieden läßt. Dieses Bad soll eine Woche hindurch täglich, etwa 15 bis 20 Minuten dauernd, genommen werden.

Entzündungen

Kräuteranwendung:

Bei äußeren Entzündungen lege man auf die entzündeten Stellen Leinsamenbrei, Topfen oder kalten Lehm. Bei Entzündungen der Harnorgane und bei Entzündungen der Bronchien trinke man einen Leinsamenaufguß, der sich auch bei Magen- und Darmentzündungen bewährt hat. Auch Tausendguldenkraut wirkt bei Magenentzündungen gut. Bei Magen- und Darmentzündungen verwendet man auch gerne Leinöl.

Epilepsie

Bei Epilepsie oder Fallsucht ist vor allem auf Diät zu achten. Kochsalzarme Kost ist sehr zu empfehlen, so auch ein Obsttag in der Woche.

Kräuteranwendung:

Man trinke einen Tee aus Baldrian, Anserine und Betonie, dreimal täglich eine Tasse. Sehr empfohlen kann auch Rotwein werden, in welchem Rosmarin angesetzt wurde. Man nehme 3 Liter herben Rotwein und gebe 100 Gramm Rosmarin hinein. Das Gemisch lasse man 10 Tage an der Sonne stehen und trinke dann davon täglich 3 Achtelliter.

Erbrechen

Vom Magen und von der Galle, aber auch von den Nerven kommen oft Störungen, die zum Erbrechen führen. Es können aber auch Leber- und Nierenleiden und Schwangerschaftszustände das Erbrechen auslösen. Es ist daher notwendig, vorher die Ursache des Erbrechens festzustellen.

Kräuteranwendung:

Man trinke vorerst jenen Tee, der bei der betreffenden Krankheit angeführt ist. Sehr wirksam — gleichgültig, welche Ursache dem Erbrechen zugrunde liegt — ist eine Tasse Wermuttee, doch auch der Tee von Kalmus, Bibernelle, Baldrianwurz und Melissenkraut kann wärmstens empfohlen werden.

Erkältungen

Gerade im Frühling und Herbst und bei Witterungsschwankungen kommt es häufig zu Erkältungen. Man soll sie nicht unbeachtet lassen oder übergehen, denn es könnte sonst zu bedeutend größeren Störungen kommen.

Kräuteranwendung:

Man trinke vor dem Schlafengehen Tee aus Pfefferminze, Schafgarbe, Holler, Eibischwurzen, Wacholder, Rainfarnblüten, Schließgras und Thymian. Sehr zu empfehlen ist es, diesen Tee nicht mit Zucker, sondern mit Honig zu süßen und gleich 2 Tassen hintereinander zu trinken. Außerdem nehme man vor dem Schlafengehen ein sehr heißes Fußbad und wickle um die Stirne ein Wolltuch. Ist man gezwungen, tagsüber in geheizten Räumen zu arbeiten, so sorge man am Morgen für frische Luft und auch dafür, daß Wasser im Raum aufgestellt ist, damit keine zu trockene Luft entsteht.

Erfrierungen

Man unterscheidet Erfrierungen des ersten, zweiten und dritten Grades. Bei Erfrierungen des ersten Grades sind die betroffenen Stellen weiß, bei solchen des zweiten Grades rot. Sterben die betroffenen Körperstellen, die sich schwarz färben, bereits ab, spricht man von einer Erfrierung des dritten Grades.

Menschen mit Erfrierungen dürfen in keine zu warmen Räume gebracht werden. Man reibt sie am besten mit Schnee so lange ab, bis das Blut wieder zu zirkulieren beginnt. Bei Erfrierungen des dritten Grades muß der Arzt beigezogen werden.

Gegen Erfrierungen des ersten und zweiten Grades empfiehlt sich folgende

Kräuteranwendung:

Bei gefrorenen Händen nehme man Eichenrindenbäder. Man koche zu diesem Zweck 2 Eßlöffel voll Eichenrinde in 2 Liter Wasser und bade dann darin die erfrorenen Stellen. Nachher werden diese mit Glyzerin bestrichen und anschließend in warme Tücher gehüllt. Auch Brennesseln, in Schnaps angesetzt, wirken sehr gut, wenn man damit die erfrorenen Körperstellen bestreicht. Zum Ansetzen verwende man 1 Liter starken Schnaps, werfe 2 Eßlöffel Brennesselsamen hinein und lasse dies zwei Tage ziehen.

Von einem alten Kräuterarzt stammt folgendes Rezept:

54

Man brennt 1 kg Holzasche von hartem Holz mit einem Eimer heißen Wassers ab und gibt 100 g Terpentinöl und 70 g Baumöl dazu. Dieses so entstandene Gemisch wird gut verrührt. Nun bade man die erfrorenen Körperteile darin, so heiß man es erleiden kann. Wird das Badegemisch etwas kälter, so gießt man einmal etwas heißes Wasser nach. Kühlt nun das Gemisch wieder aus, beende man das Bad, trockne gut ab, bestreiche die erfrorenen Stellen mit Glyzerin und hülle sie nachher in warme Tücher ein. So ein Bad darf aber nur zweimal genommen werden.

Erregungszustände der Harnorgane

Diese Erregungszustände können von Erkältungen herrühren, von einem Unfall, doch können sie auch auf nervöser Grundlage erstehen.

Kräuteranwendung:

Sehr zu empfehlen ist ein Tee aus 3 Teilen Eibischwurzen, 1 Teil Schafgarbe und 1 Teil Melisse. Diesen Tee soll man dann täglich dreimal trinken. Auch warme Sitzbäder vor dem Schlafengehen sind sehr gut.

Erschlaffung der Schleimdrüsen

Kräuteranwendung:

Bei Erschlaffung der Schleimdrüsen sind ganz besonders die Alantwurzel und die Eibischwurzel zu empfehlen. Man setzt 20 g Eibischwurzeln und 80 g Alantwurzeln in 2 Liter Weißwein an und läßt das Gemisch 10 Tage in der Sonne stehen. Man nehme dann täglich drei Tassen davon, eine morgens, eine mittags und eine abends, jeweils 15 bis 20 Minuten vor dem Essen.

Erschlaffung der Unterleibsorgane

Kräuteranwendung:

Bei diesen Störungen empfiehlt man, einen Tee aus 3 Teilen Benediktendistel, 1 Teil Kalmuswurzeln und 1 Teil Knabenkraut zu trinken. Man nehme diesen Tee täglich dreimal, und zwar eine Tasse morgens nüchtern, eine Tasse gegen Mittag — aber vor dem Mittagessen — und eine Tasse abends vor dem Schlafengehen. Außer dieser inneren Kur unterziehe man sich einer äußeren Kur. Man nehme 21 Tage hindurch vor dem Schlafengehen Moorsitzbäder oder Vollbäder.

Erschöpfung

Kräuteranwendung:

Bei Erschöpfungszuständen aller Art ist folgendes ausgezeichnetes Mittel besonders zu empfehlen. Man nehme 1 Liter Wein und gebe 2 Löffel Angelikawurzeln hinein und lasse das Gemisch gut kochen. Dieses Tränklein läßt man dann auskühlen und trinkt davon am Tage mehrmals einen Schluck. Man kann auch, wenn kein Wein zur Stelle ist, anstatt des Weines Wasser nehmen, doch ist die Wirkung mit Wein viel besser, und man kommt früher zum gewünschten Ziele.

Fallsucht

Es wird gebeten, unter Epilepsie nachzuschlagen.

Faulende Geschwüre

verlangen eine Behandlung durch den Arzt.

Kräuteranwendung:

Alte Kräuterärzte raten, Eichenrinde abzukochen und die erkrankten Körperteile in dem Absud zu baden. Man nehme für ein solches Halbbad eine kleine Handvoll Eichenrinde, koche sie gut und richte dann das Bad her. Innerlich nehme man einen Tee von Frauenmantel, mittags und abends, und einen Blutreinigungstee morgens nüchtern.

Faulfieber

tritt bei faulenden Geschwüren auf.

Kräuteranwendung:

Ein alter Kräuterarzt gibt den Rat, täglich morgens, mittags und abends eine Tasse Kalmustee zu trinken.

Fettleibigkeit

ist heute eine überall bekannte Erscheinung. Zumeist gibt es zwei Ursachen: das gute, üppige Essen und die Tatsache, daß die Menschen meist viel zu wenig Bewegung machen.

Gott sei Dank handelt es sich nur selten um die sogenannte innere Fettsucht, die auf Störungen der Drüsen zurückzuführen ist. Diese ist als eine Krankheit zu werten und verlangt ärztliche Behandlung. Anders verhält es sich bei einer Fettleibigkeit, die gesunde Menschen begreiflicherweise so unangenehm empfinden. Es ist sinnlos, ja sogar oft gefährlich, starke Abmagerungsmittel zu nehmen oder sich zu kasteien. Man befolge lieber folgende, ungefährliche und doch sehr wirksame

Kräuteranwendung:

Man bereite einen Tee aus dem Silbermantel und trinke aavon jeden Morgen, Mittag und Abend eine Schale. Morgens und abends mische man diesem Tee etwas Faulbaumrinde bei. Diese Trinkkur dauert eine volle Woche. In der folgenden Woche schalte man einen ganzen Obsttag ein, das ist ein Tag, an dem wirklich nur Obst gegessen werden darf. An zwei Tagen dieser Woche nehme man nur folgendes zu sich: morgens eine Scheibe Vollkornbrot mit einem Aufstrich von Topfen und eine Schale Magermilch, mittags zwei Vollkornbrote mit Topfen und eine Schale Magermilch und am Abend ein Stück Vollkornbrot mit ganz dünnem Butteraufstrich und zwei gekochten Eiern.

In derselben Zeit, in der man diese Kur macht, unternehme man täglich morgens und abends mindestens einen einstündigen Spaziergang.

Selbstverständlich darf in dieser Zeit keinerlei Alkohol getrunken werden.

F i e b e r

Steigt die Körpertemperatur über 37,5 Grad Celsius, so hat der Mensch Fieber. Es tritt meist in Begleitung einer anderen Krankheit auf.

Wenn ein alter Kräuterarzt sagt: „Das Fieber ist die gesündeste Krankheit", so will das so verstanden werden, daß das Fieber uns anzeigt, wann der Körper des Menschen den Kampf gegen eine Krankheit beginnt. Darum ist das Fieber nur dann gefährlich, wenn es zu hoch ist oder wenn es zu lange andauert. Dann ist ärztliche Betreuung notwendig.

Auf alle Fälle muß der Patient bei Fieber sofort in das Bett. Leichtes Fieber ist von 37,5 bis 38,5, stärkeres Fieber von 38,5 bis 39, starkes Fieber von 39 bis 40 und bedenklich hohes Fieber bei 40 Grad Celsius.

Kräuteranwendung:

Man gebe dem Kranken einen Tee aus folgenden Kräutern: Holler, Kalmuswurzel, Tausendguldenkraut, Bibernellewurzel und Frauenmantel. Auch Aconit, das man in jeder Apotheke erhalten kann, ist bei Fieber sehr zu empfehlen, wenn man davon täglich fünfmal je 6 Tropfen nimmt. Als Getränk für den ständig Durst leidenden Patienten ist Himbeersaft oder der Saft von gekochten, getrockneten Zwetschken sehr zu empfehlen.

Fieber der Galle

Das sogenannte „Gallenfieber" wird zumeist durch starke Erregung hervorgerufen.

Kräuteranwendung:

Man koche folgende Kräuter in Weißwein: Tausendguldenkraut, Bibernelle, Johanniskraut und Wermut. Von diesem Absud trinke man täglich 3 Tassen. Dieser Tee kann auch in Wasser zubereitet werden, doch die Wirkung mit Wein ist bedeutend besser.

Fieber zur Heuernte

Es gibt Menschen, die zur Zeit der Heuernte vom Heuschnupfen und vom Heufieber befallen werden. Es sind das meist etwas schwächliche Menschen, die an sich oft Erkältungen unterliegen und deren Schleimhäute der Nase leicht gereizt werden. Entzündungen des Kehlkopfes und des Rachens sowie Hustenreiz und Tränenfluß sind meist Begleiterscheinungen. Der Kranke ist dabei so müde, als ob er eine Grippe hätte.

Kräuteranwendung:

Ein sehr einfaches und überaus gutes Mittel von Ficino Marsilio lautet: „Man nehme 30 Gramm Storchenschnabel und ebensoviel Teufelsabbißkraut, koche sie in zwei Liter Wasser auf die Hälfte ein; man teile es dann in drei Teile und trinke es auf dreimal. Ehe der Patient mit dem Trinken fertig wird, ist er ganz gesund." Diese drei Teile darf man selbstverständlich nicht hintereinander, sondern einen morgens, einen am Nachmittag und einen am Abend trinken. — Auch zu einem Ansatz aus Meisterwurzkraut und Bibernellewurz in Weißwein kann sehr geraten werden. Man nehme 1 Liter Weißwein und gebe 50 Gramm Meisterwurzkraut und 30 Gramm Bibernellewurz hinein, lasse diesen Ansatz über Nacht stehen, davon trinke man einen warmen Absud morgens, mittags und abends. Auch beim Heufieber kann Aconit in derselben Dosis empfohlen werden, wie beim Fieber im allgemeinen angegeben wurde.

Fieber im Unterleib

ist ein Zustand, der bei Frauen manchmal auftritt.

Kräuteranwendung:

Sehr zu empfehlen sind Lehmumschläge. Innerlich nehme man einen Tee aus 4 Teilen Frauenmantel und 3 Teilen Taubnessel. Dieser Tee, der ganz hervorragend wirkt, soll täglich viermal genommen werden.

Fingerwurm

Ist eine äußerst schmerzhafte Krankheit. Sie beginnt mit dem Anschwellen der Fingerspitze, die alsbald glänzend wird. Der Schmerz ist stark ziehend bis stechend, es ist ein Nagen im Finger zu verspüren, als ob ein Wurm darinnen wäre. Daher auch die Bezeichnung. Der Schmerz verbreitet sich allmählich über die Hand, und schließlich merkt man ihn sogar bis zur Schulter.

Kräuteranwendung:

Hier sei ein ganz altes und bewährtes Kräuterrezept angeführt: Man nehme 11 Gramm Leinsamen, 11 Gramm Schlafmohnsamen, 45 Gramm Eibischmehl, eine halbe Handvoll Dillblüten und eine halbe Handvoll Holunderblüten, gebe alles in 1 Liter Kuhmilch, koche das ganze zusammen so lange, bis daraus ein Brei entsteht. Ist dieser salbige Brei fertig, dann bade man zuerst den Finger in einem heißen Absud von 2 Handvoll Eibischblättern, 2 Handvoll Kamillenblüten, 1 Handvoll Frauenmantel und einer halben Handvoll Faenum graecum in Milch. Nach dem Bad lege man die oben angeführte Salbe auf. Dieses Mittel wirkt ganz ausgezeichnet.

Will man den Schmerz beim Fingerwurm rasch vertreiben, so schabe man Kreide und verrühre sie in kalter Süßmilch zu einer Salbe. Diese lege man auf den Finger auf, doch vorher soll der kranke Finger in einem Absud von Eibischblättern und Hollerblüten ein bis zwei Stunden gebadet werden.

Fisteln

Bei Fisteln aller Art empfehle ich folgende

Kräuteranwendung:

Man trinke einen Tee, gemischt aus Schafgarbe und Tausendguldenkraut. Äußerlich lege man folgende Salbe auf: Man presse aus dem frischen Kraut der Akelei den Saft und vermenge diesen mit Steinöl und etwas Tierkohle, die man in der Apotheke zu kaufen bekommt.

Flechten

Vielfach werden Flechten auch als Ekzeme bezeichnet. Bei Flechten handelt es sich um eine Hautkrankheit, die sich meist über den ganzen Körper erstreckt und nur das Gesicht verschont läßt. Es entstehen meist rote, linsengroße, erhabene Stellen, die mit einer schuppenden Haut bedeckt sind, die später gelblich wird, langsam verschwindet und schließlich braune Flecken zurückläßt. Im Sommer bessern sich meist die Flechten, um im Herbst wieder schlechter zu werden.

Kräuteranwendung:

Man trinke einen Absud aus folgenden Kräutern: Hollerblätter, Rosmarin, Salbei, Tausendguldenkraut, gelbe Taubnessel, Wermut, Zinnkraut und Pfefferminz. Äußerlich bade man die Flechtenstellen in Heublumenabsud zweimal täglich. Nachher kann man die Stellen mit Haarlemer Öl bestreichen.

Auch Alant wirkt sehr gut, wenn man ihn in Wein kocht und davon während des Tages öfters einen Schluck macht.

Auf alle Fälle darf man während der Kur keine scharfen Speisen zu sich nehmen.

Flechten, nässend

Es gibt auch nässende Flechten. Bei ihnen beachte man ebenfalls die Diät. Es dürfen keine scharfen Speisen gegessen werden, auch Fleisch und Fett soll man meiden. Sehr zu empfehlen ist Gemüse- und Rohkost.

Kräuteranwendung:

Man trinke den unter Flechten angeführten Tee dreimal täglich oder koche Alantwurzeln in Weißwein und trinke davon öfters während des Tages einen Schluck. Äußerlich empfiehlt Dr. Schierbaum: „Man reibe die hochroten Stellen der nässenden Flechte mit Hamamelissalbe ein und streue dann pulverisierte Lindenkohle darauf." Dieses Mittel soll bereits nach drei Tagen Heilung herbeiführen.

Fraisen

sind Krämpfe, die bei Kindern auftreten, wenn sie Zähne bekommen, Verdauungsstörungen haben oder wenn sie von Würmern geplagt werden. Das Gesicht der Kinder verzerrt sich und wird starr, die Zähne sind aufeinandergepreßt und scharren, der Körper streckt sich krampfhaft, und das Kind schlägt mit Händen und Füßen herum, keucht, und Schaum tritt aus dem Mund.
Der Arzt ist sofort zu holen!

Kräuteranwendung:

Auch hier gilt wieder der Grundsatz: Vorbeugen ist besser als heilen. Wenn man merkt, daß die Kinder zu zahnen beginnen, gebe man ihnen einen Tee aus Hauhechelwurz und Eibischwurz, 2 Tassen am Tag und schluckweise zu trinken. Bei Würmern trachte man, sie so bald als möglich wegzubringen. (Siehe unter „Würmer bei Kindern"!)
Sind die Fraisen schon aufgetreten, so sorge man für Bettruhe des Kindes. Man gebe dem Kind kalte Umschläge auf den Kopf und hie und da einen Schluck Kamillentee. Selbstverständlich ist auch jetzt noch dafür Sorge zu tragen, daß die Würmer vertrieben werden und Stuhl- und Urinabgang geregelt sind. Dafür wende man den oben angeführten Tee aus Hauhechel und Eibischwurz an.

FRAUENKRANKHEITEN

Periodenstörungen

Die monatlichen Blutungen können stark, schwach oder schmerzhaft sein, oder sie können ganz ausbleiben. Tritt letzteres ein, muß etwas abgewartet werden, damit man weiß, ob es überhaupt eine Störung ist oder ob es sich um eine Schwangerschaft handelt. Alle abnormalen Störungen bei der Menstruation rühren von der Tätigkeit der Eierstöcke und anderer Drüsen mit innerer Sekretion her.

Es kann sich auch um Verdickungen in der Gebärmutter oder um eine Unterentwicklung der Gebärmutter handeln. Auch Blutarmut nimmt auf diese Funktion Einfluß.

Kräuteranwendung:

Selbstverständlich müssen zuerst etwaige Störungen, die auf die Periode einwirken, ausgeschaltet werden. Zur direkten Behandlung ist folgende Kräutermischung sehr zu empfehlen: weiße Taubnesseln und Frauenmantel. Zweimal täglich soll man von diesem Tee je eine Tasse trinken, und zwar eine Tasse morgens und eine Tasse abends. Der berühmte Kräuterpfarrer Künzli empfiehlt folgenden Tee: 4 Teile weiße Taubnesseln, 4 Teile Benediktenkraut, 2 Teile Fünffingerkraut, 2 Teile Frauenmantel, 2 Teile Ackerminzen. Diesen Tee soll man vier bis acht Wochen hindurch jeden Tag morgens und abends nehmen.

Auch Moorbäder sind bei dieser Krankheit sehr zu empfehlen.

Wechseljahrstörungen

Die Störungen in den Wechseljahren äußern sich meistens durch Unruhe, Wallungen, Schwindel, Schlaflosigkeit, Ohrensausen und Schweißausbrüche. Man soll in den Wechseljahren darauf achten, daß man viel Bewegung in frischer Luft macht und daß Stuhl- und Urinabgang in Ordnung sind.

Alle scharfen, stark gewürzten Speisen wie auch Bohnenkaffee und Nikotin sind zu meiden.

Sehr zu empfehlen ist in dieser Zeit eine Speisenfolge mit viel Gemüse, Rohkost und Milch.

Kräuteranwendung:

Als Tee kann man ein Gemisch aus folgenden Kräutern bestens empfehlen: weiße Taubnesseln, Frauenmantel, Silbermantel, Blutwurz und Katzenschwanz. Man läßt die Blutwurz und den Silbermantel drei Minuten kochen, gibt dann Frauenmantel, weiße Taubnesseln und Katzenschwanz dazu und läßt dann alle Kräuter zusammen 10 Minuten ziehen. Den auf diese Weise zubereiteten Tee soll man täglich morgens und abends trinken, und zwar eine Tasse voll. Diese Kur muß aber mindestens 6 Wochen hindurch gemacht werden.

Auch ein Tee, bestehend aus Schafgarbe, Kalmus, Anserine, Hirtentäschl und Johanniskraut, ist sehr zu empfehlen. Man trinke davon jeden Tag morgens und abends 1 Tasse, aber auch wieder mindestens 6 Wochen hindurch.

Ferner bewährt es sich sehr gut, wenn man abends vor dem Schlafengehen ein kaltes Fußbad nimmt und wenn man sich am Morgen die Unterarme kalt wäscht.

Weißer Fluß

Frauen, die an weißem Fluß leiden, sollen diese Sache nicht geringschätzig behandeln. Sie sollen auf alle Fälle trachten, diese unangenehme Störung zu beseitigen.

Kräuteranwendung:

Bei dieser Krankheit empfiehlt es sich, einen Tee aus folgenden Kräutern zu trinken: weiße Taubnessel, gelbe Taubnessel, Schafgarbe, Salbei und Melisse.

Weiters sollen in jeder Woche zwei Sitzbäder in Eichenrindenabsud genommen werden, und an zwei anderen Tagen in der Woche soll man Spülungen mit Frauenmantelabsud machen. Wird diese Kur gewissenhaft 6 bis 8 Wochen durchgeführt, so ist sicher der Erfolg beschieden.

Auch bei diesem Übel sind Moorbäder sehr zu empfehlen, so wie auch bei allen anderen Frauenkrankheiten.

Frostbeulen

Frostbeulen sind Erfrierungen ersten Grades, die meist bei blutarmen Menschen auftreten und Jahr für Jahr wieder kommen. Sie sind weiche, blaurote Anschwellungen.

Kräuteranwendung:

Sehr gut bewährten sich stets Fußbäder in einem Eichenrindenabsud. Man nehme auf 3 bis 4 Liter Wasser ungefähr ein halbes Kilogramm Eichenrinde. Diese Bäder sollen 4 Tage hintereinander am Abend genommen werden. Dann bestreiche man die Frostbeulen mit einer Frostsalbe, am besten mit der Kampferfrostsalbe.

Auch jene Bäder, die bereits bei Erfrierungen angeführt wurden, können sehr empfohlen werden. Ebenso wirksam sind Mistelbäder. Auch nach diesen Bädern verwende man die Frostsalbe.

Furunkel

Durch eine lokale Infektion kann ein Furunkel entstehen. Eitererreger dringen in die Talgdrüse ein und rufen dort eine Entzündung hervor. Furunkulose kommt auch häufig als Begleiterscheinung bei Diabetikern vor. Besondere Vorsicht ist bei Furunkeln geboten, wenn sie auf der Lippe und Nase entstehen. In diesen Fällen ist unverzüglich der Arzt aufzusuchen. In vielen Fällen waren schon Furunkel Ursache eines frühen Todes. Auf keinem Fall darf an Furunkeln herumgedrückt werden.

Kräuteranwendung:

Hat ein Diabetiker Furunkel, so genügt es meist schon, wenn dieser einen Diabetikertee trinkt und strenge Diabetikerdiät einhält. Äußerlich lege man bei jeder Art von Furunkulose Bockshornkleesamen, den man mit warmem Wasser verrührt hat, auf die kranke Stelle auf. Vorher soll man die Furunkel mit einem Absud aus Steinklee leicht abwaschen und etwas erweichen.

Füße, geschwollen

Es gibt verschiedene Ursachen für dieses Leiden. Da es sich um eine Unterfunktion der Niere oder der Leber und um eine Schwäche des Herzens handeln, aber auch durch ein Anhäufen unreiner Säfte im Körper entstehen kann, ist die Hilfe des Arztes anzuraten.

Kräuteranwendung:

Man bereite einen Tee aus Katzenschwanz, Rosmarin, Wacholderbeeren und Attichwurzeln und lasse den Patienten täglich davon 3 Tassen langsam und schluckweise trinken. Über Nacht schlage man den Fuß in Lehm ein.

Füße, kalt

Bei Menschen, die an kalten Füßen leiden, ist die Blutzirkulation nicht in Ordnung.

Kräuteranwendung:

Morgens und abends trinke man 1 Tasse von folgendem Tee: Hirtentäschl, Mistel, Schafgarbe und Johanniskraut.
Sehr gut ist es, wenn solche Menschen am Abend vor dem Schlafengehen ein kaltes Fußbad nehmen. Dieses Fußbad soll aber höchstens 2 Minuten lang dauern, anschließend muß man sofort in das Bett gehen. Man kann auch ein warmes Fußbad nehmen, doch

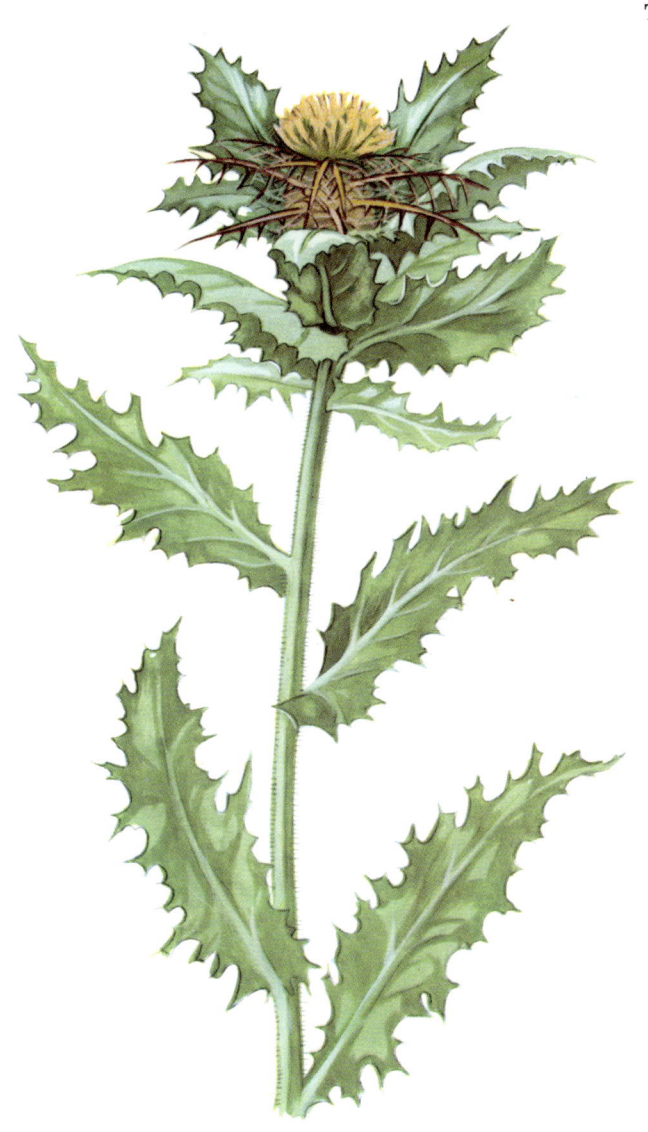

BENEDIKTENDISTEL — Cnicus benedictus

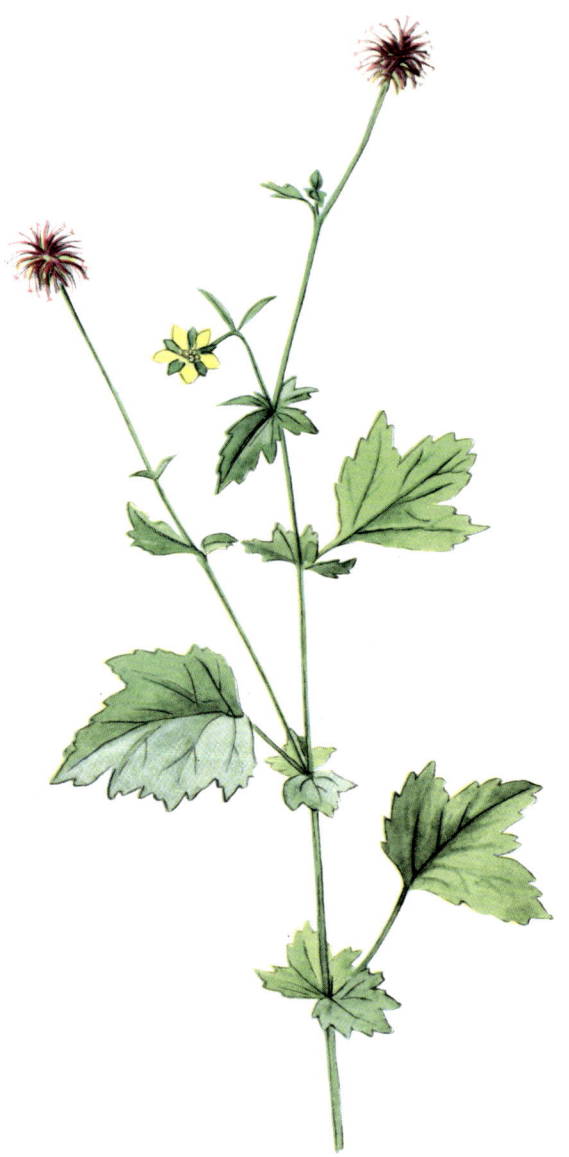

BENEDIKTENKRAUT, NELKENWURZ — Geum urbanum

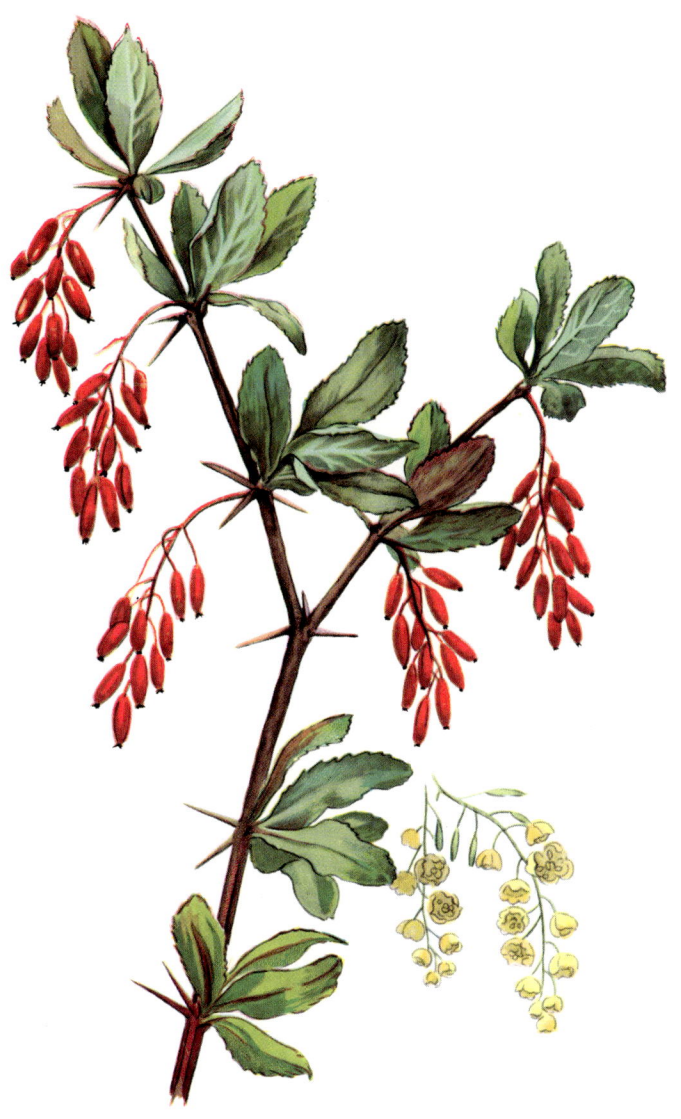

BERBERITZE, SAUERDORN — Berberis vulgaris

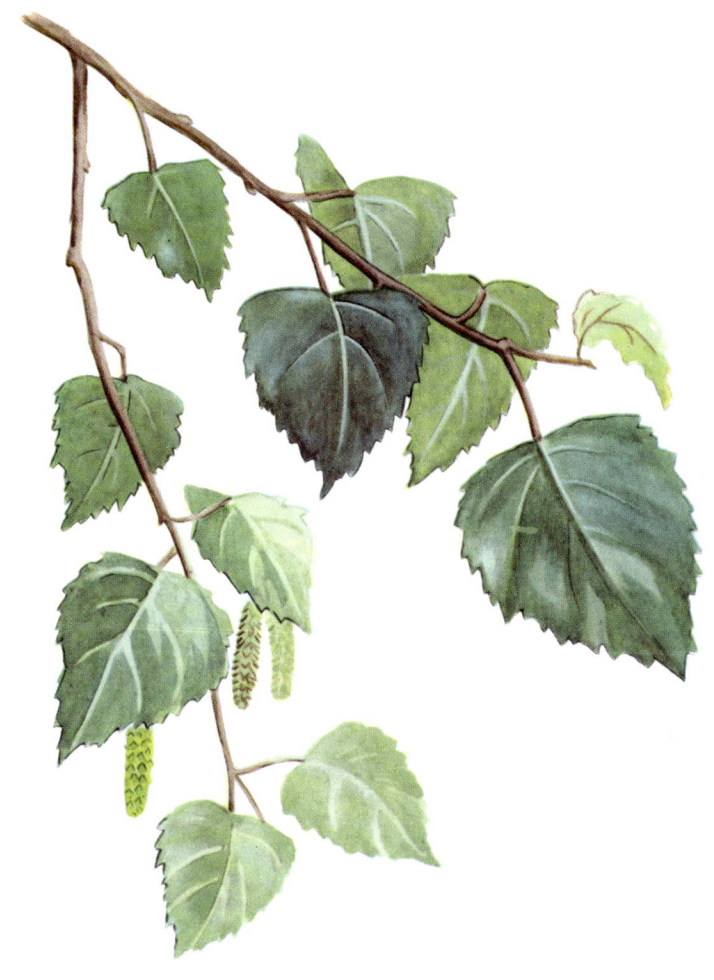

BIRKE — Betula alba

muß man dann die Füße mit Wallwurzgeist gut einreiben und in warme Socken stecken. Ein Glas Glühwein gibt schnell innerliche Wärme.

Unbedingt notwendig ist auch viel Bewegung in frischer Luft. Dies insbesondere bei Leuten, die viel sitzen oder viel stehen müssen.

Sehr wirksam sind auch folgende Übungen: Man stelle sich in den Zehenstand und wippe ganz leicht und langsam auf und nieder, bis in den Wadenmuskeln eine Art Spannung und ein kleiner Schmerz entsteht.

Füße, offen

Offene Füße kommen sehr häufig bei älteren Frauen vor, seltener bei Männern.

Kräuteranwendung:

Man trinke am Morgen einen Tee aus Ehrenpreis, Rosmarin, Lavendel und Meisterwurz, und am Abend einen solchen aus Brennesselsamen, Frauenmantel, Dornschlehenblüten und Salbei. Ferner bade man den Fuß in einem Absud aus Frauenmantel und Käsepappel. Auch Frauenmantel und Goldrute kann man als Tee gegen dieses Übel trinken, doch soll man dann auch die bereits angeführten Bäder nehmen.

Auf alle Fälle soll man, bevor man die Füße heilt, die innere Ursache des Leidens ergründen und danach trachten, diese Störungen auszuschalten. Ärztlicher Rat ist einzuholen.

Fußgeschwüre

Fußgeschwüre kommen meist nach Verletzungen. Treten sie unter Schwielen auf, so soll man den Arzt aufsuchen.

Kräuteranwendung:

Man trinke täglich dreimal einen Tee aus folgenden Pflanzen: Tausendguldenkraut, Wermut, Brennesselsamen, Dornschlehenblüten, Frauenmantel und Ehrenpreis. Äußerlich bade man die Geschwüre in einem Absud von Frauenmantel und Käsepappeln mehrmals am Tage.

Fußkrampf

Der Fußkrampf ist, wie jeder andere Krampf, eine Art Schwäche in den Muskeln. Er tritt zumeist nach Überanstrengungen sportlicher Natur auf. Selbstverständlich gibt es auch noch andere Ursachen des Krampfes.

Kräuteranwendung:

Man massiere ganz leicht die Stelle, wo der Krampf auftritt, mit dem sogenannten Krampfgeist, den man sich selbst zubereiten kann, wenn man Wallwurzgeist und Arnikageist zu gleichen Teilen mischt.

Fußschwäche

Kräuteranwendung:

Man nehme zwei Handvoll Gartenraute, schütte 1 Liter Ansatzbranntwein darauf (am besten Kornbranntwein), lasse dieses Gemisch in einer Flasche 10 bis 14 Tage in der Sonne stehen und reibe dann damit jeden Morgen und Abend die Füße gut ein. Während dieser Behandlungszeit trinke man täglich 2 bis 3 Schalen von einem Absud aus Alantwurzeln, Brennesselsamen oder Brennesselwurzeln, Birkenblättern, Berberitzenwurzeln und Mädesüßblüten.

Fußschweiß

Fußschweiß soll man nicht direkt vertreiben, denn viele Krankheitsstoffe gehen durch den Schweiß aus dem Körper hinaus. Nur wenn er überhandnimmt, dann muß man auch dagegen einschreiten.

Kräuteranwendung:

Bei übermäßigem Fußschweiß trinke man als Tee einen Absud vom Katzenschwanz, und zwar je 1 Tasse morgens, mittags und abends. Äußerlich können Bäder in Eichenrindenabsud, in Heublumenabsud und Haferstrohabsud sehr empfohlen werden. Oft ist ein Absud aus Salbei und Quendel mit etwas Alaun ebenso wirksam. Bei starker Schweißabsonderung bade man die Füße in einem der oben genannten Bäder und streiche dann anschließend die Füße mit verdünnter Jodlösung ein. Häufiger Wechsel von Strümpfen und Schuhen ist zu empfehlen.

Fußverrenkungen

Es ist wohl klar, daß man bei Fußverrenkungen den Arzt zu Rate zieht.

Kräuteranwendung:

Bei Fußverrenkungen bestreiche man den angeschwollenen Fuß mit Arnikageist, dieser nimmt bald die Schmerzen. Dann streiche man Eiklar mit Ofenruß, natürlich zuerst gut vermischt, auf die verletzte Stelle. Außerdem kann man auch Bäder in einem Absud von Gartenraute machen.

Galle

Der oft so bittere Geschmack im Mund wird durch eine übermäßige Absonderung der Galle verursacht.

Kräuteranwendung:

Man trinke, um dieses Übel loszuwerden, täglich morgens, mittags und abends eine Tasse Tee aus der Wegwarte. Auch Bockshornkleesamenabsud ist sehr zu empfehlen, wenn man ihn nimmt wie den Tee der Wegwarte.

Galle erbrechen

Kräuteranwendung:

Man nimmt zwei Handvoll Hanf und setzt ihn in 1 Liter Kornschnaps 10 Tage an und nimmt davon täglich ein kleines Stamperl.

Gallenkolik

Diese sehr schmerzhafte Störung tritt meist bei Gallengrieß oder Gallensteinen auf. Auch Schüttelfrost und Fieber sind meist Begleiterscheinungen dieser Erkrankung, zu der man, wie bei Gallenleiden, den Arzt beiziehen soll.

Kräuteranwendung:

Man gebe dem Kranken einen Tee, bestehend aus folgenden Kräutern: Bibernelle, Bärlapp, Schafgarbe, Löwenzahn, Tausendguldenkraut, Wermut, Wegwarte und Pfefferminze. Der Tee muß schluckweise getrunken werden, und zwar 3 Tassen täglich. Außerdem gibt man in eine Rindsuppe etwas Manna und leert noch 20 bis 30 Gramm Mandelöl nach. Diese Suppe ist auf einmal, doch löffelweise, zu nehmen.

Gallenleiden

Kräuteranwendung:

Bei Gallenleiden im allgemeinen nehme man täglich einen Gallentee, bestehend aus folgenden Kräutern: Bärlapp, Bibernellewurz, Schafgarbe, Tausendguldenkraut, Löwenzahn, Wegwarte und Pfefferminze. Man trinke davon 2 Tassen, eine morgens und eine abends. Vorsicht beim Genuß von Fetten! Schweinefett und Schweinefleisch sind ganz zu meiden, ebenso alle blähenden Speisen. Am besten ist es, wenn man mit Öl kocht. Zweimal in der Woche soll man eine Haarlemer Kur einschalten, das heißt, man soll morgens nüchtern ein Sechzehntel Haarlemer Öl trinken. Nach ungefähr einer halben Stunde kann man dann den Gallentee zu sich nehmen.

Wichtig ist es auch, sich vor Erkältungen zu schützen.

Gallenfieber

Gallenfieber entsteht nach Gallenkoliken oder Aufregungen.

Kräuteranwendung:

Siehe Fieber der Galle. Ferner soll man bei Gallenfieber viel Rettich essen. Auch der Sauerkleetee kann gut empfohlen werden, wenn man davon 1 Tasse eine Stunde vor dem Mittagessen und 1 Tasse am Abend trinkt.

Gallensteine

Die Gallensteine bilden sich in der Gallenblase. Frauen sind von Gallensteinen häufiger geplagt als Männer. Vor allem gilt es, die richtige Diät zu halten. Der Patient soll überhaupt nicht viel essen. Verboten sind Schweinefleisch, alle tierischen Fette, gewürzte Speisen, kalte Getränke und Alkohol in jeder Form.

Bei Gallensteinen empfehle ich folgende

Kräuteranwendung:

Man trinke täglich einen Abguß aus Bibernellewurz, Bärlapp, Schafgarbe, Tausendguldenkraut, Löwenzahn, Wegwarte, Wermut,

Pfefferminze und gelber Taubnessel, und zwar 2 Tassen täglich, eine morgens nüchtern, eine abends vor dem Schlafengehen. Diesen Tee trinke man 14 Tage lang. Zur Unterstützung nehme man die letzten 8 Tage hindurch täglich nüchtern ein kleines Stamperl Haarlemer Öl. Sind die Steine nicht abgegangen, so mische man 200 Gramm Olivenöl mit einem Eidotter, einem Stamperl Kognak, dem Saft einer Zitrone und 1 Kaffeelöfferl Zucker. Dieses Gemisch, gut verrührt, muß innerhalb einer halben Stunde eingenommen werden. Man lege sich dann im Bett auf die rechte Körperseite und lagere die Füße hoch. In dieser Stellung verweile man ungefähr eine halbe Stunde, dann lege man sich eine halbe Stunde auf die linke Seite. Bald darauf gehen die Gallensteine ab.

Nach Abschluß dieser Kur trinke man den oben angeführten Gallentee noch ungefähr zwei Wochen hindurch.

Gallenüberfunktion

stellt der Arzt fest.

Kräuteranwendung:

Man siede das Kraut der Akelei, und zwar eine Handvoll, in einem Liter Weißwein. Dann seihe man den Tee ab und trinke davon im Laufe des Vormittags die Hälfte und die zweite Hälfte am Nachmittag. Dieses Mittel hat schon vielen Menschen geholfen.

Gebärmutterfluß

Bei dieser Krankheit ist sofort der Facharzt aufzusuchen. Handelt es sich um eine harmlose Erkrankung, so empfehle ich folgende.

Kräuteranwendung:

Siehe Frauenkrankheiten „Weißer Fluß"!

Gebärmutter-Unterentwicklung

Die Gebärmutter bleibt in ihrer Entwicklung bei manchen Frauen zurück. Diese warten dann vergebens auf den Kindersegen. Da gibt es gute Kräutermittel.

Kräuteranwendung:

Man trinke täglich morgens und abends einen Tee, bestehend aus Melisse, weißer Taubnessel und Frauenmantel. Der Tee ist ohne Zutaten schluckweise zu trinken, und zwar eine Tasse morgens und eine Tasse abends.

Eine Frau, die bei allen möglichen Ärzten war und die nach keiner Kur Erfolg hatte, trank mit 38 Jahren den angeführten Tee und nahm im Frühling und im Herbst je 20 Moorbäder, und siehe da, der Erfolg war beschieden.

Gebärmuttervorfall

Dieses Übel tritt meist als Folgeerscheinung nach Geburten auf, wenn die Wöchnerin zu bald aufgestanden ist, oder wenn Einrisse entstanden sind. Meistens handelt es sich anfangs nur um eine Gebärmuttersenkung. Hier muß sofort die ärztliche Behandlung einsetzen, damit nicht später ein operativer Eingriff notwendig wird.

Kräuteranwendung:

Sehr zu empfehlen sind Bäder in Eichenrindenabsud und Spülungen mit einem Absud von Eichenrinden und Frauenmantel. Diese Bäder und Spülungen sollen gleichzeitig drei- bis viermal in der Woche gemacht werden.

Auch ein Bad mit Wasser und Alaun ist zu empfehlen. Man nimmt auf 1 Liter Wasser 1 Kaffeelöffel Alaun. Mit diesem Gemisch kann man auch Spülungen machen.

Gedächtnisschwäche

Gedächtnisschwäche tritt meist bei alten Menschen auf oder nach Unfällen, bei denen der Kopf, insbesondere das Hinterhaupt, Verletzungen erlitt. Aber auch andere Krankheiten, Unterernährung, ausschweifende Lebensweise, Onanie und übermäßiger Alkoholgenuß können Gedächtnisschwäche bewirken.

Kräuteranwendung:

Man setze eine Handvoll Enzianwurzeln in 1 Liter Weißwein 10 Tage an und trinke davon täglich morgens und abends ein kleines Gläschen voll. Auch der Tee aus Veilchen, Waldmeister, Ehrenpreis und Melissen wird gerne mit Erfolg angewandt, wenn man davon morgens, mittags und abends eine Tasse trinkt. Ein anderes gutes Mittel: Man setzt je 30 Gramm Melissen und Nelkenwurzen in 1 Liter Weißwein 10 Tage an, dann nimmt man davon täglich je ein Gläschen morgens, nüchtern, und abends.

Gefrorene Glieder

Gefrorene Glieder gehören sofort behandelt. Schwere Erfrierungen müssen vom Arzt betreut werden.

Kräuteranwendung:

Man bade die gefrorenen Glieder in einem Absud von Eichenrinden jeden Tag am Abend und reibe sie anschließend mit gutem Öl ein. Auch ein Bad, bestehend aus 1 Kilogramm Holzasche von hartem Holz, mit 4 bis 5 Liter heißem Wasser übergossen und dazu 100 Gramm Terpentinöl, ferner 70 Gramm Baumöl, ist sehr zu empfehlen. Nach dem Bad, das man vor dem Schlafengehen nehmen soll, bestreiche man die gefrorenen Glieder mit Glyzerin und wickle warme Tücher darüber. Hat das erste Bad nicht geholfen, so wiederhole man dieselbe Kur nach 8 Tagen wiederum.

Gehirnhautentzündung

Diese Krankheit ist so gefährlich, daß keine Sekunde zu zögern ist und sofort der Arzt geholt werden muß.

Kräuteranwendung:

Der Schweizer Kräuterpfarrer Künzli empfiehlt in seinem Büchlein, bei Gehirnentzündung oder Gehirnhautentzündung frische Wurzeln von der Benediktenwurz roh aufzulegen. Die Wurzeln der Erdbeere und der Blutwurz sollen denselben Dienst leisten. Vielfach wird auch Topfen mit Erfolg aufgelegt.

Kennzeichen dieser schlimmen Krankheit sind meist momentan einsetzende heftige Kopfschmerzen mit Erbrechen. Teilweise verliert der Betroffene das Bewußtsein. Zuweilen treten auch Starrkrämpfe in den Nackenmuskeln und Rückenmuskeln auf.

Gehirnschwäche

Bei fortgesetzter geistiger Überanstrengung kann es zu Schwächezuständen im Gehirn kommen (Störungen des Denkvermögens,

Mangel an Konzentration usw.). Sind diese Schwächen harmloser Natur, so ist es vor allem notwendig, eine mehrwöchige Erholung einzuschalten. Aufenthalt in waldreicher Luft, langsame Spaziergänge, besonders am Morgen, sind ebenso zu empfehlen wie tägliche Kaltwaschungen der Arme und Beine, vor allem morgens und abends.

Kräuteranwendung:

Man bereite einen Absud von Baldrian, Nelkenwurz, Schlüsselblumen und Waldmeister. Von diesem ungesüßten Tee trinke man täglich morgens nüchtern, dann am Nachmittag und am Abend eine Tasse.

Gelbgeschwulst

Sie gehört zu den harmlosen und gutartigen Geschwülsten, die aus fettähnlicher Substanz bestehen. Sehr häufig sieht man sie an den Augenliedern, anfangs als kleine Fleckchen, später dann als Knötchen. Aber auch andere Körperteile können von diesen Knötchen befallen werden.

Kräuteranwendung:

Man wasche sich täglich mit einem warmen Absud aus Rosmarin. Ferner betupfe man die Fleckchen beziehungsweise Knötchen mit Farnwurzelgeist.

Gelbsucht

Bei der Gelbsucht muß man unterscheiden zwischen der leichteren Art, die außer der Gelbfärbung, die an den Augenbindehäuten beginnt, und als Nebenerscheinungen Kopfschmerzen, Mattigkeit, Hautjucken und Pulsverlangsamung im Gefolge hat, und der schweren Art der Gelbsucht. Bei dieser treten starke kolikartige Schmerzen in der Lebergegend auf, der Patient magert rasch ab und ist fast ständig etwas benommen. Bei dieser letztgenannten Gelbsucht ist sofort der Arzt zu verständigen, da es sich dabei um eine schwere Erkrankung der Leber oder Galle handeln kann.
Gelbsucht tritt bei völligem Verschluß der Gallenwege auf.

Kräuteranwendung:

Auf alle Fälle ist Diät zu halten und der Genuß von Fleisch und Eiern einzustellen. Der Patient soll Mehlspeisen und Gemüse essen.

Als Tee kann der Queckentee sehr empfohlen werden. Man trinke davon morgens, mittags und abends eine Tasse. Oft wirkt folgendes Mittel noch besser: Man nimmt zu gleichen Teilen Wermut, Kamillen, Löwenzahn, Tausendguldenkraut, Erdrauch, Schellkraut und Orangenschalen und kocht davon eine Handvoll in 1 Liter Apfelmost 5 Minuten. Von diesem Getränk nimmt man täglich 1 Gläschen lauwarm. Auch die innere Rinde der Berberitze und die Ackerdistel geben einen sehr wirksamen Tee.

Bettruhe ist unbedingt notwendig.

Gelenksanschwellung

Dabei handelt es sich um eine Anschwellung der Gelenke durch zu starke Belastung, durch äußeren Stoß oder durch Überspringen.

Kräuteranwendung:

Man lege öfters frische Blätter von Steinklee auf die angeschwollenen Gelenke. Auch Lehmumschläge, vermengt mit essigsaurer Tonerde, sind sehr zu empfehlen, so auch Einreibungen mit Arnikageist. Vor allem müssen aber die Gelenke geschont werden.

Gelenksentzündung

Die Ursachen der akuten Gelenksentzündung sind zumeist infektiöser Natur. Auf alle Fälle ist strenge Bettruhe notwendig und der Arzt sofort zu holen. Meist sind die Schmerzen so groß, daß der Patient schon sehnsüchtig auf den Arzt wartet, damit ihm dieser schmerzstillende Mittel gibt.

Kräuteranwendung:

Man bereite einen Tee aus Holler- und Lindenblüten. Davon trinke man täglich 2 bis 3 Tassen. Außerdem nehme man Moorbäder, die zum Abklingen der Entzündung beitragen. Sehr zu empfehlen sind, wenn warme Moorbäder zu große Schmerzen verursachen, kalte Moorpackungen, die man auf die schmerzenden Stellen legt und sodann mit einem wollenen Tuch bedeckt.

Gelenksrheumatismus

ist eine klinische Bezeichnung für eine schmerzhafte Krankheit der Gelenke, die durch klimatische Einflüsse, Infektion oder durch Erkältungen hervorgerufen werden kann. Es entstehen schmerzhafte Schwellungen in den Gelenken, außerdem ist der Patient meist von hohem Fieber befallen. Nicht selten kommt es zu starken Schweißausbrüchen. Vorläufer dieser Krankheit können sein: Zahnwurzelerkrankungen, Mandel- und Nasennebenhöhlenentzündung, Entzündungen im Blinddarm und Katarrhe.

Kräuteranwendung:

Ein altes, bewährtes Mittel ist das Farnkraut, das bei Gelenksrheumatismus und bei Rheumatismus überhaupt in der verschiedensten Weise angewandt werden kann. Man lege frische grüne Farnkräuter jeden Tag, und zwar 14 Tage hindurch, unter das Bettlaken. Für den Winter setzt man zwei Handvoll Farnkrautwurzen in 1 Liter Vorlauf 14 Tage hindurch an und seiht dann den Ansatz ab. Mit diesem Farngeist reibe man jeden Tag öfters die Gelenke gut ein, bestreiche sie nachher mit Rheumasalbe und hülle sie schließlich in warme Tücher. Ferner bereite man einen Abguß aus Katzenschwanz, Hirtentäschl, Birkenblättern und Brennesselwurzel. Von diesem Tee trinke man morgens und abends je eine Tasse schluckweise.

Auch Brennesseltriebe, in Apfelmost 14 Tage bei Ofenwärme angesetzt, ergeben ein gutes Mittel. Man braucht dazu zwei Handvoll Brennesseltriebe und 1 Liter Apfelmost. Von diesem Tränklein trinke man öfters am Tag einen Schluck.

Auch Einreibungen mit Ameisenspiritus und flüssigem Kampfer können empfohlen werden.

An Bädern sind zu empfehlen die Sauna mit anschließender Massage und vor allem Moorbäder während der Erkrankung und auch als Nachbehandlung.

Gelenksverrenkungen

Eine Gelenksverrenkung entsteht dann, wenn ein Knochen aus seinem Gelenk gesprungen ist. Springt der Knochen nicht von selbst wieder ein, so muß er eingerenkt werden. Damit die Gelenkskapsel nicht verletzt wird, ist es notwendig, den Arzt zu rufen, der die Einrenkung vornimmt.

Kräuteranwendung:

Man bringe den Fuß, meist handelt es sich ja um Fußgelenke, die verrenkt werden, in ruhige Lage und mache, bis der Arzt kommt, kühlende Lehmumschläge, damit der Fuß beziehungsweise das in

Mitleidenschaft gezogene Gelenk nicht zu stark anschwillt. Auch Blätter vom Steinklee kann man auflegen. Ist Steinklee und Lehm nicht da, so kann man auch essigsaure Tonerde zu Umschlägen benützen.

Ferner ist sehr zu empfehlen, das verrenkte Glied mit Hirtentäschlgeist oder Arnikageist öfters einzureiben. Auch eine Auflage aus Eiklar und Ofenruß wirkt sehr gut.

Gelenksverstauchung

Kräuteranwendung:

Man bade das verstauchte Glied in Moor, und zwar jeden Abend. Insgesamt soll man 20 Bäder nehmen. Wer Arnikageist zur Verfügung hat, der reibe die kranke Stelle öfters damit ein.

Empfohlen wird weiters, einen festen Gummistrumpf oder straffen Verband um das verstauchte Gelenk zu legen.

Genickstarre

ist eine Krankheit, die meist bei Kindern auftritt. Sie beginnt mit unruhigem Schlaf, leichtem Kopfweh, Schwindel und Schüttelfrost. Bald darauf werden die Kopfschmerzen sehr stark, und oft stellt sich auch Erbrechen ein. Die Glieder beginnen zu zittern, die Pupille wechselt ständig in ihrer Größe, und nun macht sich bereits eine schmerzhafte Steifheit im Genick bemerkbar. Bald treten dann auch Krämpfe in den Nacken- und Rückenmuskeln ein. Selbst das Bewußtsein kann schwinden.

Die Krankheit ist sehr gefährlich, und der Arzt muß unverzüglich geholt werden.

Kräuteranwendung:

Bis der Arzt kommt, lege man die geschnittenen Wurzeln der Benediktenwurz oder die der Erdbeere oder Blutwurz auf. Auf alle Fälle müssen die Wurzeln frisch sein und dürfen nicht gekocht werden.

Geronnenes Blut

Kräuteranwendung:

Bei geronnenem Blut und bei Quetschungen lege man Abbißkraut auf. Es wirkt, wenn es gut zerstoßen ist, ganz ausgezeichnet. Man nimmt die Pflanze, legt sie auf ein Brett und zerstößt sie gut. Zu trinken gebe man einen Tee aus Rosmarin, Lavendel und Salbei.

Geschlechtliche Schwäche

Geschlechtliche Schwäche bei der Frau:

Kräuteranwendung:

Man trinke täglich dreimal eine Tasse Tee, gebrüht aus zweiknolligem Knabenkraut.

Geschlechtliche Schwäche beim Mann:

Kräuteranwendung:

Gegen dieses Übel empfiehlt man einen Kalmuswurzeltee, von dem man dreimal am Tag eine Schale voll trinken soll.

In beiden Fällen sind Abendspaziergänge und am Morgen kaltes Waschen der Oberarme und der Ober- und der Unterschenkel zu empfehlen.

Geschlechtliche Überreizung

Kräuteranwendung:

Man setzt zwei Handvoll Schlehenbeeren in einem Liter Weingeist 14 Tage an, dann seiht man den Ansatz ab und gewinnt damit den Schlehengeist, der bei übergroßem Sexualtrieb beruhigend und aus-gleichend wirkt. Man trinke von diesem Geist dreimal je 20 Tropfen mit Wasser. Auch Hopfen, als Tee getrunken, kann sehr empfohlen werden. Man soll von diesem Tee morgens und abends eine Tasse trinken. Auch ein Tee, bestehend aus Gartenraute und Hirtentäschl, wenn man ihn zweimal täglich trinkt, wirkt ausgezeichnet.

Geschwülste ohne Eiter

Kräuteranwendung:

Man übergießt Gundermann, der schon vorher getrocknet wurde, mit heißem Wasser und macht dann mit dem heißen Absud Umschläge. Auch zerquetschte Huflattichblätter soll man auf Geschwülste auflegen; der Erfolg bleibt bestimmt nicht aus. Kamillentee, dem etwas Gartenraute beigemengt wird, ist sowohl als Bad

wie auch als Umschlag bestens zu empfehlen. Auch Heublumenbäder wurden bei Geschwülsten schon oft mit gutem Erfolg angewandt. Hat man keines der Kräuter zur Verfügung, so macht man
Umschläge mit Lehm oder essigsaurer Tonerde.

Geschwüre, äußerlich

Kräuteranwendung:

Man bereite einen Abguß aus Frauenmantel, Blutwurz, Spitzwegerich, Goldraute, Wallwurz und Sanikelkraut. Von diesem Tee
ist morgens nüchtern, mittags eine Stunde vor dem Mittagessen und
am Abend eine Tasse zu trinken.

Äußerlich nehme man ein Bad aus einem Absud von Frauenmantel, Kalmuswurz, Kamillenblüten zu gleichen Teilen. Das Bad
soll am Morgen und am Abend genommen werden. Man kann auch
Leinsamenbrei auf das Geschwür auflegen.

Auf alle Fälle ist größte Reinlichkeit notwendig. Der Genuß von
Fleisch soll bis zur Ausheilung der Geschwüre eingestellt werden.
Hauptsächlich soll Gemüse gegessen werden.

Geschwüre, innerlich

sind ebenso wie alle hartnäckigen äußeren Geschwüre vom Arzt
zu behandeln.

Kräuteranwendung:

Bei inneren Geschwüren verwendet man gern folgende Kräuter,
als Tee zubereitet: Frauenmantel, Wallwurz, Kalmuswurz, Thymian,
Eibischwurz, Brennesselkraut und Salbei. Von diesem Teeabsud
trinke man täglich 4 Tassen, schluckweise.

Auch hier müssen, wie bei allen äußeren Geschwüren, alle Fleischspeisen und eiweißhaltigen Speisen gemieden werden. Wer es versteht, im Frühling und Herbst eine Blutreinigungskur zu machen,
der wird von lästigen Geschwüren verschont bleiben.

Magen- und Darmgeschwüre werden unter der eigenen Bezeichnung behandelt.

Gesichtsflechten

Siehe unter Flechten, dort ist die Kräuterbehandlung genau angeführt.

Gesichtsflecken

Kräuteranwendung:

Die Hauswurz wird ausgepreßt, und mit ihrem Saft werden die Flecken täglich dreimal eingerieben. Auch noch ein anderes Mittel wirkt sehr gut. Man drücke den Saft aus den Hauswurzblättern, mische die Hälfte dieser Menge reines Mandelöl dazu und reibe damit die Gesichtsflecken ein.

Gesichtsnervenentzündung

stellt der Arzt fest.

Kräuteranwendung:

Man bestreiche die kranken, schmerzenden Stellen im Gesicht mit Königskerzengeist und schütze sich vor Zugluft.

Gesichtsrose

Bei dieser Krankheit, die von Fieber und Stechen begleitet ist, schwillt das Gesicht an und vermittelt den Gesamteindruck einer Entzündung.

Kräuteranwendung:

Man gebe dem Kranken einen Tee, bestehend aus folgenden Kräutern: Frauenmantel, Silbermantel, Schließgraswurzel, goldenes Fünffingerkraut, Brennesselblättern, Holler, Birkenblättern und Wiesengeißbart.

Äußerlich legt man zerquetschte Huflattichblätter auf. Sind diese nicht zu haben, so nimmt man 2 Löffel Eiklar, 2 Löffel sauren Rahm und etwas Butter. Diese vermengt man gut und legt sie wie eine Salbe auf. Auch Balsamgeist, den man in der Apotheke erhält, ist sehr zu empfehlen.

Das Gesicht ist warmzuhalten und vor Zugluft zu schützen.

Gicht

Die Ursache der Gicht liegt darin, daß durch eine Stoffwechselstörung zu viel Harnsäure im Körper bleibt, weil die Nieren zu wenig ausscheiden. Die Harnsäure und ihre Salze bleiben im Blut und lagern sich in den Gelenken und anderen Teilen des Körpers ab. Auf alle Fälle ist jede Fleischnahrung sofort einzustellen, auch Rindsuppe darf dem Kranken nicht gegeben werden.

Kräuteranwendung:

Man bereite einen Tee, bestehend aus Rosmarin, Hirtentäschl, Katzenschwanz, Hauhechel und Schlüsselblumen. Von diesem Tee soll man täglich 3 Tassen trinken, eine morgens nüchtern, eine am Nachmittag und eine am Abend vor dem Schlafengehen. Äußerlich wirken Moorbäder sehr gut.

Gliederreißen

Gliederreißen findet man meist bei älteren Menschen, bei Nervenleidenden oder bei Leuten, die ein ausschweifendes Leben geführt haben. Auch Erkältungen können daran schuld sein.

Kräuteranwendung:

Man gebe dem Patienten einen Tee aus folgenden Kräutern: Melisse, Kalmuswurz, Baldrian, Pfefferminze und Arnika. Äußerlich reibe man die Glieder jeden Abend mit Arnikageist ein. In das Bett soll man Farnkräuter legen. Auch Bäder in Fichtennadelabsud sind sehr gut. Noch besser wirken Bäder aus Nadeln von Bergkiefern. Man soll sie zweimal in der Woche nehmen, immer vor dem Schlafengehen.

Gliederschwäche

Kräuteranwendung:

Als Tee verwende man einen Absud aus folgenden Kräutern: Birkenblätter, Gartenraute, Huflattich, Königskerze, Hirtentäschl, Anserine und Löwenzahn. Von diesem Tee soll man täglich 3 Tassen trinken, aber nur schluckweise auf den ganzen Tag verteilt. Außerdem sollen die von der Gliederschwäche Betroffenen viel Spinat, Kohl, Weißkraut und Sellerie zu sich nehmen und statt des Bohnenkaffees nur Eichelkaffee trinken.

Gliederzittern

Bei Gliederzittern ist dieselbe Kur anzuwenden, die bei Gliederreißen angeführt wurde.

Grießleiden

Dieses Leiden ist vielleicht mehr verbreitet, als viele glauben, denn viele Menschen haben Nierengrieß oder Gallengrieß, ohne es zu wissen. Die Behandlung ist jetzt leichter geworden, seit man weiß, daß gerade das Vitamin A bei der Bekämpfung dieses Leidens eine ganz bedeutende Rolle spielt.

Kräuteranwendung:

Man trinke Tee aus der Klettenwurzel, und zwar je eine Tasse morgens, dann eine Stunde vor dem Mittagessen und schließlich abends vor dem Schlafengehen. Zwischendurch nehme man täglich viermal je einen Eßlöffel mit Lebertran.

Grind

Der Grind ist eine Pilzkrankheit. Vom Grind werden zumeist Kinder befallen, doch auch Leute, die unhygienisch leben. Die Behandlung ist sehr langwierig. Man muß die vom Grind befallenen Stellen mit Rizinusöl erweichen und die kranken Haare dann ausziehen. Zum Unterschied von anderen Hautkrankheiten am Kopf sind beim Grind die Haare nicht brüchig. Kleinere Flächen können mit Jodtinktur betupft werden. Auf alle Fälle muß man auch hier den Arzt zu Rate ziehen. Größte Reinlichkeit ist unbedingt notwendig.

Kräuteranwendung:

Man gibt dem Patienten einen Aufguß von folgenden Kräutern: Frauenmantel, Tausendguldenkraut, Salbei, Rosmarin und Hauhechel. Von diesem Tee soll der Patient dreimal am Tag eine kleine Tasse trinken, und zwar morgens nüchtern, am Nachmittag und am Abend.

In alten Kräuterbüchern wird empfohlen, zerquetschtes Abbißwurzelkraut aufzulegen, doch verwende man nur ganz reines, damit nicht irgend eine Infektion dazukommt.

Grippe

Bei der Grippe kann man im groben Umriß drei verschiedene Typen unterscheiden: die bronchitische, die nervöse und die Bauchgrippe. Äußere Anzeichen der Grippe sind Fieber, Niedergeschlagenheit, Müdigkeit und Schüttelfrost. Meist tritt diese Krankheit epide-

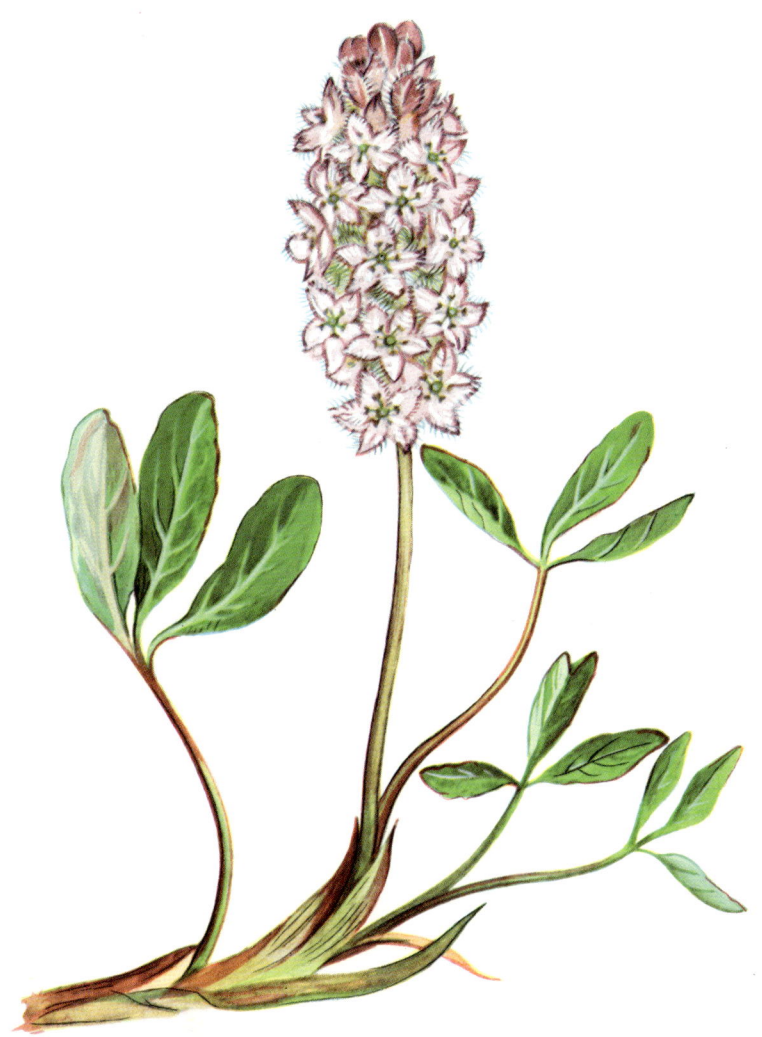

BITTERKLEE — Menyanthes trifoliata

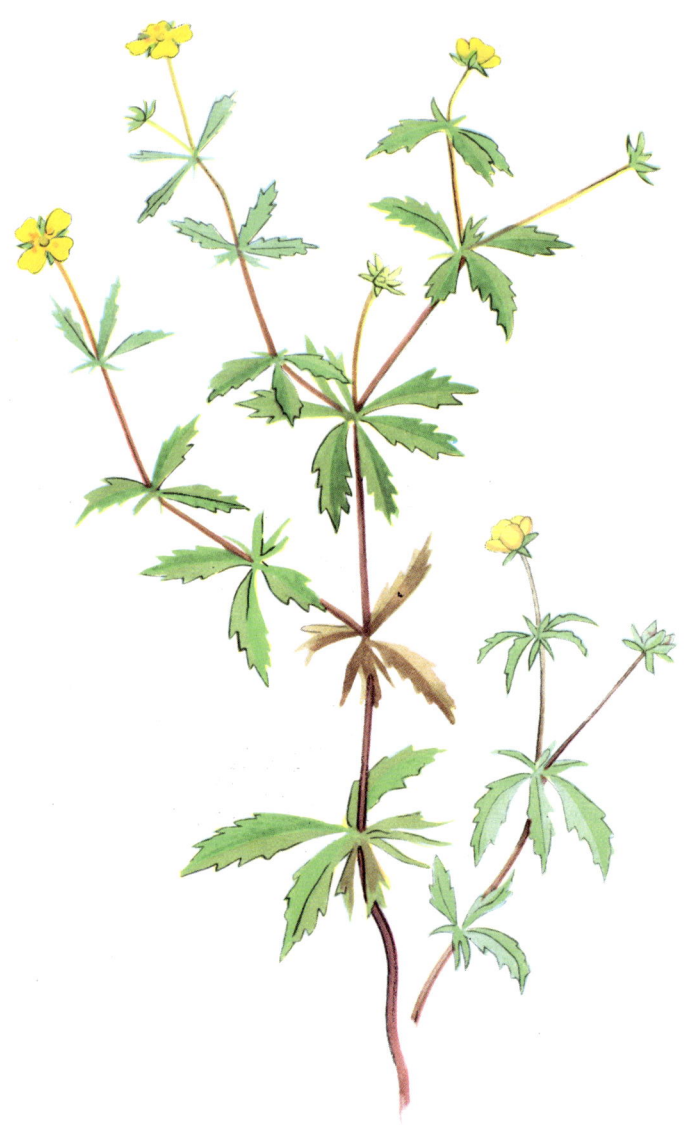

BLUTWURZ, RUHRWURZ — Potentilla tormentilla

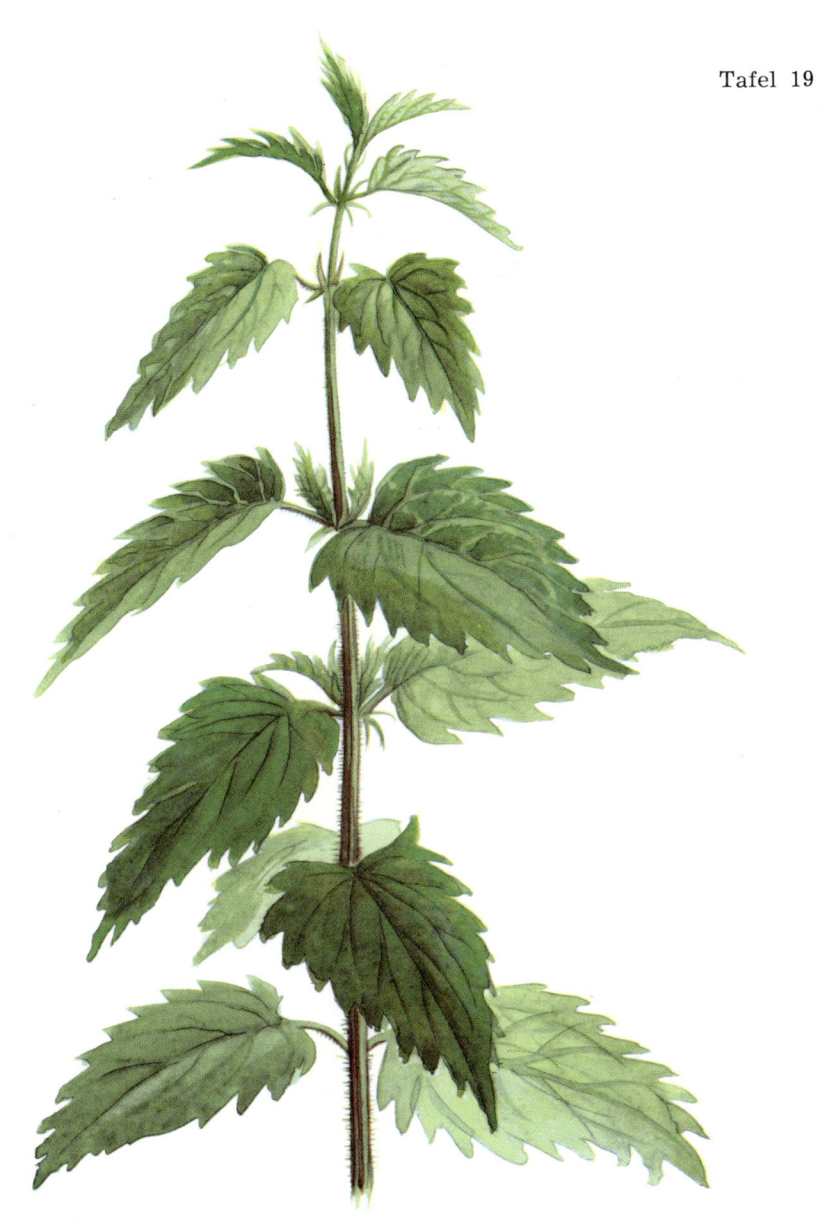

BRENNESSEL — *Urtica dioica*

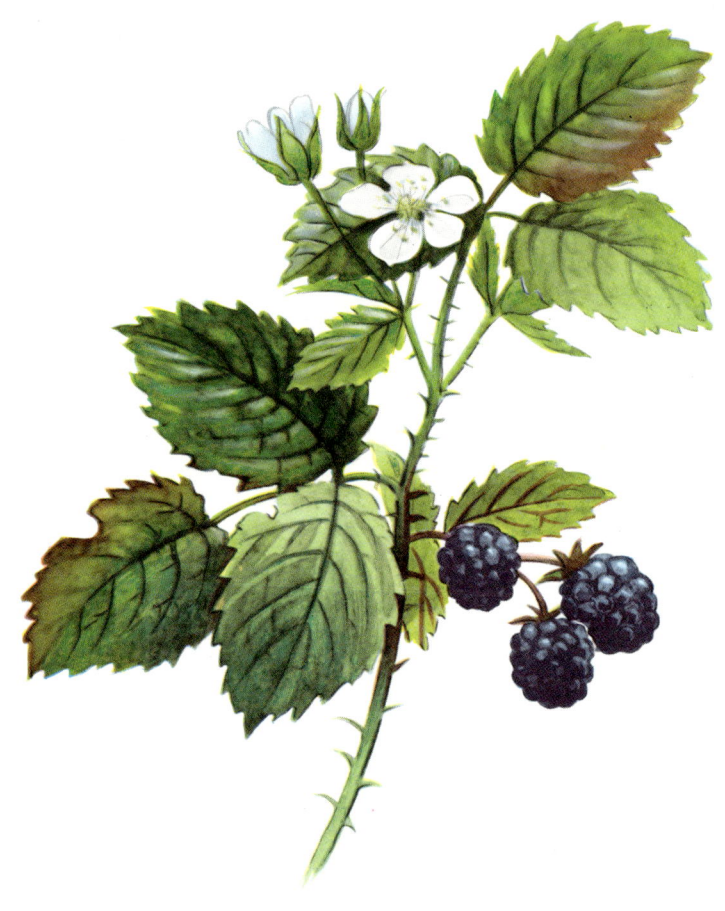

BROMBEERE — Rubus fruticosus

misch auf. Sie kann sehr heimtückisch werden, daher ist bei ernsteren Fällen unbedingt der Arzt zu rufen.

Kräuteranwendung:

Zur Vorbeugung ist Knoblauch bestens zu empfehlen. Man soll Brotschnitten leicht bähen, dann mit Butter bestreichen und darauf kleingehackten Knoblauch streuen.

Ist jemand an Grippe bereits erkrankt, gebe man dem Patienten einen Tee aus Birkenblättern und Lindenblüten. Davon soll er täglich am Vormittag und am Nachmittag eine Tasse trinken. Am Abend bekommt er dann einen Tee aus Salbei, Wermut, Stechpalme, Schließgraswurzeln, Baldrianwurz und Bibernellewurz. Für den nächsten Tag bereite man zusätzlich folgendes Tränklein: Man setze je 30 Gramm Bibernellewurz, Baldrianwurz, Schließgraswurz, Engelwurz, je 20 Gramm Gartenraute, Betonienblätter, Schellkrautblätter, Eisenkraut, Beifuß und Salbei in 2 Liter Weißwein an und lasse den Ansatz über Nacht beim Ofen ziehen, seihe ihn am nächsten Tag (nach ungefähr 14 Stunden) ab. Von diesem Tränklein soll der Kranke täglich öfters trinken. Am besten wirkt es, wenn es warm ist.

Bauchgrippe

Bei der Bauchgrippe sind dieselben Anzeichen, die wir schon bei der Grippe allgemein angeführt haben. Dazu kommt noch, daß der Patient Abscheu vor jeder Speise hat und vom Brechreiz geplagt wird.

Kräuteranwendung:

Man gebe dem Kranken einen Tee aus Tausendguldenkraut, Enzianwurz, Bibernellewurz, Bitterklee und Angelika. Von diesem Tee soll der Patient öfters einen Schluck trinken. Äußerlich gebe man ihm auf den Bauch Heublumenabsudumschläge. Diese Umschläge müssen aber warm sein.

Wenn die Grippe vorbei ist, muß sich der Patient noch sehr schonen. Man gebe ihm täglich acht Tage hindurch ein Glas Rotwein, dem man etwas Meisterwurzpulver und Zimtpulver beimengt.

Kopfgrippe

Die Kopfgrippe ist wohl die gefährlichste und unheimlichste Art der drei Grippegattungen. Von ihr bleiben meistens sehr unangenehme Störungen im Nervensystem und im Gehirn zurück. Manchmal kommt es sogar zu einer chronischen Gehirnhautentzündung, die dann viel später erst so richtig zum Ausbruch kommt. Kopfgrippe verlangt ebenso wie die Bauchgrippe unbedingt ärztliche Betreuung.

Kräuteranwendung:

Man gebe dem Patienten einen Tee zu trinken, der mit jenen Kräutern zubereitet wird, die wir unter Grippe angeführt haben. Außerdem gebe man dem Kranken kalte Wadenwickel oder ziehe ihm nasse Socken an. Auf seinen Kopf lege man frisch geschnittene, etwas angewärmte Zwiebelscheiben und sorge dafür, daß diese Auflage immer wieder erneuert wird.

Gürtelrose

Die Gürtelrose kann für sich als Krankheit, aber auch als Folgekrankheit nach einer Grippe, Lungenentzündung, Diphtherie, Malaria, Blutkrankheit oder nach Arsenvergiftungen auftreten. Sie beginnt zumeist mit Nervenschmerzen und kolikartigen Anfällen.

Das Erscheinungsbild zeigt rote Flecken, die sich wie ein Gürtel über Rumpf oder Schenkel oder Gesicht (in der Nähe der Augenlider) verbreiten. Unter starken Schmerzen bilden sich auf den roten Flecken Bläschen, die zuerst wässerig sind und sich nachher mit Eiter füllen.

Kräuteranwendung:

Man wasche die mit Gürtelrose befallenen Stellen öfter mit Essigwasser ab und tupfe sie dann mit Olivenöl ein. Bei Gürtelrose an den Augenlidern lege man auch Kamillensäckchen auf. Unbedingt wichtig ist es, daß der Patient geregelten Stuhl hat. Helfen Tees, die sonst bei Verstopfungen genommen werden, nicht, dann muß der Patient täglich klistiert werden.

Bei dieser Erkrankung ist der Arzt zu rufen, schon wohl deshalb, weil der Patient so große Schmerzen leidet, daß er schmerzstillende Mittel erhalten muß.

Haarausfall

Eine Krankheit, die wohl keinem weh tut, aber manchem viel Kummer bereitet. Der Haarausfall kommt besonders bei älteren

Leuten vor. Er kann auch nach Infektionskrankheiten auftreten. Ferner ist nachgewiesen, daß Menschen, die viel geistig arbeiten, in höherem Prozentsatz mit Haarausfall zu tun haben als manuelle Arbeiter.

Kräuteranwendung:

Man soll den Kopf öfters mit einem Absud von Klettenwurzeln, Salbeiblättern, Betoniënblättern und Rosmarinblättern waschen. Auch ein Absud aus Klettenwurzeln, Brennesselsamen, Bockshornkleesamen, Rosmarin und Lavendel ist sehr wirksam.

Der vom Haarausfall Geplagte soll viel grüne Pflanzen, vor allem Spargel, Weißkohl und Karotten essen. Auch Vollkornbrot, Milch und Früchte sind sehr zu empfehlen, denn auch hier sind die Vitamine A und B, die beide zur Überwindung des Haarausfalles notwendig sind, enthalten.

Haarfärbemittel

Zum Blondfärben:

Das Holz vom Buchsbaum wird fein zerkleinert und in Wasser ungefähr eine halbe Stunde gekocht. Mit diesem Absud wäscht man sich dann öfters die Haare.

Zum Schwarzfärben:

Man siedet in 4 Liter Weinessig 1 kg Walnüsse, Eichen- und Weinrebenasche, Lorbeerblätter, Eichengalläpfel, Färberröte, Zypressenzweige und Salbeiblätter ungefähr eine halbe Stunde, dann seiht man den Absud ab und wäscht sich damit zweimal in der Woche die Haare. Der Absud muß kühl aufbewahrt werden.

Haarwuchsmittel

Man nimmt 100 Gramm Klettenwurzeln, 100 Gramm Brennesselwurzeln, 50 Gramm Frauenhaar sowie 60 Gramm Buchsbaumblätter und setzt alles in 2 Liter Ansatzbranntwein an. Man muß diesen Ansatz 10 Tage bei Zimmertemperatur stehen lassen, dann seiht man ihn ab, und das Haarwuchsmittel ist fertig. Nun befeuchte man damit morgens und abends die Kopfhaut und massiere tüchtig ein. Der Erfolg wird nicht lange auf sich warten lassen.

Haarschuppen

Wer Haarschuppen hat, massiere wöchentlich zweimal mit einem Absud aus Rosmarin die Kopfhaut leicht ein.

Hämorrhoiden

sind knotenförmige Erweiterungen der Venen im Endstück des Mastdarmes. Sie kommen meist bei Menschen vor, die viel sitzen und wenig Bewegung machen oder zu harten Stuhl haben.

Kräuteranwendung:

Vor allem muß man trachten, daß der Stuhl in Ordnung kommt. Man bereite einen Tee aus der Königskerze und trinke davon je eine Tasse morgens und abends. Außerdem sind Eichenrindensitzbäder oder Kamillensitzbäder zu nehmen, aber nur am Abend vor dem Schlafengehen.

Auch ein anderer Tee sei noch sehr empfohlen: Königskerze, Brennesselwurzeln, Schafgarbe und Löwenzahn.

Bei hartnäckigen Stuhlbeschwerden soll man sich zeitweilig auf Rohkost umstellen.

Halsbräune

So war ihre volkstümliche Bezeichnung früher, jetzt kennen wir diese Krankheit unter dem Namen Diphtherie. Es war dies eine furchtbare Krankheit bis zur Entdeckung des Diphtherieserums. Tausende und Abertausende von Kindern gingen Jahr für Jahr an dieser Krankheit in den Tod. Der Kranke hat Schluckbeschwerden, Halsentzündung, Fieber und einen grauweißgrünen, eitrigen Belag an den Mandeln. Der Arzt ist sofort zu verständigen. Die Krankheit ist sehr ansteckend. (Anmeldepflicht!)

Kräuteranwendung:

Bis zum Eintreffen des Arztes wird folgende Behandlung anempfohlen. Man lege kleingeschnittene und etwas gequetschte Zwiebeln um den Hals. Auch Essigwickel werden angewandt. Man gebe dem Patienten einen Tee aus Knöterich zum Trinken und zum Gurgeln. Wenn der Arzt das Serum eingespritzt hat, so kann man, wenn er es für zulässig erklärt, dem Patienten ein Gemisch von Honig und Bibernellewurzelpulver geben, und zwar alle drei Stunden einen Eßlöffel voll.

Halsentzündung

Unter Halsentzündung oder Angina versteht man in der Regel die Entzündung des Rachenringes. Besonders die Mandeln werden stark in Mitleidenschaft gezogen. Man verspürt Trockenheit und Hitze im Hals und hat beim Schlucken Beschwerden.

Kräuteranwendung:

Zum Gurgeln bereite man einen Absud aus Salbeiblättern, Eibischwurzen, Bockshornklee und Kamille. Erwachsene können auch mit Kalmusgeist gurgeln, der sich oft schon sehr wirksam erwies.

Halsgeschwür

Nach Halsentzündungen, durch Verletzungen oder durch eine Infektion kann es im Hals zu einer Geschwürbildung kommen. Hier, wie bei jeder stärkeren Halsentzündung, ist die Hilfe des Arztes in Anspruch zu nehmen.

Kräuteranwendung:

Man gebe dem Patienten einen Heublumenumschlag, der öfters gewechselt werden soll. Dann bereite man einen Tee aus der Eibischwurz, den der Kranke schluckweise öfters am Tage trinken muß.

Halsleiden

Es gibt Menschen, die häufig über Beschwerden im Hals klagen. Vielfach sind da die Mandeln schuld, die oft einen ständigen Krankheitsherd bilden. Diese Mandeln gehören entfernt; dies zu bestimmen ist natürlich Aufgabe des Arztes.

Es gibt Menschen, die durch ständiges Tragen von Halstüchern ihren Hals verwöhnen. Man soll vielmehr den Hals abhärten. Dazu sei empfohlen, ihn mit kaltem Wasser zu waschen, nicht abzutrocknen, sondern mit einem trockenen Leinentüchlein und darüber mit einem Wolltuch zu umwickeln.

Kräuteranwendung:

Man soll öfters mit Kalmusgeist gurgeln, bei Kindern nehme man Salbeitee.

Halsverschleimung

Bei Menschen, die viel reden und singen müssen oder unter starkem Schnupfen leiden, kommt es vor, daß eine Halsverschleimung eintritt.

Kräuteranwendung:

Dagegen wende man folgendes Mittel an: Man kocht in einem Liter Wein Bibernellewurzeln, Spitzwegerich, Rosmarin, Königskerze, Isländisches Moos und Ehrenpreis. An Menge nimmt man so viel, daß alle Kräuter — zusammengemischt zu gleichen Teilen — eine Handvoll ergeben. Vom Absud dieses Weines trinke man täglich je eine Tasse morgens nüchtern, am Nachmittag und am Abend vor dem Schlafengehen.

Harnabgang

Bei älteren Menschen oder auch nach Verletzungen kommt es vor, daß ganz ungewollt Harn abgeht.

Kräuteranwendung:

Man bereite einen Aufguß aus der Schafgarbe, der gelben Taubnessel, der Melisse, der Stechpalme und der Eibischwurzel. Von diesem Tee soll man täglich morgens und abends eine Tasse trinken, doch nur schluckweise. Weiters sind Sitzbäder in Kamillenabsud zu nehmen.
Auch Moorbäder erweisen sich als sehr gut.

Harnbeschwerden

Harnbeschwerden treten normalerweise bei älteren Leuten auf, bei jüngeren nach Geschlechtskrankheiten, Blasenkatarrh, Blasenentzündung, nach operativen Eingriffen, bei Nierenentzündungen, Prostataleiden und nach Unfällen.
Es ist ganz verfehlt, bei allen Harnleiden aus unverständlichem Schamgefühl auf die Hilfe des Arztes zu verzichten.

Kräuteranwendung:

Man nehme eine Handvoll Goldraute, Ehrenpreis, Körbelkraut, 16 Gramm Wegerichwurzeln und siede alles in 3 Liter Wasser so lange, bis ungefähr 1 Liter eingekocht ist, dann gebe man 30 Gramm

Wallwurzsirup dazu und trinke davon morgens und abends eine Tasse.

Ferner sind warme Moorsitzbäder oder Kamillensitzbäder sehr wirksam. Es ist auch darauf zu achten, daß sich der Patient nicht erkältet und keine kalten oder nassen Füße bekommt.

Harnblasenkatarrh

Harnblasenkatarrh kann von verschiedenen anderen Krankheiten herrühren, so von einer Entzündung der Harnröhre, der Samenblase, der Vorsteherdrüse, durch Vergrößerung der Gebärmutter, durch Blasensteine, Nierenerkrankungen, Verkühlungen usw. Der Patient leidet unter starkem Harndrang, manchmal auch unter Schmerzen und Fieber. Bei dieser Krankheit gehört der Patient sofort in das Bett. In der Blasengegend mache man warme, feuchte Umschläge. Vorsicht gegen Erkältungen!

Kräuteranwendung:

Man bereite aus Schafgarbe, Bärentraube, Katzenschwanz, Frauenmantel und Pfefferminze einen Tee. Der Kranke trinke davon täglich 4 Tassen, ungesüßt und schluckweise. Es ist auch Sorge zu tragen, daß der Stuhl in Ordnung ist.

Harnblasenlähmung

Kräuteranwendung:

Wenn bei dieser Krankheit noch ein Naturheilmittel helfen kann, so ist dies folgendes:

Man siede Petersilienwurzeln ungefähr 15 Minuten in Wasser und gebe dem Absud dann 6 Tropfen Wacholderöl bei. Von diesem Tee trinke man schluckweise zwei Tassen im Laufe des Tages. Jeden zweiten Tag nehme man abends Eichenrindensitzbäder.

Harnbrennen

Harnbrennen ist meist auf eine Entzündung des Harnleiters zurückzuführen.

Kräuteranwendung:

Die an diesem Übel leiden, sollen täglich je einen Löffel Rosinen morgens, mittags und abends essen. Ferner trinke man einen Tee aus Stechpalmenblätter, der weißen Taubnessel und der Schafgarbe, und zwar täglich je eine Tasse morgens und abends. Schließlich nehme man noch warme Kamillensitzbäder oder warme Moorbäder.

Harndrang

Kräuteranwendung:

Man siede in Rotwein Zypressenblätter und trinke davon täglich morgens und abends eine Tasse. Wer öfter darunter leidet, setze 2 Handvoll Gartenraute in 1 Liter Weingeist, gemischt mit 1 Liter abgekochtem, abgekühltem Wasser, 10 Tage an. Von diesem Geist nehme man täglich fünfmal je 20 Tropfen.

Harngrieß

Beim Harnlassen verursacht Harngrieß oft Beschwerden und Schmerzen. Grieß im Harn kommt meist von der Niere.

Kräuteranwendung:

Man trinke fleißig den Tee aus der Klettenwurzel, und zwar eine Tasse morgens, mittags und abends. Weiters nehme man täglich 3 Eßlöffel Lebertran. Auch der Tee aus der Goldrute, der Stechpalme und der Ackerdistel kann wärmstens empfohlen werden.

Harnorganentzündung

Bei Entzündung der Harnorgane empfiehlt sich nachstehende

Kräuteranwendung:

Eine Handvoll Hanf wird in einem Liter Schnaps 10 Tage angesetzt und dann abgeseiht. Man nehme von diesem Ansatz dreimal täglich ein kleines Stamperl voll. Auch Leinsamenaufguß ist bei Entzündung der Harnorgane sehr wirksam.

Harnröhrenentzündung

Kräuteranwendung:

Man wende dieselben Mittel an, die bei der vorherigen Krankheit (Harnorganentzündung) angeführt wurden. Außerdem nehme man Sitzbäder in Kamillenabsud oder in Schwebemoor.

Harnsäureleiden

Kräuteranwendung:

Menschen, die mit zu scharfer Harnsäure zu tun haben, trinken morgens, mittags und abends je eine Tasse vom Absud des Geißfußes. Auch ein Absud von Brennesselsamen kann bei Harnsäureleiden empfohlen werden.

Selbstverständlich muß man sich zur Zeit der Kur und auch noch nachher einige Zeit hüten, scharf gewürzte Speisen zu essen und Alkohol zu trinken.

Harnstechen

Kräuteranwendung:

Man setze in einem Liter Wein eine Handvoll Schellkraut an und lasse den Ansatz 10 Tage bei Zimmertemperatur ziehen. Dann seihe man ihn ab, und das beste Tränklein für dieses Leiden ist fertig. Man nehme davon 5 Eßlöffel am Tag.

Harntreibende Mittel

sind ein Tee aus Bibernellewurz, gelber Taubnessel, Bärentraubenblättern und dem Silbermantel, ferner ein solcher aus Birkenblättern, Silbermantel, Brennesselblättern, Petersilie, Rosmarin, Hollerblüten, Attich und Schachtelhalm. Man trinke davon je eine Tasse morgens, mittags und abends vor dem Schlafengehen, aber nur schluckweise.

Auch hier werden zusätzlich Kamillenabsudbäder und Moorbäder wärmstens empfohlen.

Harntrübung

ist immer ein Zeichen einer inneren Störung. Man suche daher den Arzt auf, der durch eine Harnuntersuchung die Ursache feststellen kann. Dann kann man zusätzlich die Kräuterbehandlung einschalten, die für die festgestellte Krankheit angeführt ist.

Harnverhaltung

Kräuteranwendung:

Man bereite als Tee Meisterwurz, Klettenwurzel, Hanf und etwas Hopfen und trinke täglich je eine Tasse morgens, mittags und abends, ungesüßt und nur schluckweise. Unter dem Abschnitt „Harntreibende Mittel" sind noch andere Tees angeführt, die sehr zu empfehlen sind.

Sehr gut gegen dieses Leiden sind warme Sitzbäder in Kamillenabsud und besonders in Schwebemoor.

Hasenkrankheit

Die Hasenkrankheit wird durch Verletzungen von infizierten Hasen auf Menschen übertragen. Zeichen sind stark wechselndes Fieber, Anschwellen der Drüsen, vor allem aber ein kleines Geschwür an der verletzten Stelle.

Man rufe den Arzt. Hat dieser die Hasenkrankheit festgestellt, empfiehlt sich nachstehende

Kräuteranwendung:

Man bereite einen Tee aus Frauenmantel, Brennesselsamen, Tausendguldenkraut, Schlehenblüten, Veilchen, Johanneskraut und Rainfarnblüten. Von diesem Teeabsud soll der Patient täglich morgens, mittags und abends je eine Tasse schluckweise trinken. Noch wirksamer sind diese Kräuter, wenn man sie 10 Tage in Kornschnaps bei Zimmertemperatur ansetzt, dann abseiht und davon täglich morgens nüchtern, mittags und abends je ein Stamperl nimmt.

Wenn die Drüsen zu schmerzen beginnen, lege man in Alkohol getauchte Bauschen auf. Später, wenn die Schwellung weiter fortschreitet, lege man in Milch gekochten Bockshornkleesamen auf.

Hautabschürfung

Hautabschürfungen kann man sich bei der Arbeit, bei Stürzen und sonstigen Unfällen zuziehen.

Wunde nicht mit Wasser waschen!

Kräuteranwendung:

Man koche Frauenmantel mit Käsepappeln in Wasser und wasche mit diesem Absud vorsichtig die Wunde. Anschließend bestreiche man die Abschürfung mit verdünntem Arnikageist.

Haut, aufgerissen

Kräuteranwendung:

Man koche zu gleichen Teilen Mistel und Sanikel und bade in diesem Teeabsud die verletzten Stellen.

Nach dem Bad bestreiche man sie mit Borsalbe oder Lebertransalbe. Menschen, die sehr häufig mit aufgerissener Haut an den Händen zu tun haben, sollen nach dem Waschen Glyzerin verwenden und dasselbe gut in die Haut einreiben.

Hautausschläge

Kräuteranwendung:

Man trinke morgens auf nüchternen Magen einen Tee, der aus folgenden Kräutern besteht: Brennesselblättern, Frauenmantel, Schlehenblüten, Walnußblättern, Rainfarnblüten, gelbe Taubnessel und Johanniskraut. Mittags nehme man einen Tee aus Ehrenpreis, Rosmarin, Silbermantel und Huflattich. Dieser Tee soll eine halbe Stunde vor dem Mittagessen schluckweise getrunken werden. Am Abend vor dem Schlafengehen trinke man einen Teeabsud aus Hopfen, Schließgraswurzeln, Bibernellewurzeln, Veilchen und Tausendguldenkraut.

Selbstverständlich müssen während der Kur bis zur Ausheilung alle gewürzten und sauren Speisen ausgeschaltet werden. Man soll sich in dieser Zeit hauptsächlich von Gemüse ernähren. Untertags soll man öfter kleine Mengen von Hefe einnehmen.

Wenn man baden will, so tue man dies nur in einem Absud von Eichenrinde. Anschließend soll man die Haut mit Wundpuder einstauben.

Hautentzündung

Entzündungen der Haut entstehen meist durch Reibung oder durch Druck.

Kräuteranwendung:

Man bade die entzündeten Hautstellen in einem Absud aus Eichenrinde und Frauenmantel, dann pinsle man diese Stellen mit verdünntem Arnikageist ein. Eine peinliche Fußpflege ist nach der Heilung notwendig, wenn es sich um eine Hautentzündung an den Füßen handelt.

Hautfinne

Es handelt sich hier um einen Ausschlag im Gesicht oder am Rükken, der durch die Entzündung der Haarbälge und Talgdrüsen hervorgerufen wird. Man meide Alkohol, russischen Tee und Kaffee, esse wenig Fleisch, aber viel Gemüse, das man aber nicht mit Schweinefett zubereiten darf.

Kräuteranwendung:

Zu trinken gebe man dem Patienten einen Tee, der aus folgenden Kräutern besteht: Faulbaumrinde, Schlehenblüten, Erdrauch, Löwenzahn, Brennesseln, Frauenmantel und Schafgarbe. Dieser Tee soll morgens nüchtern, mittags eine Stunde nach dem Essen und am Abend schluckweise getrunken werden.

Die Mitesser gehören ausgedrückt, doch muß man dabei sehr reinlich vorgehen, damit man nicht neue Entzündungsstellen schafft. Anschließend nimmt man Gesichtsdämpfe mit Kamillenabsud. Diese Gesichtsdämpfe sollen zweimal in der Woche genommen werden.

Sehr zu empfehlen sind auch Auflagen aus Topfen.

Der Patient soll außerdem jeden zweiten Tag ein Vollbad und täglich Wechselbäder der Füße nehmen. Auch Schenkelgüsse sind sehr zu empfehlen und haben schon vielfach geholfen. Zum Waschen des Gesichtes nehme man Schwefelseife, zum Bestreuen der Befallsstellen Schwefelpuder.

Hautgrieß

Besonders in den Übergangsjahren kommt es vor, daß Mädchen, aber auch Knaben, kleine Knötchen im Gesicht bekommen, die mit Talg gefüllt sind. Man spricht bei diesen Knötchen von Hautgrieß.

Kräuteranwendung:

Nach dem Aufstechen der Knötchen mit einer desinfizierten Nadel sollen die offenen Stellen mit verdünntem Arnikageist betupft werden. Menschen, die mit Hautgrieß zu tun haben, sollen sich häufig in einem Absud von Rosmarin das Gesicht waschen.

Hautjucken

Kräuteranwendung:

Das Bepinseln mit Eichenrindengeist wirkt oft Wunder. Innerhalb kurzer Zeit ist der Juckreiz weg. Man trinke einen Absud von Wermut täglich morgens, mittags und abends.

Hautkrankheiten

Bei Hautkrankheiten ist unbedingt der Arzt beziehungsweise Facharzt zu Rate zu ziehen.

Kräuteranwendung:

Man siede Alant in Weißwein und trinke davon täglich mehrmals einen Schluck. Auch die Kur, die bei Hautausschlägen empfohlen wurde, kann angewandt werden.

Hauttuberkulose

Sie muß wie jede Tuberkulose vom Arzt behandelt werden. Der Patient muß genau dessen Anordnungen erfüllen.

Kräuteranwendung:

Der Patient trinke täglich morgens auf nüchternen Magen eine kleine Schale vom Abguß der Faulbaumrinde, Kalmuswurz, Enzianwurz, Brennessel, Blutwurz, Schafgarbe und von Wermut. Im Laufe des Tages nehme er eine kleine Schale aus folgender Kräutermischung: Huflattich, Katzenschwanz und Spitzwegerich, und am Abend von Lavendel, Waldmeister, Rosmarin, Wacholderbeeren, Melisse und Pfefferminze zu sich.

Alle diese oben angeführten Tees dürfen nur schluckweise getrunken und sollen mindestens 40 Minuten vor beziehungsweise nach einer Mahlzeit eingenommen werden.

Heiserkeit

Man muß zwischen akuter und chronischer Heiserkeit unterscheiden. Sie entsteht durch Erkrankung der Stimmbänder. Wenn diese von Erkältung kommt, empfiehlt sich folgende

Kräuteranwendung:

Man gurgle mit einem Absud aus der Bibernellewurzel und trinke einen Tee aus der Königskerze und dem Ehrenpreis. Inhalieren mit Mineralwasser (zum Beispiel Reichenhaller usw.) ist ebenfalls sehr wirksam.

Heißhunger

haben jene Menschen, die ein häufig und momentan auftretendes Hungergefühl nicht unterdrücken können.

Kräuteranwendung:

Man trinke schluckweise einen Teeabsud aus Pfefferminze und Blutwurz.

Recht wirksam ist ein einfaches Mittel: Man nehme ein Stück Zucker in den Mund und zerkaue es ganz langsam.

Hertersche Krankheit

Das ist eine Krankheit bei Kindern, die meist nach dem ersten Lebensjahr auftritt. Die Kinder sind appetitlos, haben einen aufgetriebenen Bauch und bleiben in ihrem körperlichen Wachstum zurück. Manchmal kommt es auch vor, daß solche Kinder momentan sehr an Gewicht verlieren, obwohl man eigentlich keine Krankheit feststellen kann.

Kräuteranwendung:

Man bereite einen Absud aus Frauenmantel, einer kleinen Menge Tausendguldenkraut und etwas Pfefferminze. Von diesem Tee gebe man dem Kinde morgens auf nüchternen Magen und am Abend je eine Tasse zu trinken. Weiters wird zur Heilung Muttermilch und Lebertran empfohlen.

Längerer Aufenthalt in frischer Luft und Sonnenschein, viel Obst und Gemüse helfen mit, das körperliche Wohlbefinden des Kindes zu erreichen.

Herzentzündung

Bei Entzündungen des Herzens, gleichgültig welcher Natur sie sind, ist der Arzt zu rufen.

Kräuteranwendung:

Man koche 3 Eßlöffel Hanf in einem halben Liter Milch und esse dieses Gemisch innerhalb von zwei Stunden.

Herzerweiterung

Herzerweiterung kommt von großen Überanstrengungen, vom Sport, wenn dieser nicht zur Gesunderhaltung des Körpers betrieben wird, sondern um Spitzenleistungen herauszuholen, oder ist eine Folgeerscheinung nach schweren Krankheiten.

Kräuteranwendung:

Man trinke morgens nüchtern, mittags eine halbe Stunde vor dem Essen und abends vor dem Schlafengehen je eine Tasse Absud des Odermennig.

Wenn man diese Kur gewissenhaft macht, so wird man bestimmt eine Erleichterung verspüren. Selbstverständlich sind alle weiteren körperlichen Überanstrengungen zu vermeiden.

Herzklopfen

Krankhaftes Herzklopfen kann von übermäßigem Alkohol- und Nikotingenuß, von Überanstrengung, von Ärger und Aufregung kommen, aber auch durch Stuhlverstopfung entstehen.

Kräuteranwendung:

Man setze in einem Liter Weißwein je 5 Gramm Zimt, Baldrian, Nelkenwurz und je 20 Gramm Melisse, Lindenblüten und Engelwurz 10 bis 14 Tage an, seihe den Ansatz ab und nehme davon morgens und abends ein Schnapsgläschen voll.

Herzkrämpfe

Kräuteranwendung:

Bei Herzkrämpfen, die meist momentan und manchmal sogar sehr stark auftreten, lege man kalte Bauschen auf das Herz, die noch wirksamer sind, wenn man dem Wasser etwas Essig zusetzt. Ein bewährtes Mittel ist Baldriangeist, von dem man etwa 20 Tropfen auf ein Stück Zucker gibt oder mit einem Schluck Wasser nimmt. Hat jemand öfter mit Herzkrämpfen zu tun, so soll er sich vom Facharzt untersuchen lassen, denn diese Erkrankung ist nicht ungefährlich.

Selbstverständlich müssen Menschen, die mit diesen Störungen zu tun haben, auf alle Fälle Bohnenkaffee, russischen Tee, Nikotin und Alkohol meiden.

Herzschwäche

Durch Überanstrengung und Krankheiten kann das Herz dermaßen überbeansprucht werden, daß eine allgemeine Herzschwäche eintritt. Sie kann aber auch angeboren sein.

Kräuteranwendung:

Man bereite einen Tee aus Melisse, Pfefferminze, Lindenblüten, Borretsch, Frauenmantel, Ehrenpreis und etwas Zimt. Ebenso wirksam ist ein Tee aus Katzenschwanz, Baldrian, Arnika, Melisse und Pfefferminze. Man trinke einen von diesen beiden Tees am Morgen und den anderen am Abend. Es ist immer darauf zu achten, daß der Tee ungesüßt und nur schluckweise getrunken wird. Körperliche Überanstrengungen und Aufregungen schaden ebenso wie Übermaß von Flüssigkeiten.

Herzverfettung

Kräuteranwendung:

Man gebe eine Handvoll Rosmarin in einen Liter Weißwein, lasse diesen Ansatz 10 Tage stehen und trinke dann am Vormittag und am Nachmittag ein Viertel davon. Der Patient muß Diät halten. Süßspeisen, fette Speisen und alle das Herz erregenden Getränke müssen ihm versagt bleiben.

Herzwassersucht

Nach Herzentzündungen kommt es meist zu einer Wassersucht. Sie verlangt ärztliche Behandlung.

Kräuteranwendung:

Man bereite denselben Ansatz wie bei Herzverfettung und gebe dem Patienten täglich davon öfters einen Schluck zu trinken.

Der Patient soll so wenig wie möglich an Flüssigkeiten zu sich nehmen.

Heuschnupfen

Empfindliche Leute bekommen den Heuschnupfen zur Heuzeit und verlieren ihn erst wieder im Spätherbst.

Kräuteranwendung:

Man binde die Stirn mit einem Tuch über Nacht ein und trinke am Abend einen Tee aus Meisterwurz, Bibernelle und Waldmeister. Außerdem spüle man die Nase mit einem Absud aus Eichenrinde aus und streiche in die Nase Borsalbe.

Hexenschuß

Kräuteranwendung:

Wer an Hexenschuß zu leiden hat, lege grüne Farnkräuter in das Bett. Er setze in Olivenöl, von welchem man 10 Teile nimmt, einen

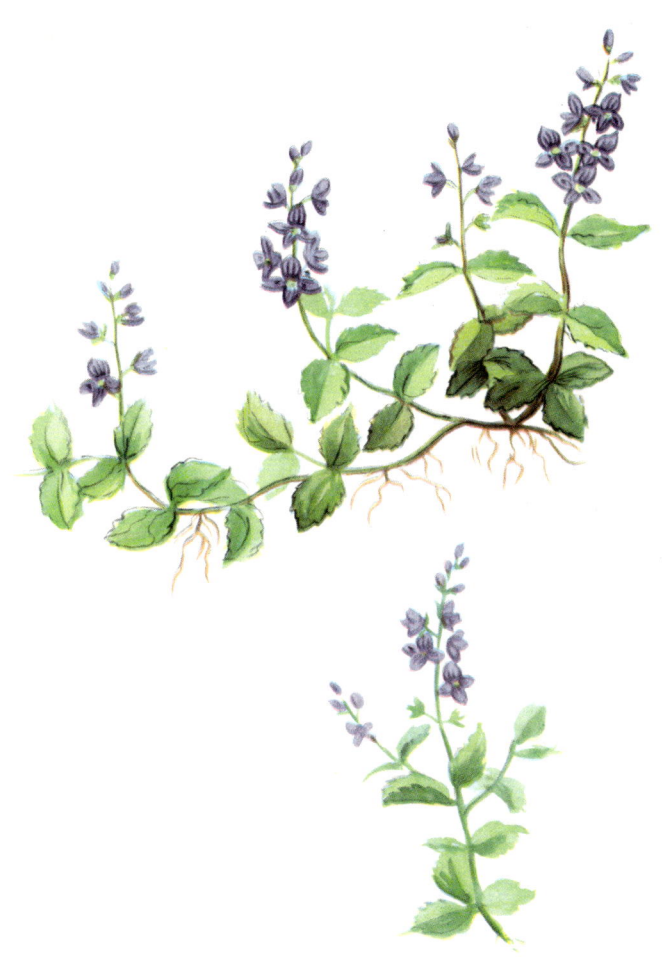

EHRENPREIS — Veronica officinalis

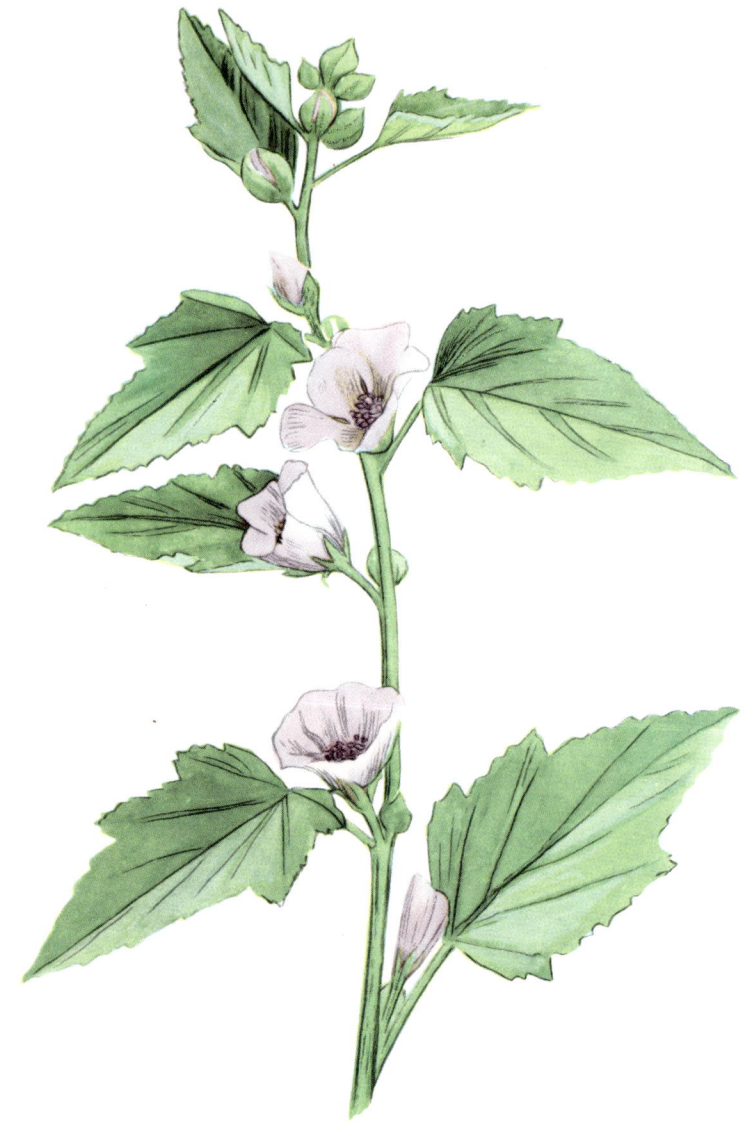

EIBISCH — Althaea officinalis

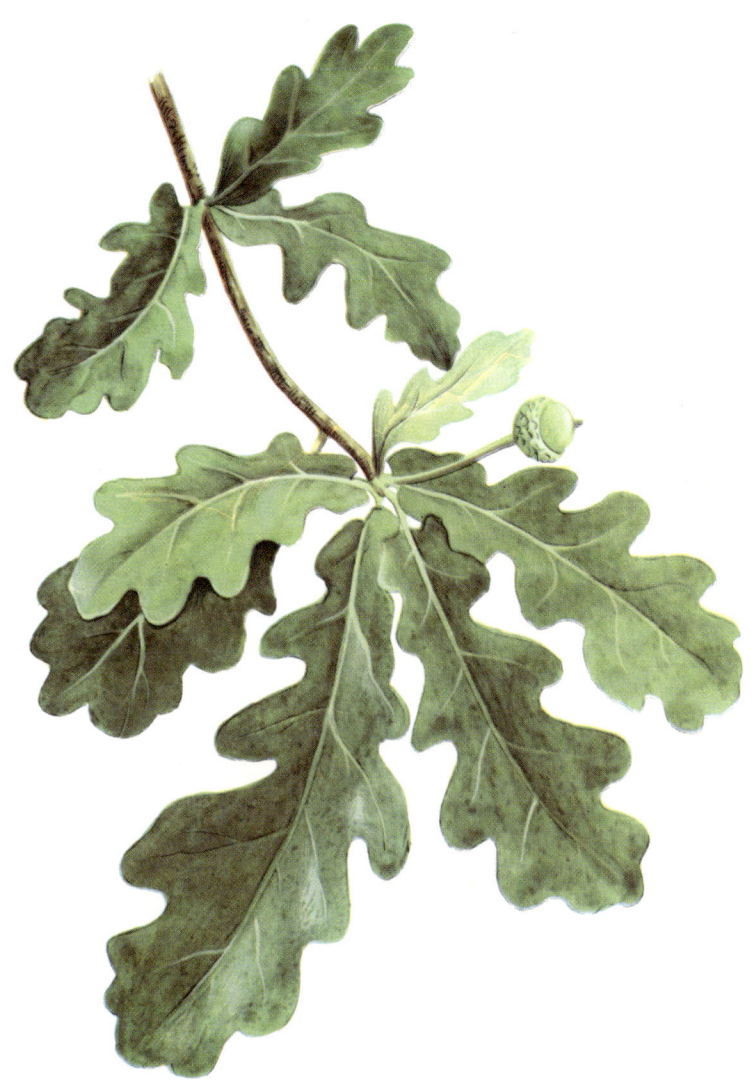

EICHE — Quercus robur

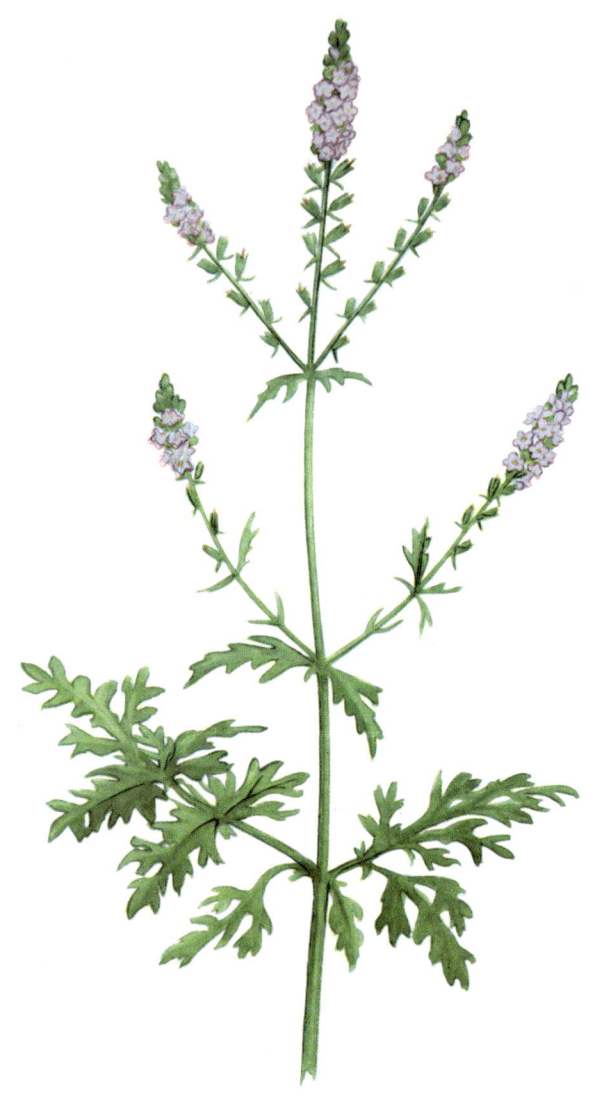

EISENKRAUT — Verbena officinalis

Teil Johannisblüten an und stelle den Ansatz in die Sonne. Nach 10 Tagen nehme er nochmals dieselbe Menge Johannisblüten, zerquetsche sie und setze sie dem bereits zubereiteten Ansatz bei. Die Blüten bleiben immer im Öl. Nach weiteren 10 Tagen ist der Ansatz gebrauchsfertig. Man reibe sich damit zweimal täglich ein. Im Winter verwende man Farngeist zum Einreiben. Nachher bestreiche man die schmerzenden Stellen mit Kampfersalbe.

Hirnhautentzündung

Die Behandlung ist unter Gehirnhautentzündung zu finden.

Hitze in den Füßen

Menschen, die viel Bewegung machen und viel auf den Füßen sind, haben häufig mit hitzigen Füßen zu tun.

Kräuteranwendung:

Man koche am Morgen Fichtennadeln ab und stelle dann diesen Absud in einen sehr kühlen Raum, am besten wohl in den Keller. Am Abend tauche man zwei Tücher in diesen kalten Absud, winde sie leicht aus und wickle sie gleich einem Umschlag um die Füße.

Hodenquetschung

Durch die große Empfindlichkeit der Hoden genügt oft eine Erschütterung beim Rad- oder Motorradfahren, um eine Hodenquetschung hervorzurufen.

Kräuteranwendung:

Vor allem sorge man für Bettruhe, dann gebe man dem Patienten über die Hoden kalte Kamillenumschläge. Ist die Hodenquetschung ernsterer Natur, so muß auf alle Fälle der Arzt beigezogen werden, denn es kann zu einer Vereiterung kommen.

Hornhautentzündung

Bei Hornhautentzündung muß man auf alle Fälle zum Arzt gehen, weil ohne fachgemäße Behandlung große Schäden im Auge entstehen können.

7 Rogler

Kräuteranwendung:

Bis man die Möglichkeit hat, den Arzt aufzusuchen, kann man sich eine kleine Linderung schaffen, indem man Kamille und Schellkraut abkocht, gut abseiht und dann in das Auge tropft.

Hühneraugen

Hühneraugen entstehen zumeist durch Schuhdruck. Am besten ist wohl, wenn man sich die Hühneraugen herausschneiden läßt. Vom Selbstherausschneiden ist abzuraten, da zu leicht eine Blutvergiftung entstehen kann.

Kräuteranwendung:

Man schneide eine Zwiebel in ganz dünne Scheiben, lege sie in Essig und lasse dieses Gemisch 10 Tage stehen. Nun tauche man Watte in dieses Gemisch, lege diesen Wattebauschen auf das Hühnerauge und überklebe die betreffende Stelle mit Leukoplast. Während des Tages muß man die Auflage meist wohl herunternehmen, aber über Nacht legt man sie wieder auf, bis man das Hühnerauge leicht herausschälen kann.

Auch aus Zypressenzweigen kann man eine Tinktur herstellen, wenn man sie in Brennspiritus 14 Tage ansetzt. Auch hier taucht man nach 10 Tagen einen kleinen Wattebauschen in diesen Ansatz, läßt ihn sich fest ansaugen, legt ihn dann auf das Hühnerauge und versucht, das Ganze mit Leukoplast luftdicht abzuschließen. Nach mehreren Auflagen kann man dann ein Fußbad nehmen und das Hühnerauge samt der Wurzel entfernen.

Husten

Kräuteranwendung:

Man nehme vor dem Schlafengehen ein sehr heißes Fußbad. Währenddessen sollen Zwiebeln in Schweinefett goldgelb geröstet werden, die sich der Erkrankte über Nacht auf die Brust legt und einen Lappen darübergibt.

Als Tee trinke man folgende mit Honig oder Kandiszucker gesüßte Kräutermischung: Meisterwurz, Bibernelle, Eibischwurz, Pfefferminze und Isländisches Moos. Man trinke davon während des Tages 3 Tassen schluckweise und warm und eine Tasse am Abend vor dem Schlafengehen.

Hysterie

Hysterie ist eine Nervenkrankheit, deren Ursache auf seelischem Gebiet zu suchen ist. Menschen, die unter diesen Störungen zu leiden haben, sind meist überempfindlich. Sie fallen von einem Extrem in das andere und sind häufig sehr willensschwach.

Kräuteranwendung:

Wenn Menschen unter solchen Zuständen zu leiden haben, so gebe man ihnen Baldriantee. Sind die Erscheinungen anfallsartig, so gebe man ihnen 20 bis 25 Baldriantropfen. Sehr zu empfehlen ist eine Kaltwasserkur in einer Kneipp-Anstalt, doch genügen schließlich auch Kaltwaschungen morgens und abends. Der Aufenthalt in frischer Luft ist besonders am Abend, wenn Ruhe im Alltagsleben und in der Natur eingekehrt ist, anzuraten. Alle Aufregungen sollen ferngehalten werden.

Leute, die an Hysterie leiden, mögen sich im Frühling und im Herbst Blutreinigungskuren unterziehen.

Influenza

Die Behandlungsart und die Heilkräuterbehandlung schlage man unter dem Abschnitt Grippe nach.

Insektenstiche

Kräuteranwendung:

Wenn man sofort nach dem Stich oder sehr bald darauf die Stelle mit Arnika- oder Farnwurzengeist betupft, so kommt es zu keinen weiteren Entzündungen.

Ähnliche Wirkung erzielt man auch mit Salmiakgeist und Lysoform.

Ischias

Wer an Ischias leidet, muß oft sehr starke Schmerzen ertragen.

Kräuteranwendung:

Man trinke morgens nüchtern eine Tasse Tee aus Tausendguldenkraut, Rainfarnblüten, Faulbaumrinde und Hopfen. Er muß innerhalb einer Viertelstunde schluckweise getrunken werden. Sehr zu empfehlen sind Haferstrohbäder, die man aber mindestens zwanzigmal hintereinander nehmen soll. Man fülle zu diesem Zweck ein Gefäß mit etwa 10 Liter Wasser, schütte ungefähr 2 Liter Haferstroh hinein, lasse das Ganze kochen und nehme in diesem Absud ein Bad, das ungefähr 20 Minuten dauern soll. Anschließend muß man sich gut abtrocknen und sofort ins Bett gehen. Wenn man schon im Bett ist, trinke man Lindenblütentee. Wenn die Schmerzen nach den ersten Bädern stärker werden, soll man sich nicht abschrecken lassen, sondern die Bäder nur weiternehmen. Der Erfolg ist dann sicher beschieden.

Auch Sauerkrautkuren haben schon vielen Menschen geholfen, die an Ischias gelitten haben. Man esse täglich ungefähr ein halbes Kilo rohes Sauerkraut, doch nicht auf einmal, sondern auf den ganzen Tag verteilt.

Kalkverarmung in den Knochen

Diese Erkrankung hängt meist mit einer Stoffwechselkrankheit zusammen oder ist die Folgeerscheinung einer unrichtigen Ernährung.

Kräuteranwendung:

Man trinke morgens und abends einen Teeabsud aus folgenden Kräutern: Birke, Ehrenpreis, Hirtentäschl, Brennesseln, Anserine, Huflattich, Ringelblume und Löwenzahn. Die Kost soll man hauptsächlich auf Gemüse umstellen, und da wiederum auf Spinat, Weißkraut, Kohl und Selleriewurzeln.

Kalte Füße

Kalte Füße sind meist die Folgeerscheinung einer Zirkulationsstörung. Es leiden daher unter diesem Übel vorwiegend Menschen, die viel sitzen müssen oder wenig Bewegung machen, und auch ältere Leute.

Kräuteranwendung:

Man bade öfters die Füße in warmem Gartenrautenabsud, oder man nehme Senfmehl- oder Lehmbäder. Auch das Bürsten der Füße und Beine ist sehr zu empfehlen. Das müßte aber täglich am Morgen und am Abend gemacht werden. Innerlich nehme man täglich je 5 Tropfen der Bärlapptinktur.

Katarrh

Katarrh entsteht meist durch Erkältung.

Kräuteranwendung:

Man bade am Abend vor dem Schlafengehen die Füße in sehr heißem Wasser, dem man etwas Salz zugefügt hat. Als Tee trinke man den sehr warmen Absud aus folgenden Kräutern: Lindenblüten, Hollerblüten, Bibernellewurzel, Frauenmantel, Schafgarbe, Schließgraswurzel und Pfefferminze.

Erwachsene können anstatt des Wassers zum Tee auch Wein verwenden. Man trinke davon mehrmals täglich 1 Tasse schluckweise, meide jedoch während dieser Zeit andere Flüssigkeiten. Über Nacht binde man sich die Stirne mit einem Tuch ein. Wenn man ins Freie geht, setze man einen Hut auf.

Katarrhalische Erkrankung der Blase

Kräuteranwendung:

Bei dieser Erkrankung ist der Tee aus der Schafgarbe und der Hauhechelwurz sehr zu empfehlen. Auch ein Absud aus Knöterich in Rotwein ist ein bekanntes Heilmittel.

Hervorragend wirken warme Moorsitzbäder.

Katarrhalische Erkrankung der Geschlechtsorgane

Auch bei dieser katarrhalischen Erkrankung ist dieselbe Behandlung und dieselbe Kur notwendig, wie sie bei der Behandlung der katarrhalischen Erkrankungen der Blase und Niere empfohlen wurden. In neuester Zeit verzeichnet man mit Moorsitzbädern beachtliche Erfolge.

Katarrhalische Erkrankung der Niere

Bei katarrhalischer Erkrankung der Niere wende man dieselbe Kur an, die bei der katarrhalischen Erkrankung der Blase empfohlen wurde.

Katarrhfieber

Vielfach ist der Katarrh von hohem Fieber begleitet, besonders bei schwächlichen Personen, die sich wenig in frischer Luft aufhalten.

Kräuteranwendung:

Man bereite einen Tee aus der Alantwurzel, lasse ihn 5 Minuten kochen und trinke dann davon täglich je 1 Tasse am Nachmittag und am Abend.

Kehlkopfentzündung

Kräuteranwendung:

Bei dieser Krankheit ist folgender Tee zu empfehlen: Kalmuswurz, Tausendguldenkraut, Schafgarbe und Wacholderbeeren zu gleichen Teilen. Man trinke von diesem Absud täglich 3 bis 5 Tassen schluckweise, verteilt auf den ganzen Tag. Außen reibe man sich mit Farngeist öfters ein.

Kehlkopfkatarrh

Kehlkopfkatarrh entsteht meist durch Erkältung, durch Überanstrengung des Kehlkopfes beim Singen oder Sprechen, durch vieles Rauchen oder übermäßigen Alkoholgenuß.

Kräuteranwendung:

Sehr zu empfehlen ist das Einatmen von Wasserdämpfen. Man gebe in das Wasser einige Tropfen Latschenöl, einige Tropfen Eukalyptusöl und einige Kaffeelöffel Natron hinein. Anschließend lege man sich ein Tuch über den Mund, damit nicht neuerlich eine Erkältung eintritt.

Als Tee trinke man einen Absud von Hollerblüten, die in Weißwein gesotten wurden. Morgens, mittags und abends wird davon 1 Tasse schluckweise getrunken.

Weiters sind zu empfehlen: Inhalationskuren in Reichenhall, Bad Ischl und Gleichenberg.

Jede Anstrengung des Kehlkopfes muß während der Kur und auch noch geraume Zeit nachher vermieden werden.

Kehlkopfkrampf

Bei Kehlkopfkrampf ist der Arzt zu rufen.

Kräuteranwendung:

Bei Kehlkopfkrampf trinke man schluckweise einen lauwarmen Teeabsud von der Baldrianwurzel. Auch ein Teeabsud von Rautenblättern kann empfohlen werden.

Keuchhusten

Meist werden davon nur Kinder im Alter von einem bis zu acht Jahren befallen. Das Kind wird beim Husten, der krampfartig auftritt, im Gesicht blau, die Augäpfel werden vorgetrieben, und die Venen am Hals schwellen an. Meist ist damit auch ein Brechreiz verbunden.

Kinder, die an Keuchhusten leiden, sollen auf alle Fälle viel in frischer Luft sein. Auch Klimawechsel und Aufenthalt in den Bergen kann angeraten werden.

Kräuteranwendung:

Man gebe dem Kranken einen Tee aus Melisse, Pfefferminze, Veilchen, Thymian, Spitzwegerich und Salbei. Dieser Tee wird nach der Teeregel zubereitet, mit Honig gesüßt und am Tage mehrmals schluckweise und warm getrunken.

Auch täglich ein bis zwei Fichtennadelbäder haben sehr gute Wirkung gezeigt.

Auf alle Fälle soll man aber die vom Keuchhusten geplagten Kinder mehrmals am Tag mit Farngeist auf der Brust und den Schulterblättern einreiben.

Kieferbluten

Es gibt Menschen, die bei der geringsten Berührung des Zahnfleisches oder beim Zähneputzen sofort Kieferbluten bekommen. Auch dagegen gibt es Naturheilmittel.

Kräuteranwendung:

Man bereite einen Tee aus gleichen Teilen Frauenmantel und Eichenrinde und spüle damit tüchtig den Mund. Der Absud dieses Tees wirkt auch ganz ausgezeichnet nach dem Zahnziehen, wenn das Bluten im Kiefer nicht aufhören will. Er kann bestens empfohlen werden, da er sogar bei sogenannten Blutern schon wunderbar geholfen hat.

Kindbettfieber

Viele Mütter mußten schon an Kindbettfieber sterben, bevor man wußte, daß diese Krankheit durch Infektion entsteht. Wenn man auf größte Reinlichkeit bei und nach der Entbindung achtet, so wird es zu keinem Kindbettfieber kommen.

Kräuteranwendung:

Man bereite einen Tee aus Silbermantel, Sillur und St.-Benedikts-Kraut und lasse die Kranke öfters am Tag davon trinken. Alle die Kräuter helfen gegen diese Krankheit, wirken gegen Fieber und verhüten Entzündungen und Brand.

Knoblauchgeruch

Viele Menschen würden den so überaus gesunden Knoblauch essen, wenn er nicht einen so unguten Geruch hätte. Den vertreibt man durch folgende

Kräuteranwendung:

Man esse rohe Petersilienwurzeln oder rohe Petersilienblätter und trinke dann etwas Essig nach. Viele nehmen gegen den Geruch des Knoblauchs auch Gartenrauteblätter.

Knochenbruch

Siehe unter Beinbruch!

Knocheneiterung

verlangt ebenso wie Knochenfraß ärztliche Behandlung.

Kräuteranwendung:

Man trinke täglich morgens 10 Tropfen und abends 7 Tropfen vom Bärlappgeist. Außerdem soll man öfters während des Tages einen Schluck Tee trinken, den man aus Frauenmantel, Bärlapp und Kalmuswurz bereitet.

Knochenfraß

Kräuteranwendung:

Als altes, bewährtes Heilmittel kann der Schafgarbentee empfohlen werden. Man soll davon täglich 3 bis 5 Tassen schluckweise trinken. Auch der Bärlappgeist ist ein gutes Mittel gegen diese Krankheit. Man nehme davon täglich am Vormittag und Nachmittag je 10 Tropfen.

Knochenschwäche

Kräuteranwendung:

Menschen, die an Knochenschwäche leiden, sollen sehr viel Eichelkaffee trinken. Weiters empfiehlt sich ein Tee aus Frauenmantel, Gartenraute, Birkenblättern, Huflattich, Kamillen, Blutwurz, Schafgarbe, Hirtentäschl und Löwenzahn. Man trinke davon schluckweise täglich 2 Tassen.

Körperschwäche

Kräuteranwendung:

Gegen Körperschwäche wird besonders der Tee aus Pfefferminzkraut und das sogenannte Kräuterelixier (siehe Kräutergeist) empfohlen.

Kolik

Kräuteranwendung:

Ein bekanntes und erprobtes Mittel gegen Kolik ist der Enzianschnaps. Man trinke bei Beschwerden 2 Stamperl. Leidet jemand öfter an Kolik, so möge er sich folgendes Getränk bereiten, das ihm dann gute Dienste leistet: Man nehme je 30 Gramm Enzianwurzeln, Kalmuswurzeln, Orangenschalen, 16 Gramm Rhabarber, 11 Gramm Anis und Koriandersamen und 4 Gramm Kümmel. Dieses Gemisch schütte man in 2 Liter Weißwein und lasse alles 2 Tage stehen, dann drücke man die Kräuter aus und trinke davon 2 Stamperl jeden Morgen.

Kopfgrind

Vom Kopfgrind können Kinder, aber auch Erwachsene befallen werden.

Kräuteranwendung:

Man wasche die grindigen Stellen zweimal täglich mit einem Teeabguß aus Kamille, Käsepappel und Eichenrinde. Außerdem gebe man dem von diesem Übel Befallenen einen Tee aus Frauenmantel, Stiefmütterchen und Bärlapp. Von diesem Tee sollen täglich 2 Tassen schluckweise getrunken werden. Im übrigen sind die Kräuteranwendungen und Diätvorschriften zu beachten, die bei Flechtenbehandlung beziehungsweise bei der Ekzembehandlung angeführt sind.

Kopfweh

Kopfweh erscheint meist im Gefolge anderer Krankheiten. Es soll daher zuerst festgestellt werden, welches Übel das Kopfweh ausgelöst hat. Vielfach kommt Kopfweh auch von Aufregungen, Überanstrengung der Augen, des Gehirns oder auch durch körperliche Überanstrengung. Sehr unangenehm ist Kopfweh, wenn zuviel Alkohol getrunken oder zuviel geraucht wurde.

Kräuteranwendung:

Zur Abhilfe trinke man einen Absud von Waldmeister, Ehrenpreis, Frauenmantel, Pfefferminz, Nelkenwurz und Gartenraute. Den Tee trinke man morgens, mittags und abends, und zwar je 1 Tasse. Äußerlich reibe man den Kopf mit Farngeist ein.

Kraftnährmittel

Man läßt Hafergrütze in Milch oder Wasser 10 Minuten ziehen, süßt diesen Brei nach Belieben und ißt ihn dann.

Krampf

Kräuteranwendung:

Wenn man ein Bündel Bärlappblätter in das Bett legt, so wird man vom Krampf verschont bleiben. Außerdem soll man, bevor man schlafen geht, Blutwurztee trinken.

Krampfadern

Wer wissen will, was man gegen Krampfadern tun soll, der schlage in diesem Buch unter dem Abschnitt „Adernverknotung" nach.

Krämpfe (allgemein)

Besonders blutarme Menschen haben viel mit Krämpfen zu tun.

Kräuteranwendung:

Treten Krämpfe auf, dann gebe man diesen Menschen einen Tee aus Anserinekraut und Kamillen. Er soll sehr warm und schluckweise getrunken werden. Sehr gut bewährt hat sich auch eine warme, feuchte Auflage auf den Bauch, die gewechselt werden soll, wenn sie abkühlt.

Krämpfe der Verdauungsorgane
Kräuteranwendung:

Der Leibarzt Kaiser Ferdinands empfahl gegen dieses Übel den Hopfentee. Er soll warm und schluckweise getrunken werden. Sehr wirksam ist auch ein Tee aus Wermut, Bibernelle, Kalmuswurzel, Fenchel und etwas Kümmel. Auch er muß warm getrunken werden. Ferner mache man dem Kranken warme Auflagen auf die Bauchgegend. Magen und Gedärme gehören ausgehungert.

Krampfhaftes Zucken der Glieder
Kräuteranwendung:

Gegen dieses Übel nehme man täglich je 10 Tropfen Bitterkleegeist morgens, mittags und abends.

Kränkelnde Menschen

Es gibt Menschen, die eigentlich nicht krank, aber doch immer leidend sind. Jeden Tag fühlen sie an einer anderen Stelle einen Schmerz. Sie fühlen sich müde und matt, und vor allem sind sie von einer furchtbaren Willensschwäche befallen, die ihnen die letzte Kraft zur Genesung nimmt.

Wollen diese bedauernswerten Geschöpfe gesund werden, so müssen sie ernstlich darangehen, zu sich selbst härter zu werden und ihren Willen zu schulen. Die geringfügigen und belastenden Sorgen müssen nach Möglichkeit abgestreift werden. Das geht wiederum am besten, wenn sich der Patient so viel wie möglich den ganzen Tag selbst beschäftigt.

Zusätzlich empfehle ich folgende

Kräuteranwendung:

Auf alle Fälle müssen diese Menschen im Frühling und im Herbst eine Blutreinigungskur (siehe dort!) machen. Nach dieser Kur bereite man einen Tee aus Schafgarbe, Anserine, Melisse, Pfefferminze, Kalmuswurz und Nelkenwurz und lasse dem Patienten davon täglich 1 Tasse auf nüchternen Magen trinken. Abends trinke er 1 Tasse Tee aus Baldrian, Waldmeister, Hopfen, Schafgarbe, Engelwurz, Lavendel und Rosmarin.

Der Patient muß ferner täglich morgens und abends eine Stunde in frischer Luft spazierengehen.

Außerdem soll er sich morgens und abends den Oberkörper kalt waschen.

Krätze

Die Krätze entsteht durch eine Milbe. Befallstellen sind meist zwischen Daumen und Zeigefinger, am Handgelenk, am äußeren Fußknöchel, am Gesäß, an den Geschlechtsteilen und an der Brustwarze.

Kräuteranwendung:

Man bestreiche von diesem Übel befallene Stellen und ihre Umgebung mit Schmierseife und nehme hernach ein warmes Bad. Nach dem Bad bestreiche man, wie zuerst, mit Perubalsam, den man in der Apotheke erhält, die Befallstellen. Diese Kur führe man morgens und abends durch. Merkt man aber, daß dieses Mittel zu schwach ist, so menge man dem Perubalsam etwas Styrax bei. Die gesamte Kur dauert drei Tage. Der Patient bleibt während dieser Zeit im Bett. Nach diesen drei Tagen, die dem Patienten wie eine Ewigkeit vorkommen werden, da er sich ja sonst vollkommen gesund fühlt, muß er dann ein gründliches Vollbad nehmen. Die Kur ist dann vorbei, und auch die Krätze ist weg.

Es kommt aber auch vor, daß durch die Krätze ein Ekzem entsteht. Dann ist die Behandlung schon schwieriger, und es ist notwendig, einen Arzt zu Rate zu ziehen. Die Waschungen während der Kur und das Bad am Ende derselben macht man dann nicht mit reinem Wasser, sondern mit Eichenrindenabsud.

Krebs

Nach dem heutigen Stand der Forschungsarbeiten auf diesem Gebiet ist man der Überzeugung, daß Krebs durch Teerbestandteile, durch Röntgenstrahlen, Radiumstrahlen und Parasiten im menschlichen Körper entstehen kann. Anerkannte Autoritäten auf dem Gebiete der Krebsforschung erklären die Entstehung des Krebses aus dem Bankrott des Gleichgewichtes im Haushalt der menschlichen

Zellen. Ist die Bilanz des interzellularen Haushaltes im Gleichgewicht, so tritt im menschlichen Körper kein Krebs auf. Als Folgerung aus diesen Erkenntnissen ist es angebracht, alle Dinge zu meiden, die als Ansatzpunkte für Krebs angesehen werden. Als

Kräuteranwendung

sind die Kräuter zu nehmen, von denen man weiß, daß sie zur Gesunderhaltung und Stärkung der menschlichen Zellen beitragen. In diesem Sinne verweise ich insbesondere auf alle Blutkreislaufmittel, die auf den gesamten Kreislauf belebend einwirken, so daß die Zellen gut durchblutet, also mit Nahrung reichlich versorgt und gleichzeitig auch dementsprechend entschlackt werden. Außerdem muß man dafür Sorge tragen, daß alle Arten von Würmern aus dem Körper ausgeschieden werden.

Als Vorbeugungsmittel gegen diese schreckliche Krankheit ist wohl eine gesunde und vernünftige Lebensweise zu empfehlen, um den Körper zu stählen.

Bei allen Störungen, die auf Krebs hindeuten oder die man sich nicht erklären kann, soll der Arzt zu Rate gezogen werden. Sehr zu empfehlen wäre jedes Jahr eine gründliche Untersuchung des gesamten Körpers.

Kreuzotterbiß

Fast jedes Jahr gehen Menschen an einem Kreuzotterbiß zugrunde. Die Tiere gehen ja nicht auf den Menschen los, sondern beißen nur, weil sie glauben, sich verteidigen zu müssen. Es ist anzuraten, in Gebieten, wo Kreuzottern vorkommen, beim Beerenpflücken hohe Schuhe oder Stiefel zu tragen. Wird ein Mensch gebissen, so ergibt sich folgende

Sofortbehandlung:

Das gebissene Glied muß sofort oberhalb der Wunde fest abgebunden werden, damit das Gift nicht in Richtung Herz weitergeschwemmt werden kann. Man vergrößere die Bißwunde durch starke Einschnitte, damit die Wunde stark zu bluten beginnt und das Gift herausgeschwemmt wird. Von einem Aussaugen der Wunde ist abzuraten, weil man nie genau weiß, ob man nicht kleine Verletzungen im Mund oder einen schlechten Zahn hat. (Im Magen selbst ist Schlangengift unwirksam!) Diese Maßnahmen sind zu ergreifen, bis der Arzt kommt. Dieser muß auf alle Fälle auf dem schnellsten Wege geholt werden.

Nach überstandener Behandlung sorge man für entsprechende Herzstärkung und Blutreinigung durch nachstehende

Kräuteranwendung:

Man trinke einen Tee aus Faulbaumrinde, Schafgarbe, Dornschlehblüten, Brennesseln, Erdrauch und Löwenzahn. Von diesem Tee wird morgens nüchtern eine Tasse getrunken. Am Abend trinke man folgende Teemischung: Baldrian, Hopfen, Melisse und Pfefferminze. Diese Kur mache man 2 bis 3 Wochen.

Kreuzschmerzen

Die Ursachen von Kreuzschmerzen können verschiedener Natur sein. Frauen leiden darunter mehr als Männer. Wohl deshalb, weil Kreuzschmerzen größtenteils von Erkrankungen oder sonstigen Störungen im Unterleib herrühren. Da sie jedoch auch durch Verletzungen und Entartungen der Wirbelknochen und Verrücken der Bandscheibe, Veränderungen im Becken, Geschwülsten und Nervenentzündung entstehen können, ist eine genaue Diagnose durch den Arzt notwendig. Erst dann kann man zur Beseitigung dieses Übels schreiten. Unter den zutreffenden Abschnitten wird man dann auch die notwendige Kräuteranwendung finden.

Kropf

Kröpfe entstehen durch Überfunktion der Schilddrüse.

Kräuteranwendung:

Es gibt nach der alten Heilkräuterkunde verschiedene Kropfmittel. Hier seien einige angeführt:
Alle Mittel sind nur nach Vollmond zu nehmen, und zwar beginnt man einen Tag nach Vollmond und macht die Kur 10 Tage hindurch. Man koche in 2 Liter Essig eine Handvoll Eichenrinde. In diesen Absud tauche man ein Tuch, winde es gut aus und lege es um den Hals. Damit man sich nicht erkältet, lege man dann noch ein Wolltuch darüber und lasse diesen Umschlag die ganze Nacht oben. Wenn der Vollmond wieder kommt, wiederhole man diese Kur.
Nebenbei soll man folgendes Pulver einnehmen: 7,5 Gramm Braunwurz, 7,5 Gramm Fünffingerkraut und 7,5 Gramm Mauerraute, je eine Handvoll Odermennigkraut und Habichtskraut und 90 Gramm Kandiszucker. Diese Kräuter und der Kandiszucker wer-

den pulverisiert, dann nimmt man nur 10 Tage hindurch, ebenfalls
nach Vollmond, je 2 Gramm am Abend vor dem Schlafengehen ein.

Kupferfinne

Diese Krankheit wird jetzt als Ernährungs- und Vitaminmangel-
krankheit angesehen. Sie tritt im Gesicht und hauptsächlich an der
Nase auf. Die Blutgefäße erweitern sich, durch einen chronischen
Entzündungsprozeß wird die Haut rot gefärbt, und es entstehen
knotenförmige Verdickungen. Wie bei der Hautfinne handelt es
sich um eine Entzündung der Talgdrüsen. Alle Fettspeisen, Käse,
Alkohol, Tee, Kaffee müssen gemieden werden. Ganz mageres
Fleisch oder Leber kann man zweimal in der Woche essen.

Kräuteranwendung:

Man trinke drei Tage hindurch folgenden Tee morgens nüchtern:
Faulbaumrinde, Schafgarbe, Dornschlehenblüten, Brennesseln,
Löwenzahn und Rainfarnblüten. Im Essen stelle man sich hauptsächlich auf Gemüsekost um, damit man dem Mangel des Vitamins B begegnet. Zu empfehlen sind Hülsenfrüchte, Erbsen, Bohnen
und Nüsse.

Lähmungen

Ernstere Fälle bedürfen der ärztlichen Behandlung.
Bei jeder Art von Lähmungen ist der Tee aus folgenden Kräutern
sehr zu empfehlen: Meisterwurz, Salbei, Lavendel und Ehrenpreis.
Man soll von diesem Tee 3 Tassen täglich trinken, aber nur schluckweise und auf den ganzen Tag verteilt. Noch besser wirkt diese
Teemischung, wenn man sie in Weißwein zubereitet und in derselben Art nimmt, wie beim Tee angegeben ist.
Gegen Lähmungen der Glieder gibt es außerdem sehr gute Ein-
reibemittel. Sehr zu empfehlen ist Arnikatinktur oder ein Ansatz
aus einer Handvoll Betonika in 2 Liter Weißwein. Ebenso gelobt
wird ein Ansatz von Salbei, Lavendel, Wacholderbeeren, zusammen
eine Handvoll, in 2 Liter Weißwein. Jeder dieser Ansätze muß vorher unbedingt 8 Tage stehen, bis er benützt werden kann. Dann
reibt man mit diesen vorzüglichen Mitteln, man braucht selbstverständlich nur eines davon heranzuziehen, die erlahmten Glieder morgens, mittags und abends fest ein. Viele Kranke, bei denen kein
Mittel mehr half, haben durch diese einfachen Kräutermittel **Hilfe**
und Genesung gefunden. Sie können daher bestens empfohlen **wer-**
den.

Leberflecke im Gesicht

Leberflecke entstehen durch Farbstoffansammlungen (Pigment-ansammlungen) in der Haut. Diese Leberflecke entstehen und ver-gehen bei manchen Menschen, bei anderen bleiben sie bis zum Tode. Es handelt sich um braune Fleckchen, die so groß wie Erbsen wer-den und auch manchmal etwas erhöht sind.

Kräuteranwendung:

Man trinke einen Tee, bestehend aus Tausendguldenkraut und Dornschlehenblüten, und zwar morgens und abends je eine Tasse. Äußerlich bestreiche man die Leberflecken mit einer Krentinktur (Meerrettichtinktur). Man setze Kren und Essig im Verhältnis 1 : 2 in der Sonne an. Morgens, mittags und abends bestreiche man mit dieser Tinktur die Leberflecke.

Leberleiden

Die Hauptfunktion der Leber ist die der Blutreinigung. Die Leber hat großen Einfluß auf den Stoffwechsel. Wenn Störungen in der Leber entstehen und längere Zeit andauern, so erkennt man dies meist schon an äußeren Zeichen. Die Gesichtsfarbe der Menschen wird gelblich, der Leib etwas aufgetrieben, der Appetit mangelhaft, und außerdem wird der Kranke von reichlichem Aufstoßen geplagt.

Was der Leber fehlt, muß vom Arzt festgestellt werden.

Allgemein ist bei Leberleiden zu empfehlen, morgens nüchtern ein Glas lauwarmes Wasser zu trinken.

Kräuteranwendung:

Bei Leberleiden hilft ganz hervorragend Wermut. Jeder Leber-leidende soll öfters am Tag einen Kaffeelöffel Wermuttinktur neh-men. Auch das Wermutpulver ist zu empfehlen. Man streut es auf Speisen, die man eben einnimmt. Als Tee soll man während des Tages den Absud aus folgenden Kräutern trinken: Leberblümchen, Ackerdistel, Tausendguldenkraut, Benediktendistel, Anserine, Ber-beritze und Schellkraut. Von diesem Tee trinke man morgens nüch-tern, mittags und abends je 1 Tasse schluckweise.

Auf alle Fälle muß der Leidende Speisen mit scharfen Gewürzen meiden, ferner Gefrorenes und kalte Getränke, Bier, Sodawasser und Weißwein.

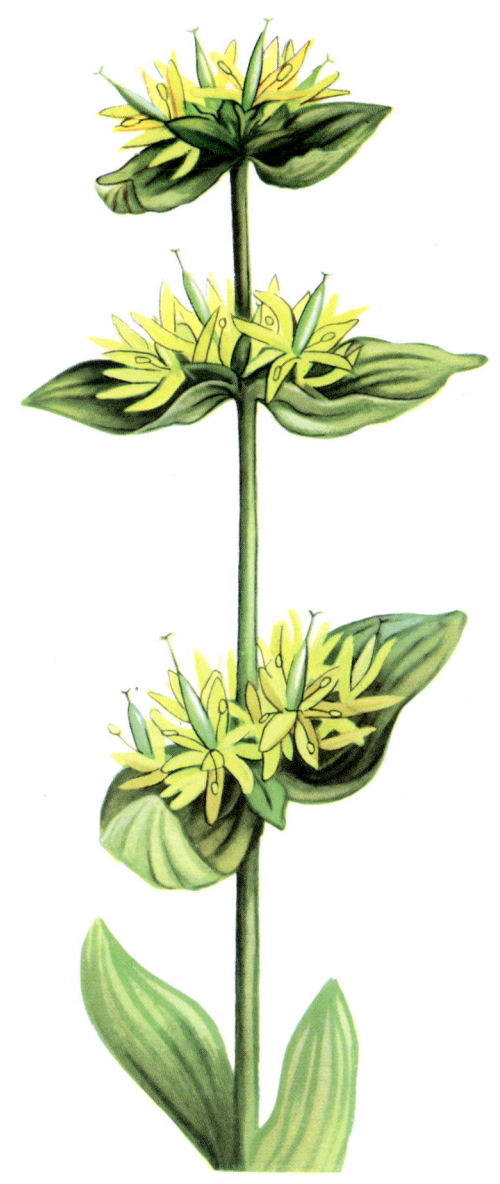

ENZIAN, GELBER. HOCHWURZ — Gentiana lutea

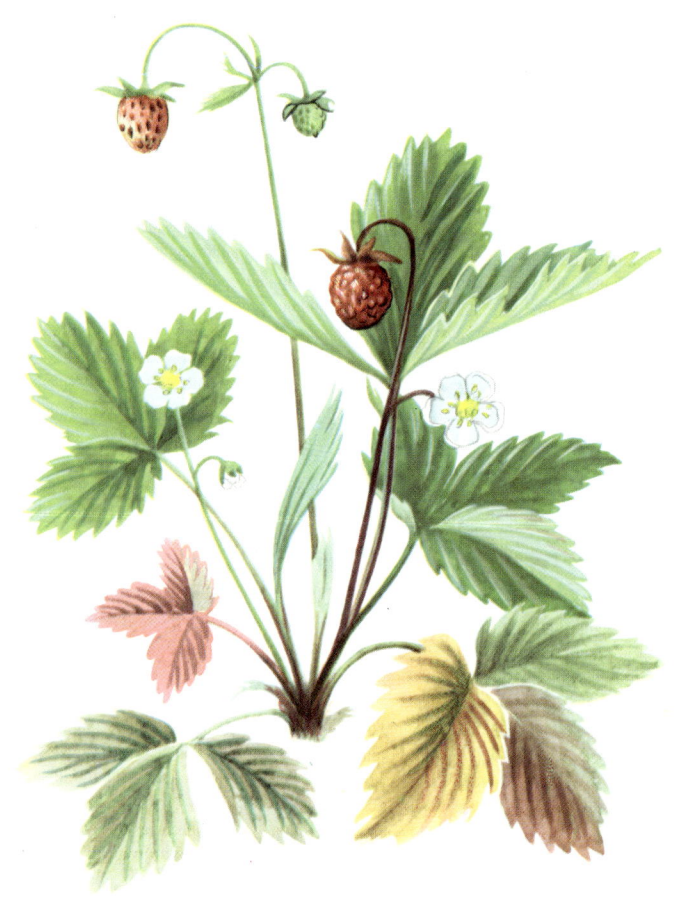

ERDBEERE — Fragaria vesca

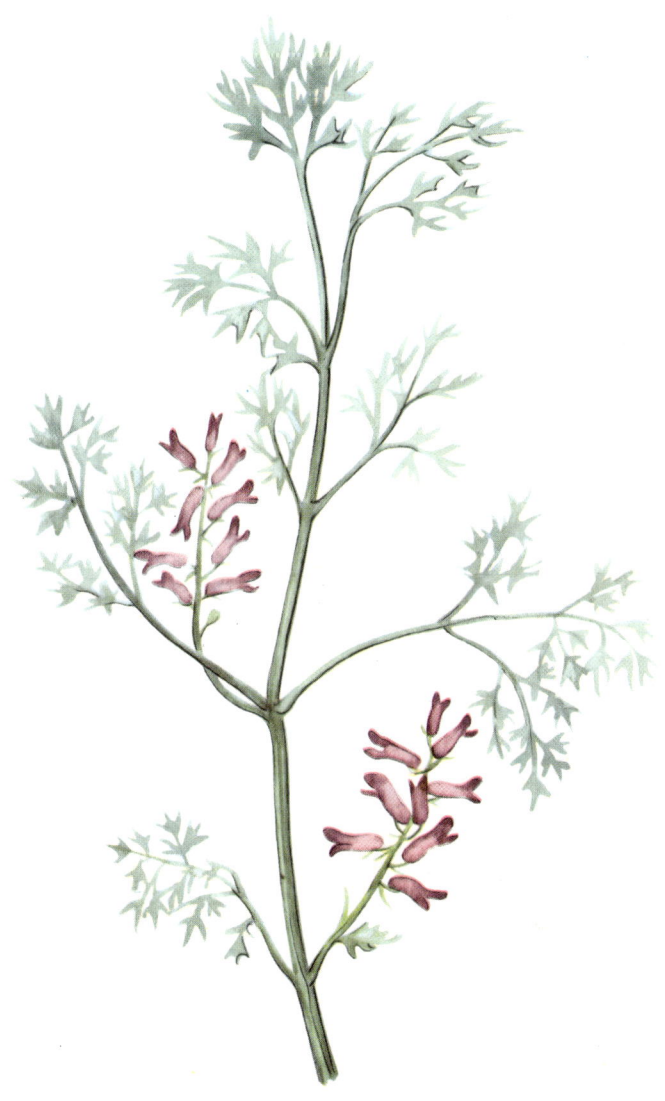

ERDRAUCH — Fumaria officinalis

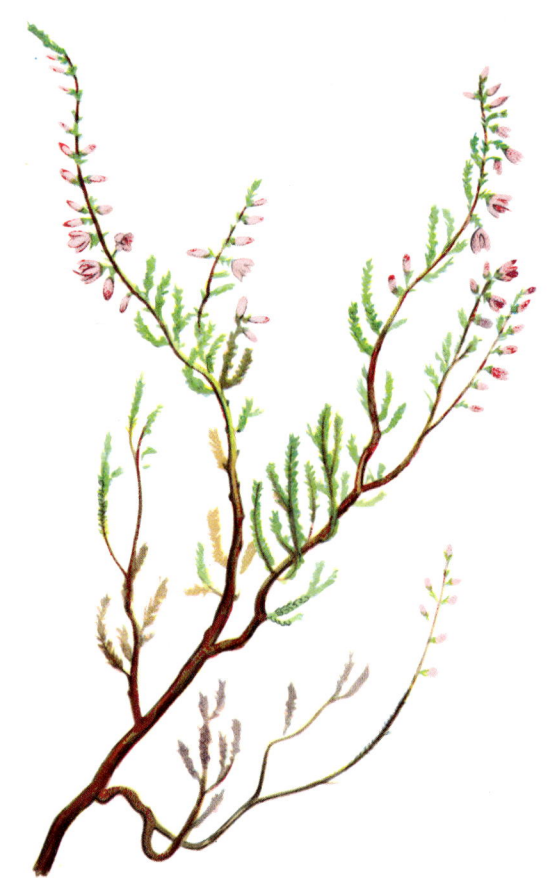

ERIKA — Calluna vulgaris

Leberanschwellung

Kräuteranwendung:

Gegen Leberanschwellung ist der Teeabsud vom Hirtentäschel sehr zu empfehlen. Man nimmt davon täglich je eine Tasse am Morgen, am Vormittag, am Nachmittag und am Abend. Die Tassen sollen sehr klein sein, und der Tee muß schluckweise getrunken werden. Alle scharfen Speisen, Alkohol und kohlensäurehaltige Getränke sind zu meiden.

Leberentzündung

Kräuteranwendung:

Man trinke einen Teeabsud aus Wermut und Katzenschwanz, täglich je eine Tasse morgens und abends, aber nur schluckweise. Am Vormittag und am Nachmittag trinke man den Tee aus folgenden Kräutern: Bibernellewurzeln, Salbei, Tausendguldenkraut, Löwenzahn, Brennesseln, Wermut und Katzenschwanz. Vom Katzenschwanz soll etwa das Doppelte der übrigen Einzelteile genommen werden.

Es gilt auch hier strenges Verbot für kalte Getränke, Alkohol, scharfe Speisen und fettreiche Milch. Alle Speisen sollen möglichst fettarm zubereitet werden.

Leberverhärtung

Als Zeichen der Leberverhärtung können der dumpfe Schmerz in der Lebergegend und ein gewisses Unbehagen auf der rechten Körperseite gelten. Begleiterscheinungen sind gelbliche Haut- und Gesichtsfarbe, Magendrücken, Stuhlverstopfung und bitterer Geschmack auf der Zunge. Kranke, die von diesem Leiden befallen sind, magern verhältnismäßig sehr rasch ab.

Kräuteranwendung:

Kräuterarzt Dr. Zwinger empfiehlt bei dieser Krankheit den Teeabsud aus der Quecke. Man soll mindestens 3 bis 4 Tassen von diesem Tee trinken, und zwar schluckweise und auf den ganzen Tag verteilt.

Auch ein Teeabsud aus Tausendguldenkraut, Odermennigkraut, Lungenkraut, Wegwarte, Skabiosekraut, Frauenhaarkraut, Ysop und Jelängerjelieber-Bittersüßkraut ist sehr zu empfehlen. Man trinke ihn acht Tage hindurch. Dann nehme man nur drei von diesen Kräutern zusammen und bereite davon einen Teeabsud. Nach weiteren acht Tagen nehme man andere drei Kräuter von den oben angeführten und zuletzt die übrigen zwei Kräuter und mache daraus einen Absud. Ist nach dieser Teekur die Heilung noch nicht eingetreten, so beginne man wieder mit dem ganzen Gemisch und setze mit den je drei Kräutern fort.

Alle die angeführten Tees sind morgens, mittags und abends zu trinken, und zwar je eine Tasse voll, aber nur schluckweise und mindestens 40 Minuten vor dem Essen.

Leberverstopfung

Kräuteranwendung:

Man setze eine Handvoll Schellkraut in 2 Liter Apfelmost bei Zimmertemperatur acht Tage an und trinke davon dann täglich morgens, mittags und abends je ein Achtelliter. Zwischendurch trinke man auch einen warmen Teeaufguß aus Eisenkraut, aber nur eine Tasse pro Tag.

Noch ein anderes Mittel kann gegen Leberverstopfung empfohlen werden. Man gebe eine Handvoll Akeleikraut in 1 Liter Weißwein, siede dieses Gemisch und trinke davon am Morgen und am Abend.

Leibschmerzen

Plötzlich auftretende, sehr starke, oft stechende Leibschmerzen können schwerwiegende Ursachen haben. Man denke nur an die Blinddarmentzündung! Daher ist unverzüglich der Arzt zu rufen.

Sind die Leibschmerzen jedoch harmloser Natur, so trachte man vor allem, daß der Stuhlgang in Ordnung ist, und dann halte man sich an nachstehende

Kräuteranwendung:

Man koche einen Teeabsud aus der Kalmuswurzel, Kamille, dem Tausendguldenkraut, der Pfefferminze, Bibernellewurz, aus etwas Anis und Kümmel. Von diesem Absud trinke man sofort 1 Tasse sehr warm und schluckweise. Auch warme, feuchte Umschläge sind sehr zu empfehlen.

Leistenhoden

Bei kleineren Knaben kommt es vor, daß ein Hoden noch nicht im Hodensack ist, sondern noch im Leistenkanal steckt. Wenn man rechtzeitig mit der Behandlung beginnt, so kommt der Hoden bald in seine richtige Lage. Geschieht dies nicht, so muß dies später auf operativem Wege geschehen.

Kräuteranwendung:

Man bade das Kind, das einen Leistenhoden hat, wöchentlich zweimal in einem Wassergemisch mit Schwebemoor.

Leukämie

Anzeichen dieser Krankheit sind Müdigkeit, Blutarmut, Fieber, Blutungen, Geschwür- und Geschwulstbildungen. Sie entsteht zumeist dann, wenn die blutbildenden Organe geschädigt erscheinen. Da diese Krankheit sehr gefährlich ist, muß vom Gebrauch aller sogenannten Hausmittel entschieden abgeraten werden. Hier kann nur der Arzt helfen. Von seiner Zustimmung ist auch abhängig nachstehende

Kräuteranwendung:

Man trinke einen Absud aus der Blutwurz und dem Eisenkraut. Auch ein Tee aus Frauenmantel, Eisenkraut, der Blutwurz und der Eisenwurz ist sehr wirksam. Man trinke, gleichgültig ob man den ersten oder zweiten Tee anwendet, täglich je eine Tasse morgens nüchtern, mittags und abends. Der Tee soll mit Honig gesüßt und nur schluckweise getrunken werden. Außerdem soll man viele Leberspeisen, Orangen, rohe Tomaten, gelbe und rote Rüben essen.

Wichtig ist ferner, daß der Patient sich nicht überanstrengt und täglich in frischer Luft einen längeren Spaziergang unternimmt.

Luftschlucken

Kräuteranwendung:

Gegen dieses Übel kann Enzian empfohlen werden, sowohl als Teeaufguß wie auch als Enzianschnaps. Vom Teeaufguß soll man täglich anfangs vier Tassen trinken, und zwar auf den ganzen Tag verteilt. Man trinke davon immer nur einen Schluck. Nach einigen Wochen gehe man auf drei Tassen zurück, dann auf zwei, bis man auch mit einer Tasse auskommt.

Ein Stamperl vom Enzianschnaps, zwischendurch getrunken, wird zur rascheren Beseitigung dieses Übels beitragen.

Es ist darauf zu achten, daß die Speisen beim Essen gut gekaut werden, damit der Magen nicht so viel Arbeit hat.

Lungenblutungen

Bei Lungenblutungen muß der Patient sofort ins Bett gebracht werden. Ruhe ist für den Kranken unbedingt notwendig. Der Arzt ist unverzüglich zu rufen!

Kräuteranwendung:

Man lasse Weihwedel ganz kurz aufkochen, zehn Minuten ziehen, und gebe den Absud dem Kranken schluckweise zu trinken. Auch ein Absud aus Eichenrinde ist bei Lungenblutungen sehr zu empfehlen. Der Patient soll davon alle halbe Stunde einen Schluck nehmen.

Lungenentzündung

Die Lungenentzündung ist eine Infektionskrankheit. Erkältungen fördern diese Erkrankung. Der Kranke leidet an Schüttelfrost, und die Temperatur steigt rasch an. Der Arzt ist zu holen!

Kräuteranwendung:

Man setze Meerrettich in Essig an und lege einen Lappen mit diesem Gemisch auf die Stelle, unter der man die entzündete Stelle der Lunge vermutet. Innerlich gebe man dem Kranken Kamillentee und Lindenblütentee zum Schwitzen. Zwischendurch soll der Patient öfters einen Schluck Wermuttee trinken.

Lungenerkrankung

Lungenerkrankungen kommen meist durch Erkältungen zustande. Ärztliche Aufsicht ist notwendig!

Kräuteranwendung:

Der Patient muß ins Bett. Als Tee gebe man ihm einen Absud von der Alantwurzel, der Bibernellewurzel und der Meisterwurz. Von diesem Tee, den man mit Honig süßt, soll der Patient täglich 3 bis 4 Tassen schluckweise trinken. Auch Fichtennadelhonig wird in alten Kräuterbüchern sehr empfohlen. Auf die Brust lege man über Nacht Zwiebeln, die in Schweinefett geröstet wurden.

116

Lungenleiden

verlangt natürlich ärztliche Betreuung!

Kräuteranwendung:

Bei jeder Art von Lungenleiden kann ein Tee aus Lungenkraut, der mit Honig gesüßt wird, bestens empfohlen werden. Man soll davon täglich 2 Tassen trinken. Ein sehr gutes Mittel ist Meisterwurz und Bibernellewurz in Schnaps angesetzt und davon täglich drei kleine Stamperl genommen. Man gebe eine Handvoll Meisterwurz und eine Handvoll Bibernellewurz in 2 Liter Kornschnaps und lasse den Ansatz 10 Tage hindurch ziehen. Dann hat man das beste schleimlösende Mittel für Lungenerkrankungen und Lungenleiden.

Lungenschwäche

Meist ist Lungenschwäche vererbt. Man soll sich nicht damit abfinden, daß sie da ist, sondern man soll trachten, die Lunge zu stärken und sie widerstandsfähig zu machen.

Kräuteranwendung:

Ein bekanntes Stärkungsmittel ist der Fichtennadelhonig. Als altes Volksheilmittel kann folgendes Rezept empfohlen werden: Man mische 30 Gramm Hundsfett, 7 Gramm Fuchslunge, 1½ Gramm Blutstein und 7 Gramm braunen Kandiszucker. Von diesem Gemisch soll man täglich zweimal eine Messerspitze voll nehmen. Dieses Mittel soll man sich in der Apotheke zubereiten lassen.

Wirkungsvolle Heilkräuter sind auch: Alantwurzeln, Bibernellewurzeln, Engelsüß, Sassaparillewurzeln, Freisamkraut (dreifarbiges Veilchen), Ehrenpreis, Lungenkraut, Goldraute, Skabiosekraut, Schafgarbe, Eibischwurz, Löwenzahn, Spitzwegerich, Pappeln und Veilchen. Man bereite täglich von je drei der angeführten Kräuter einen Tee und trinke davon morgens, mittags und abends 1 Tasse. Der Tee soll mit Honig gesüßt werden.

Viele Menschen schätzen bei Lungenschwäche auch einen Absud von Fichtentrieben, der mit Honig gesüßt und schluckweise getrunken wird.

Lungenschwindsucht

verlangt, wie alle Lungenleiden, ärztliche Betreuung!

Kräuteranwendung:

Man bereite einen Tee aus Wallwurz, Gänseblümchen und Gundermann und trinke schluckweise täglich 3 Tassen. Der Tee soll nur mit Honig oder Kandiszucker gesüßt werden.

Lungenspitzenkatarrh

Kräuteranwendung:

Bei Lungenspitzenkatarrh hat sich ein Tee aus der Bibernellewurz bereits oft bewährt. Von ihm sollen täglich 2 Tassen schluckweise getrunken werden. Auch ein Absud aus der Bibernellewurz, gemischt mit der Eibischwurz, kann sehr empfohlen werden.

Lungentuberkulose

Wer an Lungentuberkulose leidet, gehört in Behandlung des Arztes oder des Facharztes.

Gute, fette Kost, frische Luft und Höhenluft und viel Ruhe können den Gesundungsprozeß fördern.

Kräuteranwendung:

Als Tee kann der bei Lungenschwäche angegebene bestens empfohlen werden.

Lungenverschleimung

Kräuteranwendung:

Gegen Lungenverschleimung hilft ein Teegemisch aus der Bibernellewurz, der Meisterwurz, der Eibischwurz, dem Süßholz und dem Isländischen Moos. Man koche die Kräuter mit Honig ganz kurz auf und lasse sie dann 10 Minuten ziehen. Von diesem Tee soll man täglich 4 Schalen, schluckweise und auf den ganzen Tag verteilt, trinken. Manche Menschen ziehen folgende Kur vor: Eine Handvoll Bibernellewurzelpulver wird in 1 Liter Kornschnaps 10 Tage in Ofennähe oder in der Sonne angesetzt. Dann seiht man den Ansatz ab und trinkt davon täglich 3 Schnapsgläschen voll.

Über Nacht lege man sich eine Auflage von in Schweinefett gerösteten Zwiebeln auf die Brust.

Es ist dafür zu sorgen, daß immer gute Luft in dem Raume ist, in dem sich der Patient aufhalten muß. Die Luft darf auch nicht zu trocken sein. Es soll daher auf den Ofen ein Gefäß mit Wasser gestellt werden, in das man einige Fichten- oder Föhrenzweige wirft.

Gegen neuerliche Erkältungen muß man vorsichtig sein.

Lymphdrüsenstockung

Kräuteranwendung:

Rademacher, der Armeearzt Friedrichs des Großen, empfahl gegen diese Krankheit das Schellkraut. Das Schellkraut soll als Tee zubereitet werden. Man trinke dann schluckweise von diesem Tee eine Tasse morgens und eine am Abend.

Auch eine Handvoll Schellkraut, in 1 Liter Apfelmost angesetzt und dann 10 Tage stehengelassen, wirkt sehr gut, wenn man davon täglich je ein Gläschen am Vormittag und am Abend nimmt.

Lymphdrüsenunterfunktion

Kräuteranwendung:

Auch gegen diese Erkrankung gibt es ein Kräutermittel. Es ist dies die Alantwurzel. Sie ist ein scharfes Reizmittel und bringt in den meisten Fällen die Lymphdrüsen wieder auf Normalfunktion. Man trinke zu diesem Zweck einen Tee aus der Alantwurzel, und zwar je 1 Tasse morgens, mittags und abends. Der Tee soll ungesüßt und schluckweise getrunken werden. Noch besser wirkt dieses Heilkraut, wenn man es in Weißwein zubereitet und genau so trinkt, wie beim Tee angegeben wurde.

Magenbeschwerden, allgemein

Ein zu kaltes Getränk, schwerverdauliche Speisen oder eine Erkältung können die Ursache von Magenschmerzen sein.

Kräuteranwendung:

Man trinke schluckweise 1 Tasse Tee aus Kalmuswurzeln, Bibernellewurzeln, Pfefferminze, Wermut und Tausendguldenkraut.

Erwachsene greifen mit Recht gern nach einem Gläschen Enzianschnaps.

Magenblähungen

Kräuteranwendung:

Wenn man bei diesen Beschwerden ein oder zwei Schnapsgläschen Kalmusgeist oder Enzianschnaps trinkt, sind die Schmerzen meist schon weg.

Für weniger robuste Menschen ist ein Tee aus folgenden Kräutern zu empfehlen: Kalmuswurzeln, Bibernellewurzeln, Tausendguldenkraut, Pfefferminze, Melisse, Fenchel, etwas Anis und Kümmel. Man lasse den Tee ganz kurz aufkochen und trinke ihn ohne Zutaten schluckweise.

Magenblutungen

Bei Magenblutungen ist der Patient sofort ins Bett oder auf eine andere Liegestätte zu bringen, damit er sich nicht bewegt.
Dann verständige man sofort den Arzt.

Kräuteranwendung:

Wenn der Arzt erlaubt, daß der Patient Flüssigkeit zu sich nehmen darf, so gebe man ihm einen Teeabsud aus Anserinekraut, Weihwedel und Katzenschwanz.

Magenbrennen

Kräuteranwendung:

Bei Magenbrennen werden Wacholderbeeren sehr empfohlen. Man zerkaue sie und schlucke sie dann hinunter. Auch der Tausendguldenkrauttee ist ein altes Heilmittel gegen dieses Übel. Man soll von diesem Tee je 1 Tasse voll schluckweise am Morgen nüchtern, dann mittags vor dem Essen und am Abend vor dem Schlafengehen trinken.
Auch 1 Tasse ungekochter Vollmilch ist bei diesem Übel wirksam, wenn man sie schluckweise trinkt.
Bei dem Genuß von Wacholderbeeren achte man darauf, daß man mit drei Stück pro Tag beginnt, nach einer Woche auf sechs und nach der zweiten Woche auf zwölf Stück pro Tag übergeht. Dann geht man innerhalb der drei folgenden Wochen auf die gleiche Anzahl der Beeren zurück, so daß man die Kur nach zusammen sechs Wochen wieder mit drei Beeren pro Tag beschließt.

Magendrücken

Kräuteranwendung:

Eine Handvoll Angelika und Anserine setze man in 1 Liter Weißwein 10 Tage bei Zimmertemperatur an, siehe diesen Ansatz ab und nehme pro Tag je ein kleines Gläschen morgens nüchtern und am

Abend. Sehr zu empfehlen ist auch Johanniskrauttee, in den man dann ein Gläschen Enzianschnaps gibt. Ferner wirkt der Tee aus Enzianwurzeln, Kalmuswurzeln, Pfefferminze, Bibernellewurzeln und Wermut sehr gut, wenn man davon morgens und abends je eine Tasse trinkt.

Magenentzündung

Magenentzündung entsteht meist durch Erkältung des Magens oder durch Überreizung des Magens durch Gewürze, Alkohol und Nikotin.

Kräuteranwendung:

Man bereite Bockshornkleesamen in Milch zu einem Brei und nehme ihn warm zu sich. Ein anderes beliebtes Heilmittel ist der Teeaufguß aus Bibernellewurzeln, Katzenschwanz, Tausendguldenkraut, Brennesselblättern, Wermut und Frauenmantel. Von diesem Tee trinke man täglich morgens, mittags und abends je 1 Tasse schluckweise und ungesüßt.

Magenerkältung

Kräuteranwendung:

Bei einer ausgesprochenen Magenerkältung ist ein Teeaufguß aus der Bärwurz sehr wirksam. Auch ein anderer Kräutertee kann empfohlen werden: Kalmuswurzeln, Rainfarnblüten, Wacholderbeeren (gebrochen), Pfefferminzkraut und Melisse. Von diesem noch heißen Teegemisch soll zweimal täglich, und zwar morgens nüchtern und abends, je 1 Tasse getrunken werden.

Magenerweiterung

Kräuteranwendung:

Nach Kräuterarzt Dr. Schierbaum kann gegen diese Erkrankung ein Aufguß von Odermennigkraut bestens empfohlen werden, wenn man den Tee täglich morgens, mittags und abends schluckweise trinkt.

Der Patient soll große Mahlzeiten vermeiden und tut gut, öfters und dann natürlich entsprechend kleine Mengen zu essen. Nicht hastig, sondern langsam essen, und alle Speisen recht gut kauen!

Magengeschwüre

Ob **Magengeschwüre** vorhanden sind, läßt sich für gewöhnlich vorerst, wenn nicht Magenblutungen auftreten, schwer feststellen. Vor allem deshalb, weil dieselben Beschwerden auch bei Magenkatarrhen und Magenentzündungen auftreten können. Erst eine Röntgenaufnahme schafft Klarheit.

Die Magengeschwüre entstehen zumeist durch Erkältungen, Blutarmut, als Folgen von schweren Magenkatarrhen, durch Trinken von zu heißen Getränken oder durch Quetschungen.

Kräuteranwendung:

Vor allem ist es unbedingt notwendig, daß der Kranke Diät hält. Es dürfen keine scharfen, sauren und blähenden oder stopfenden Speisen gegessen werden. Es sollen kein Alkohol und keine kalten oder zu heißen Getränke getrunken werden. Ferner ist das Rauchen bei Magengeschwüren sehr nachteilig, weil das Geschwür und die entzündeten Stellen immer wieder gereizt werden.

Man bereite mit warmem Wasser und Leinsamen einen schleimigen Brei, den der Patient auf nüchternen Magen zu sich nehmen soll. Dann trinke man einen Teeaufguß aus Tausendguldenkraut, Kalmus und Bibernelle. Dieser Tee soll auch am Abend nochmals getrunken werden. Äußerlich mache man warme Umschläge aus einem Absud von Katzenschwanz und Kamille.

Magenkatarrh

Kräuteranwendung:

Bei Magenkatarrh wende man dieselbe Kräuterkur an, die bei Magenentzündung angeführt wurde.

Magenkrampf

Kräuteranwendung:

Auch hier wirkt wieder der Enzianschnaps ganz hervorragend, wenn man davon zwei Gläschen trinkt. Aber auch der Melissengeist kann gegen Magenkrämpfe sehr empfohlen werden. Hat man keines von diesen beiden Mitteln daheim, so kann noch folgendes empfohlen werden: Man koche Anserine mit etwas Kümmel und Anis in Milch und trinke dieses Getränk warm und schluckweise.

Magenleiden

Handelt es sich um Erkrankungen schwerer Natur, dann ist die Hilfe eines Arztes notwendig.

Kräuteranwendung:

Allgemein können bei Magenleiden folgende Kräuter angegeben werden: Kalmuswurzeln, Tausendguldenkraut, Bibernellewurzeln, Brennesselblätter oder Brennesselsamen oder Brennesselwurzeln, Alantwurzeln, Pfefferminze, Melisse, Enzianwurz, Thymian und Ringelblume. Trinkt man von diesen angeführten Kräutern drei zu einem Tee zusammengemischt, so wird man bestimmt eine Erleichterung verspüren.

Magennervenerkrankung

Bei Magennervenerkrankung empfinden die Patienten fast dieselben Störungen wie bei einer Magenentzündung oder einem Magenkatarrh. Sie leiden an Brechreiz und haben Schmerzen, vor allem in der sogenannten Magengrube.

Kräuteranwendung:

Ein wirksames Mittel gegen dieses Leiden ist Baldriantee. Man trinke davon täglich 3 Tassen auf den ganzen Tag verteilt und schluckweise. Der Tee muß aber lauwarm sein.
Ein weiteres Mittel ist der Thymiantee, wenn er so genommen wird wie der Baldriantee. Auch Umschläge mit feuchten, warmen Tüchern können Linderung bringen.

Magennervosität

Die Erscheinungen beim nervösen Magen sind nicht immer gleich. Ein sicheres Zeichen aber ist vor allem das nervöse Erbrechen, namentlich bei Aufregungen, zum Beispiel vor Prüfungen, vor Vorsprachen bei Ämtern und bei Gericht, vor Reisen usw.

Kräuteranwendung:

Bei Magennervosität haben sich Baldriantropfen ganz hervorragend bewährt. Man nehme davon 10 Tropfen auf einen Kaffeelöffel und trinke einen Schluck Wasser nach. Auch auf Zucker können die 10 Baldriantropfen genommen werden. Es tritt dann schon in einigen Minuten eine Linderung ein.

Macht sich die Magennervosität aber fast jeden Tag und selbst bei der kleinsten Erregung bemerkbar, so muß unbedingt der Arzt aufgesucht werden, denn dann sind bestimmt noch andere Störungen vorhanden.

Magensäure, zu scharf

Kräuteranwendung:

Ein altes Mittel gegen dieses Übel ist die Wacholderbeerenkur. Am ersten Tag kaue man 5 Beeren und steigere dies bis zu 20 Beeren im Tag, dann gehe man im selben Ausmaß wieder auf 5 Beeren zurück, alles in einem Zeitraum von 14 Tagen.

Sehr zu empfehlen wäre auch der Tee aus der Rinde des Hollers. Man trinke davon 3 Tassen täglich.

Recht wirksam ist auch ein Tee aus Enzianwurzeln, Minze, Tausendguldenkraut, Blutwurz und Eibischwurz, den man wie den Hollertee nimmt.

Magensäure, zu wenig

Kräuteranwendung:

Bei zu wenig Magensäure trinke man einen Tee aus gequetschten Schlehenbeeren, und zwar je 1 Tasse morgens auf nüchternen Magen und nach der größeren Mahlzeit.

Mittlerweile setze man in 1 Liter 45%igen Weingeist gequetschte Schlehenbeeren 10 Tage an, seihe nachher den Ansatz ab und bewahre den so erhaltenen Geist in einer Flasche gut verkorkt auf. Von ihm nehme man täglich dreimal 10 Tropfen und trinke einen Schluck Wasser nach.

Magenschmerzen

Bei Magenschmerzen im allgemeinen, bei Magendrücken, bei welchem der Schmerz oft bis in die Speiseröhre hinaufgeht, und bei Blähungen im Magen empfiehlt sich folgende

Kräuteranwendung:

Man trinke schluckweise einen Tee, bestehend aus gleichen Teilen Thymian und Schafgarbe, zu welchem man auch einige Körner Anis mischt, und lege warme Tücher auf die Magengegend.

Gern wird auch ein Teegemisch aus Baldrian, Pfefferminze, Anserine, Rainfarnblüten und Bibernellewurzeln getrunken.

124

Magenschwäche

Ein sicheres Zeichen für Magenschwäche ist es, daß man gewisse Speisen nicht verträgt, so Bohnen, Erbsen, Obst, Germspeisen usw. Mit der Magenschwäche ist meist auch eine Darmstörung in Verbindung.

Kräuteranwendung:

Benediktendistel, Bitterklee, Enzianwurz, Wacholderbeeren, Rainfarnblüten werden zu gleichen Teilen gemischt und als Tee dreimal täglich schluckweise getrunken.
Wirksam ist auch die Wacholderbeerenkur, wie sie unter Magensäure bereits angegeben wurde.

Magenschwäche bei Greisen

Kräuteranwendung:

Alte Leute, die an Magenschwäche leiden, nehmen am besten einen Tee, bestehend aus Rainfarnblüten und Schafgarbe zu gleichen Teilen. Man trinke davon 2 Tassen am Tag, doch nicht auf einmal, sondern schluckweise auf den ganzen Tag verteilt. Der Tee muß selbstverständlich immer warm genommen werden.

Magensenkung

Magensenkung ist meist eine Folge starker Abmagerung. Der Patient hat besonders Beschwerden nach dem Essen, leidet an Appetitlosigkeit, die stets im Gefolge der Magensenkung auftritt.

Kräuteranwendung:

Man koche 2 Kaffeelöffel voll Bockshornkleesamen in einer Tasse Milch zu einem Brei. Von ihm soll man öfters am Tag einen Eßlöffel voll nehmen (im ganzen 3 Tassen täglich).
Auch der Tee, bestehend aus Wegerichblättern, Knabenkraut und Blutwurz, ist sehr zu empfehlen, wenn er zweimal täglich schluckweise getrunken wird.
Eine Art Mastkur ist bei Magensenkung unbedingt notwendig. Dabei möchte ich auf jene Nahrungsmittel besonders hinweisen, die ein Zunehmen des Gewichtes bewirken, das sind: Fett, Fleisch, Milch, Käse, Eier, Hülsenfrüchte, Brot, Kartoffeln und alle Getreide-

arten. Man soll am Tag öfters essen und sich nachher sogleich auf den Rücken legen oder auf die rechte Seite. Flüssigkeiten soll man möglichst wenig nehmen.

Magenträgheit

Wenn der Magen nicht recht arbeiten will, vertraue man auf folgende

Kräuteranwendung:

Wenn der Monatsrettich gedeiht, esse man davon täglich 6 Stück, und zwar folgendermaßen verteilt: 2 Stück am Vormittag, 2 Stück am Nachmittag und 2 Stück gegen Abend.

Ein anderes Mittel, das das ganze Jahr hindurch zur Verfügung steht, doch nur dann angewendet werden soll, wenn der Magen nicht entzündet ist, ist der Meerrettich (Kren). Man nehme jeden Vormittag einen Kaffeelöffel Meerrettichsaft ein und trinke eine Schale Rindsuppe darauf. Der Erfolg bleibt nicht aus. Auch die Blähungen, die bei Magenträgheit gern auftreten, werden verschwinden.

Magenvergiftung

ist eine Erkrankung, die meist in den warmen Jahreszeiten auftritt. Die sichersten Zeichen dafür sind Brechreiz, Übelkeit und Fieber.

Kräuteranwendung:

Man siede eine kleine Handvoll Meisterwurz in einem Liter Wein und trinke davon alle 20 Minuten einen anständigen Schluck. Gegen die Schmerzen im Magen helfen sehr warme, feuchte Umschläge auf die Magengegend.

Am ersten Tag ist jede Art von Speisen zu meiden. Am zweiten Tag kann man dann, wenn keinerlei Störungen mehr auftreten, mit einer Reisschleimsuppe beginnen und dazu gebähtes Weißbrot essen.

Es empfiehlt sich aber, bei allen Magenvergiftungen den Arzt zu Rate zu ziehen.

Magenverschleimung

Zeichen der Magenverschleimung sind Appetitlosigkeit, schleimiger Speichel und am Morgen ein süßlicher Geschmack im Mund.

Kräuteranwendung:

Hier helfen gut Pfefferminze, Rainfarnblüten, Bibernellewurz, Wacholderbeeren, Rosmarin und Fenchel. Diese Kräuter werden am besten in Rotwein gesotten, und der Absud wird dann getrunken. Man nimmt davon eine Tasse morgens auf nüchternen Magen, eine halbe Tasse vor dem Mittag- und eine halbe Tasse vor dem Abendessen. Fast ebenso wirksam ist der Tee von diesen Kräutern.

Oft wird auch hier mit bestem Erfolg die Wacholderbeerenkur angewandt, wie sie bei „Magensäure" angeführt ist.

Magenverstimmung

Gegen eine Magenverstimmung, die sich durch leichte Übelkeit und eine Abscheu vor allen Speisen kennzeichnet, gibt es ein einfaches und gutes Mittel.

Kräuteranwendung:

Man koche einen Kaffeelöffel voll Bibernellewurz in einer großen Schale Wasser 3 Minuten lang, lasse diesen Absud 10 Minuten ziehen und trinke ihn dann schluckweise. Eine Besserung wird bald eintreten.

Hernach aber noch etwas hungern, tut dem Magen gut!

Magenwürmer

Wenn im Magen Würmer auftreten, so ist mit Sicherheit anzunehmen, daß auch Würmer im Darm vorhanden sind.

Kräuteranwendung:

Das beste Mittel gegen Würmer ist der Knoblauch. Man röste Knoblauch leicht in Butter oder Schweinefett ab, gebe ihn auf gebähtes Schwarzbrot und esse davon täglich morgens nüchtern und am Nachmittag eine Schnitte. Nach 2 Tagen macht man dann eine Klistier mit Knoblauchabsud in Milch.

Magerkeit

Starke Abmagerung kann ihre Ursache in Magen- und Lebererkrankungen, in Funktionsstörungen der Galle, aber auch in schweren seelischen Störungen haben. Man versäume nicht, den Rat eines Arztes einzuholen.

Kräuteranwendung:

Vor allem muß erst das Grundübel beseitigt werden. Dann kann man mit einer Mastkur beginnen. Zu diesem Zweck koche man 2 Kaffeelöffel voll Bockshornklee in einer großen Schale Milch zu einem Brei. Von diesem nehme man öfters am Tag einen Eßlöffel voll. Als Tee trinke man täglich zweimal eine Tasse Bärlapptee.

Ein anderes gutes Mittel: 2 Teile Bockshornklee, 1 Teil Knabenkrautwurzelpulver werden in 4 Teilen Milch 5 Minuten gekocht. Von diesem Brei nimmt man täglich 4 Eßlöffel voll.

Der Patient soll mehrmals am Tag nahrhafte Kost zu sich nehmen, aber nur kleine Portionen. Anschließend möge er auf dem Rücken oder auf der rechten Seite ruhen.

Mandelanschwellung

Wenn sich die Mandeln nur leicht vergrößern, ohne weitere Beschwerden zu machen, so ist die Sache meist nicht schlimm.

Kräuteranwendung:

Man bereite einen Teeaufguß aus folgenden Kräutern: Birkenblättern, Hauhechel, gelbes Labkraut, Schließgraswurzeln und Wegerich. Davon trinke man vor dem Schlafengehen und am Morgen eine Tasse. Vor dem Schlafengehen wasche man den Hals mit kaltem Wasser ab, dann wickle man, ohne den Hals abzutrocknen, ein Leinentuch darüber und über dieses noch ein warmes Tuch.

Mandelentzündung

Schwellen die Mandeln jedoch stark an, treten Schluckbeschwerden auf, ist die Zunge stark belegt und zeigen sich auf den Mandeln gelblichweiße Flecken, so sind das sichere Zeichen der Mandelentzündung. Kopfschmerzen und Fieber sind dann auch immer im Gefolge dieser Erkrankung.

Kräuteranwendung:

Man trinke denselben Teeaufguß, der bereits bei Mandelanschwellung empfohlen wurde. Ferner ist Gurgeln mit einem Absud von

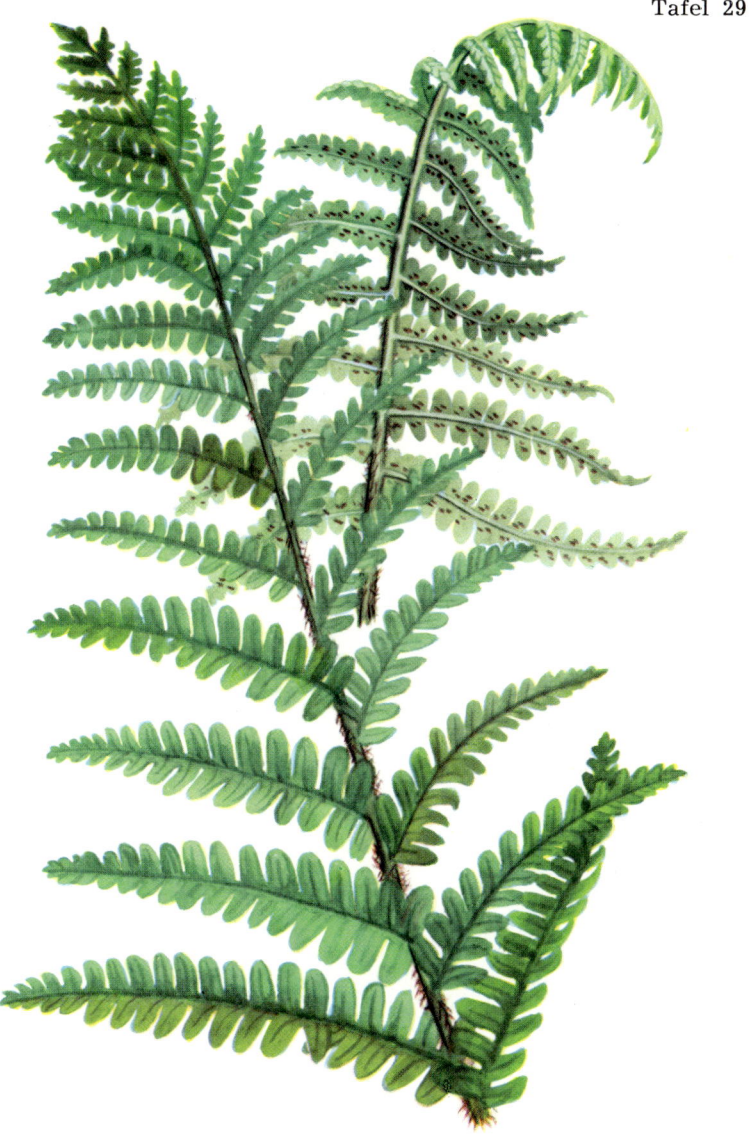

FARNKRAUT, WURMFARN — Aspidium filix mas

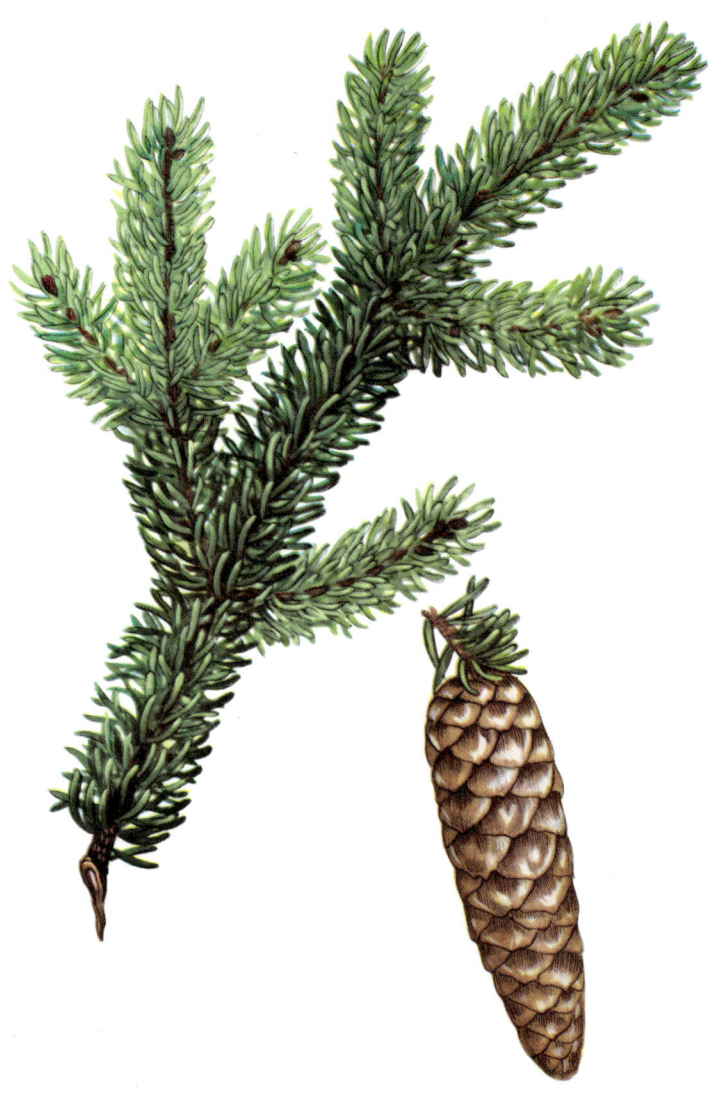

FICHTE — *Picea excelsa*

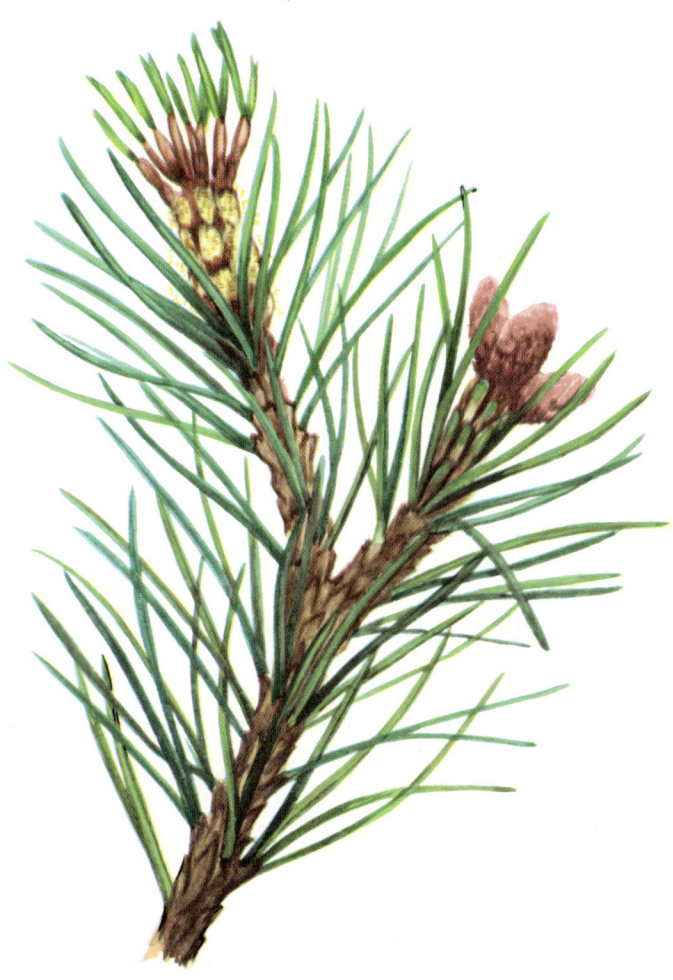

FÖHRE — Pinus silvestris, Pinus montana

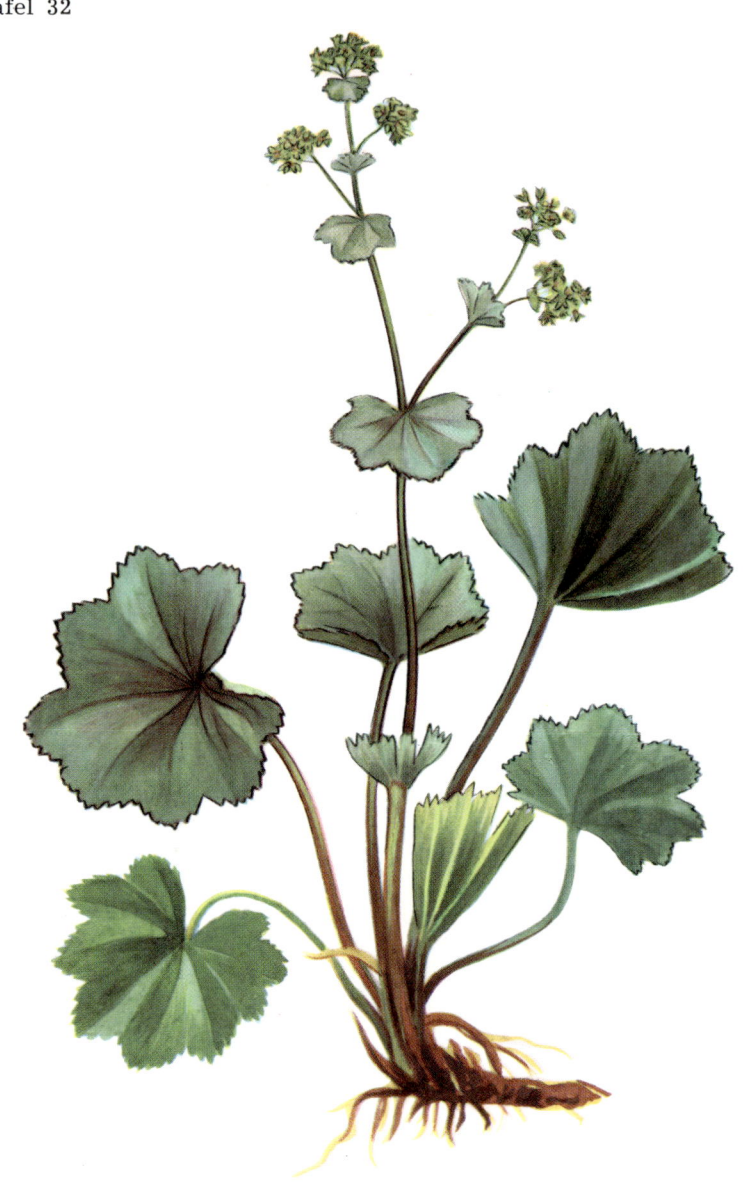

FRAUENMANTEL — Alchemilla vulgaris

Frauenmantel und Salbei sehr zu empfehlen. Erwachsene können auch mit Kalmusgeist gurgeln.

Schließlich versäume man nicht, warme zerstoßene Zwiebeln als Halsauflage zu verwenden.

Sind die Mandeln schon stark zerklüftet und geben sie immer wieder Anlaß zu Störungen, so gehören sie herausgenommen, denn sie können dem Patienten ansonsten sehr gefährlich werden. Es können allerlei gefährliche Krankheiten entstehen, zum Beispiel Gelenkentzündungen, Rheumatismus, Kreislaufstörungen usw. Es ist daher notwendig, die Hilfe des Arztes zu suchen.

Mannesschwäche

Kräuteranwendung:

Man trinke jeden Morgen ein Teegemisch aus Pfefferminze, Melisse, Thymian und Kalmus zu gleichen Teilen und am Nachmittag reinen Kalmustee.

Da bei solchen Menschen zumeist auch die Nerven nicht in Ordnung sind, möge man auf tägliche Spaziergänge in frischer Luft und kalte Abreibungen nicht vergessen.

Masern

Masern treten in erster Linie bei Kindern auf, doch auch Erwachsene können davon befallen werden. Säuglinge und schwächliche Kinder sind sofort von den Masernerkrankten abzusondern, da die Krankheit ansteckend ist.

Diese Krankheit ist meist von Fieber begleitet und beginnt mit Appetitlosigkeit, Frösteln, Schnupfen, Rötung der Augen, der Rachenschleimhaut und der Mundschleimhaut. Nach 4 bis 5 Tagen sieht man über den ganzen Körper verstreut unregelmäßige rote Flecken auftauchen, die nach weiteren 4 bis 5 Tagen wiederum verschwinden.

Kräuteranwendung:

Das erkrankte Kind muß sofort in das Bett, doch soll man es nicht allzu stark zudecken. Es soll vor grellem Licht geschützt werden, und außerdem soll man seine Augenlider mit Vaselin bestreichen. Man muß sehr aufpassen, daß das Kind sich nicht neuerdings erkältet, denn sonst könnten als Folgeerscheinung Mittelohreiterung und Lungenentzündung auftreten.

Man gebe dem Kind mehrmals am Tag 5 Tropfen Stiefmütterchengeist auf 1 Stück Zucker. Außerdem gebe man dem kleinen Patienten reichlich zu trinken, am besten warme Limonade. Dazwischen 1 Löffel mit Lebertran ist von guter Wirkung. Wenn das Fieber nachgelassen hat, so empfiehlt Kräuterpfarrer Künzli in seinem Heftchen „Chrut und Unchrut", die Kinder 8 Tage hindurch jeden Tag in einem Absud von Tannennadeln und Heublumen zu baden. (Eine Handvoll Tannen- oder Fichtennadeln und eine Handvoll Heublumen in 4 Liter Wasser 5 Minuten kochen lassen.)

Mastdarmentzündung

Zu Mastdarmentzündungen kommt es meist nach einem Darmkatarrh, oft auch nach zu starken Wurm- und Abführmitteln.

Kräuteranwendung:

Sehr zu empfehlen sind Sitzbäder in einem Absud von Eichenrinde und Frauenmantel. Innerlich nehme man zur selben Zeit einen Teeaufguß, bestehend aus gleichen Teilen Frauenmantel und Kamille. Von diesem Tee soll man täglich öfters einen Schluck nehmen.

Mastdarmfistel

Mastdarmfisteln entstehen nach Abszessen in der Nähe des Afters, die nicht ausheilen. Die Fisteln verursachen dann Juckreiz, Schmerzen und manchmal auch Ekzeme.

Kräuteranwendung:

Sehr zu empfehlen sind Sitzbäder aus gleichen Teilen Eichenrinde und Frauenmantel. Auch ein vorsichtiges Klistier mit diesem Absud hat sich bestens bewährt.

Innerlich nehme man einen Teeaufguß aus Frauenmantel und Kamille. Mastdarmfisteln darf man nicht leichtnehmen. Es ist gut, sofort den Arzt zu Rate zu ziehen, damit keine Komplikationen entstehen.

Mastdarmgeschwür

Verlangt ärztliche Behandlung!

Kräuteranwendung:

Man trinke täglich einen Teeabsud aus Frauenmantel, Kamille, Pfefferminze, Blutwurz und Bibernellewurz. Dieser Tee wird morgens nüchtern und am Nachmittag getrunken.

Außerdem nehme man jeden zweiten Tag ein Sitzbad in Heublumenabsud.

Mastdarmvorfall

kann sowohl bei Erwachsenen als auch bei Kindern vorkommen. Mastdarmvorfall ist meist eine Folgeerscheinung nach chronischer Verstopfung.

Kräuteranwendung:

Man trinke einen Absud aus 1 Teil Eichenrinde und 3 Teilen Frauenmantel. Dieser Tee wird täglich dreimal getrunken, und zwar jedesmal eine Tasse.

Außerdem nehme man täglich ein Sitzbad in einem Absud von gleichen Teilen Eichenrinde und Frauenmantel.

Diese Behandlung muß aber schon am Anfang der Störungen beginnen, soll sie Erfolg haben.

Auch hier gilt dasselbe wie oben: keine falsche Scham, sondern zum Arzt gehen! Aber nicht zuwarten, bis dann nur noch eine Operation helfen kann.

Melancholie

Kräuteranwendung:

Kräuterpfarrer Künzli schreibt in seinem Kräuterheft „Chrut und Unchrut": „Dem Benediktenkraut hat der Schöpfer die Kraft gegeben, alles aus dem Gehirn und aus dem Herzen zu vertreiben, was nicht hingehört; es stärkt das Herz wunderbar und macht es frohmütig. Wahrscheinlich wegen des darinnen enthaltenen Radiums."

Darum nehme man die Benediktenwurz und bereite aus ihr in Weißwein einen Absud. Von diesem Tee trinke man dann täglich 2 Tassen. Der Erfolg wird dann nicht mehr lange auf sich warten lassen.

Unterstützen kann man diese Kur durch Spaziergänge in frischer Luft.

Menstruationsstörungen

Von einer Störung ist dann zu sprechen, wenn die monatlichen Blutungen zu schwach, zu stark oder schmerzhaft sind oder wenn sie ganz ausbleiben, ohne daß eine Schwangerschaft vorhanden ist.

Kräuteranwendung:

Bei zu schwachen, aber auch bei zu starken Blutungen ist folgender Tee zu empfehlen: Frauenmantel und weiße Taubnessel zu gleichen Teilen. Davon trinke man täglich je eine Tasse morgens und abends.

Bleiben die monatlichen Blutungen aus, ohne Schwangerschaft, so ist ein heißes Sitzbad von 37 bis 45 Grad Celsius zu empfehlen, das aber nicht länger als 10 Minuten genommen werden soll.

Bei allen Unterleibsstörungen sind Moorbäder sehr wirksam. Sie werden auch von Ärzten anempfohlen.

Migräne

Kopfschmerzen, Schwindel, Übelkeit, blasses Gesicht, ungeheure Müdigkeit und Überempfindlichkeit der Haut, kalte Hände und Füße, das sind die Kennzeichen von Migräne.

Migräne tritt hauptsächlich bei Jugendlichen auf.

Kräuteranwendung:

Als Tee trinke man auf nüchternen Magen: Faulbaumrinde, Dornschlehenblüte und Rhabarberwurz, zu gleichen Teilen als Teeabsud zubereitet.

Am Nachmittag trinke man einen Teeabsud aus: Hopfen, Pfefferminze und Thymian. Am Abend trinke man denselben Tee, nur gebe man noch Rosmarin dazu.

Außerdem nehme man jeden zweiten Tag ein warmes Fußbad aus Farnabsud.

Milchförderndes Mittel

Bei stillenden Müttern kommt es manchmal vor, daß sie zu wenig Milch zum Stillen ihrer Kinder haben. Ihnen kann geholfen werden.

Kräuteranwendung:

Man koche 3 Tassen Tee aus der Kreuzblume und trinke diese Menge innerhalb eines Tages, doch immer nur warm und schluckweise; nie auf einmal.

Gern fügt man dem Tee auch noch etwas Kümmel bei.

Milchstauungen

Bei stillenden Müttern kommt es vor, daß Milchstauungen auftreten.

Kräuteranwendung:

Treten Störungen auf, sollen sich stillende Mütter sofort einen
Fencheltee zubereiten und davon öfters am Tag einen Schluck
machen. Der Tee soll warm sein.

Ist eine Schwellung und Entzündung damit verbunden, so siede
man Fenchelwurzeln und lege sie warm auf.

Milzanschwellung

Milzanschwellung kann durch verschiedene Krankheiten hervorgerufen werden. Zuerst ist das Grundübel zu suchen und zu bekämpfen und dann die Milzanschwellung. Der Arzt ist zu Rate zu
ziehen.

Kräuteranwendung:

Als Tee empfiehlt man den Absud aus Hirtentäschel. Von ihm
soll man täglich drei Tassen schluckweise trinken.

Milzbrand

Diese Krankheit wird zumeist von erkrankten Tieren auf den
Menschen übertragen. Gefährdet sind Lederarbeiter, Bürstenbinder
und solche Menschen, die eben mit dem Leder und den Borsten zu
tun haben. Man unterscheidet einen äußeren oder Hautmilzbrand
und einen inneren oder Lungen- und Darmmilzbrand. Diese Krankheit ist nicht ungefährlich und verlangt ärztliche Behandlung.

Kräuteranwendung:

Sehr gut wirkt gegen diese Krankheit ein Ansatz von $4/5$ Weißwein und $1/5$ Schlehdornblüten, den man 8 Tage lang ansetzen soll.
Von diesem Tränklein kann man aber schon vom fünften Tag ab
mehrmals einen Schluck machen.

Milzentzündung

Milzentzündung entsteht meist durch Fall, Stoß oder Schlag. Sie
ist eine gefährliche Erkrankung, und die Beiziehung eines Arztes ist
unbedingt notwendig.

Kräuteranwendung:

Man trinke täglich dreimal eine Tasse Hirtentäscheltee, und zwar eine Tasse in der Zeit vom Morgen bis gegen 10 Uhr, die zweite Tasse zwischen 11 Uhr und 16 Uhr und die dritte Tasse von 17 Uhr bis zum Abend.

Äußerlich gebe man kalte Wickel um die Milzgegend. Öfters wechseln!

Auch folgendes Getränk kann sehr empfohlen werden: 20 Gramm Alantwurzeln, Meerrettich, Tausendguldenkraut, Odermennig, Wermut, Engelsüß, eine Handvoll Rosmarin, Ginster, 16 Gramm Eschbaumrinde, 1,5 Gramm Zitwer und Zimt, alles gut vermischt und in Weißwein gesotten. Von diesem Tränklein nehme man dann täglich mehrmals einen ordentlichen Schluck.

Milzleiden

Bei Milzleiden im allgemeinen wende man folgende Kräuterkur an:

Kräuteranwendung:

Man bereite zu gleichen Teilen aus Hirtentäschel und Waldmeister einen Tee und trinke davon täglich 3 Tassen schluckweise.

Auch die Kräuterkur, die unter Milzentzündung angegeben wurde, ist sehr zu empfehlen.

Zur Reinigung bei Milzverstopfung kann ganz besonders ein Tee, bestehend aus Eisenkraut und Alantwurz, sehr empfohlen werden.

Während der Erkrankung dürfen keine scharfen Speisen genossen werden.

Mitesser

Mitesser sind zwar keine Krankheit, doch können sie manchmal unangenehme Geschwüre zeitigen. Sie entstehen durch Stauungen von Talg in den Talgdrüsen.

Kräuteranwendung:

Menschen, die von der Mitesserplage befallen sind, sollen Dunstbäder nehmen oder Waschungen aus dem Kräuterabsud von: Rosmarin, Hirtentäschel, Brennessel und Ginster.

Auch bei Dampfbädern soll man diese Kräutermischung heranziehen.

Mittelohreiterung

Die Mittelohreiterung ist eine Folgeerscheinung der Mittelohrentzündung. Sie verlangt ärztliche Behandlung.

Kräuteranwendung:

Gegen diese schmerzhafte Krankheit kann ein wohl altes, aber sich stets bewährendes Heilmittel empfohlen werden. Storchschnabel, zusammengebündelt, wird um den Hals gelegt. Die Schmerzen lassen fast augenblicklich nach. Auch ein anderes Heilmittel unserer Vorfahren sei angeführt. Man presse 10 Hauswurzblätter aus und mische den so erhaltenen Hauswurzsaft mit der gleichen Menge Mandelöl. Von dieser Mischung träufle man 5 bis 10 Tropfen in jedes Ohr und verschließe die Ohren dann mit Watte. Dieses Mittel wirkt ebenso schmerzstillend wie heilend.

Mittelohrentzündung

Bei Mittelohrentzündung muß man sehr vorsichtig sein und sofort den Arzt rufen. Der Arzt wird dann feststellen, welchen Grad die Mittelohrentzündung bereits erreicht hat. Die leichteste Art dieser Entzündung nennt man Mittelohrkatarrh. Mittelohrkatarrh schließt sich meist an einen Schnupfen an. Etwas Schwerhörigkeit und das Gefühl des „verschlagenen Ohres" sind Anzeichen. Fieber braucht in diesem Stadium nicht aufzutreten.

Kräuteranwendung:

Die Kräuteranwendung ist dieselbe, wie sie bei Mittelohreiterung angegeben ist. Bestrahlungen, etwa mit einer Astraluxlampe, sind sehr wirksam. Anschließend muß man aber die Ohren mit Watte verschließen, damit man sich nicht neuerlich erkältet.
Man achte auch darauf, daß kein Wasser in die Ohren kommt.

Müdigkeit

Durch Überarbeitung und auch durch dauernde seelische Belastung kann eine allgemeine Müdigkeit einsetzen, die sich oft sehr unangenehm bemerkbar macht.

Kräuteranwendung:

Gegen Müdigkeit empfiehlt sich besonders ein Absud von Benediktenwurz, Enzian, Pfefferminze und Melisse. Von diesem Tee trinke man täglich morgens und abends je eine Tasse. Wirksam ist auch die Bachnelkenwurz, wenn man sie in Weißwein im Verhältnis 1 zu 5 ansetzt (1 Teil Bachnelkenwurz und 5 Teile Weißwein). Nach 10 Tagen seiht man das Gemisch ab und trinkt davon täglich viermal einen Schluck. Wenn kein Weißwein zur Verfügung steht, kann man auch reinen Apfelmost verwenden.

Mumps

Die epidemisch auftretende Ohrspeicheldrüsenentzündung wird im Volksmund Mumps oder Ziegenpeter genannt. Bis sie richtig zum Ausbruch kommt, braucht sie 2 bis 3 Wochen. Diese Krankheit wird meist erst richtig erkannt, wenn Schwellungen unter dem Ohr beginnen. Die Haut sieht gespannt aus, doch nicht rot, wie man dies bei anderen Geschwülsten meist sieht, sondern blaß glänzend. Wenn die Krankheit entsprechend beachtet wird und sich der Patient nicht erkältet, kommt es meist zu keinerlei Komplikationen. Bei Erkältungen treten oft Entzündungen der Geschlechtsorgane, mehr beim männlichen Geschlecht als beim weiblichen, auf.

Kräuteranwendung:

Man gebe dem Patienten einen Tee aus Dornschlehenblüten, Rhabarberwurzeln und Faulbaumrinde zur anständigen Reinigung des Darmes. Dieser Tee muß morgens nüchtern getrunken werden. Erfolgt darauf noch keine Darmentleerung, so nehme man 2 Löffel Rizinusöl. Die angeschwollene Stelle unter dem Ohr bestreiche man mit Olivenöl, binde sie ein und halte sie immer sehr warm.
Tritt Fieber auf und der meist damit verbundene Schüttelfrost, so mache man auf der angeschwollenen Stelle Umschläge mit warmem Leinsamenbrei.

Mundfäule

Diese Krankheit kommt meist bei Kindern vor, besonders bei rachitischen und bei solchen, die schlechtes Blut haben. Sie beginnt mit einem Brennen im Mund, und es zeigen sich im Mund weiße Bläschen mit einem roten Rand.

Kräuteranwendung:

Gegen dieses Übel hilft ein Absud von Eichenrinde, Frauenmantel, Pfefferminze, Katzenschwanz und Bibernellewurz. Mit diesem Absud soll man sich während des Tages öfters ausspülen. Gleichzeitig soll man den Tee aus Frauenmantel und Engelwurz trinken.

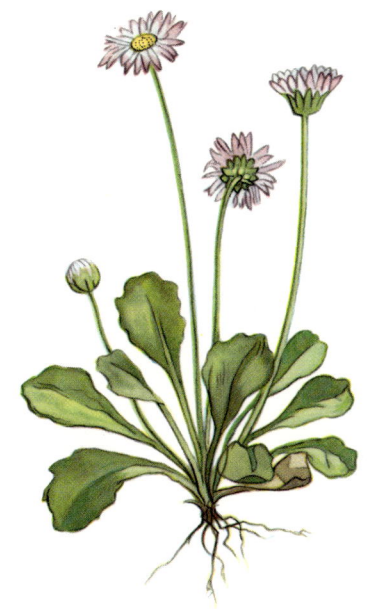

GÄNSEBLÜMCHEN — Bellis perennis

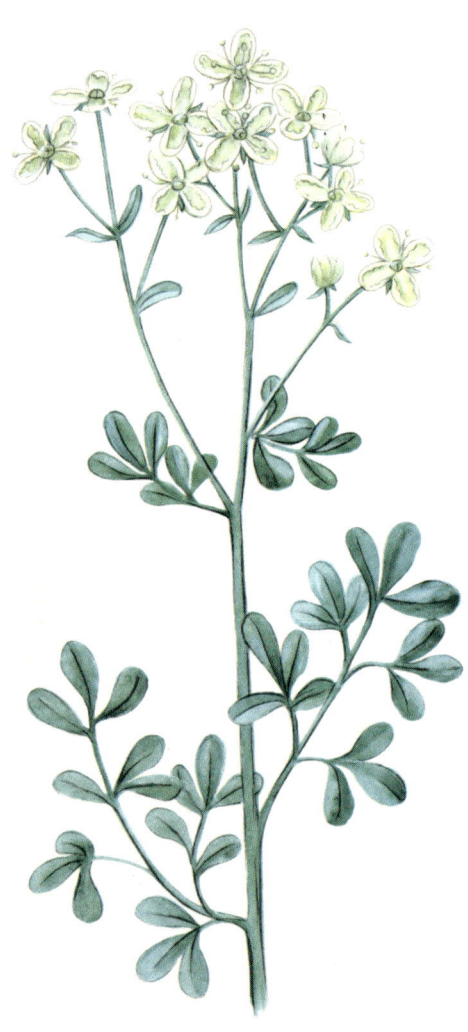

GARTENRAUTE — Ruta graveolons

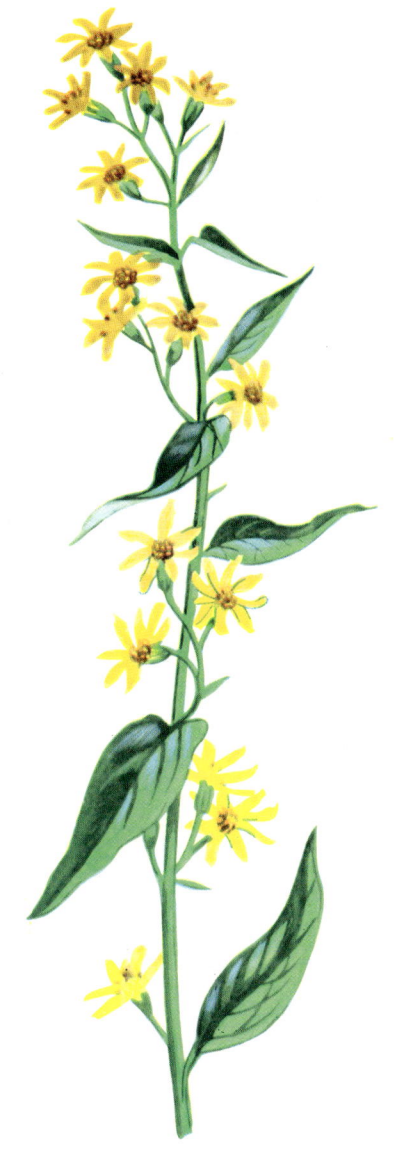

GOLDRUTE — Solidago virga aurea

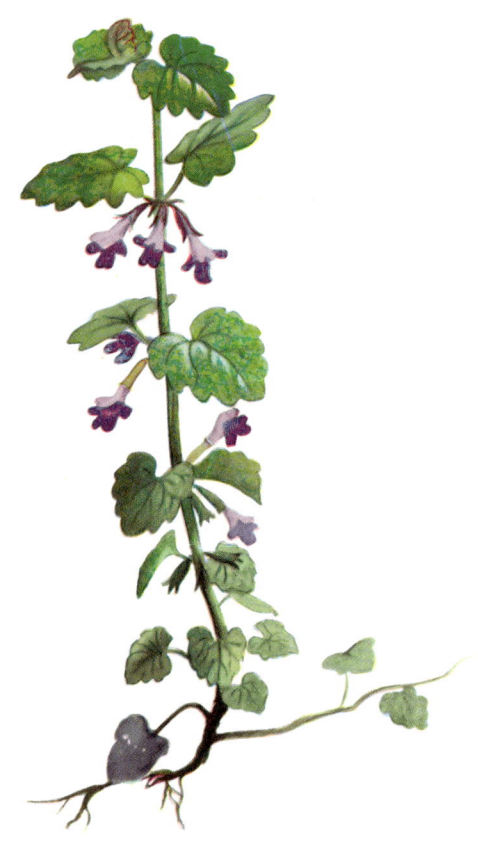

GUNDERMANN, GUNDELREBE — Glechoma hederacea

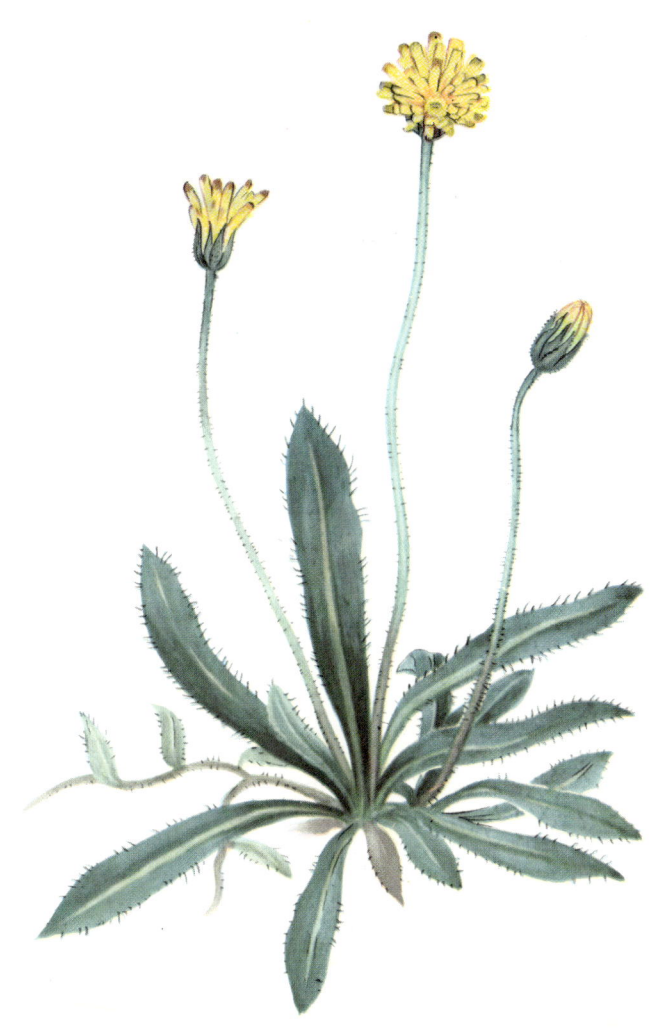

HABICHTSKRAUT — Hieracium pilosella

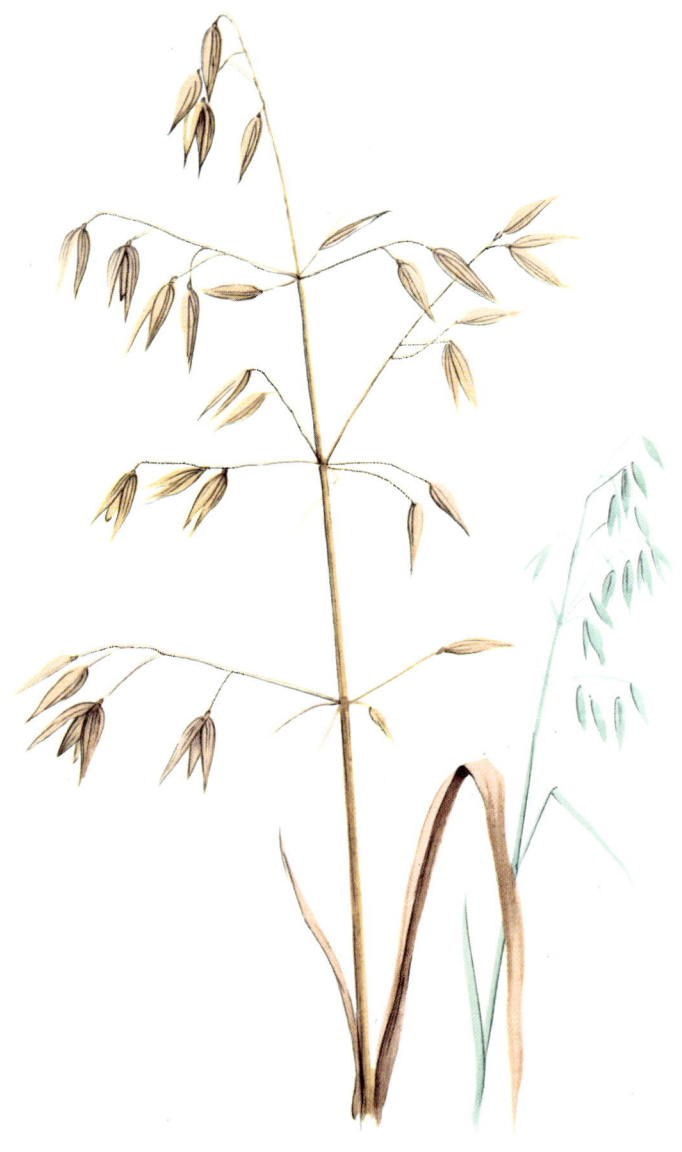

HAFER — Avena sativa

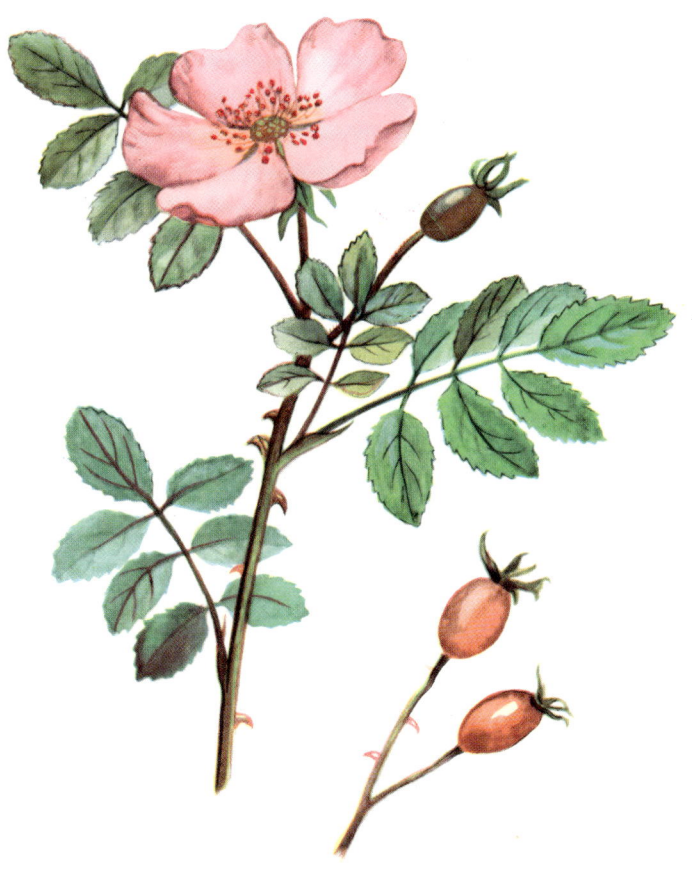

HAGEBUTTEN — Rosa canina

Tafel 40

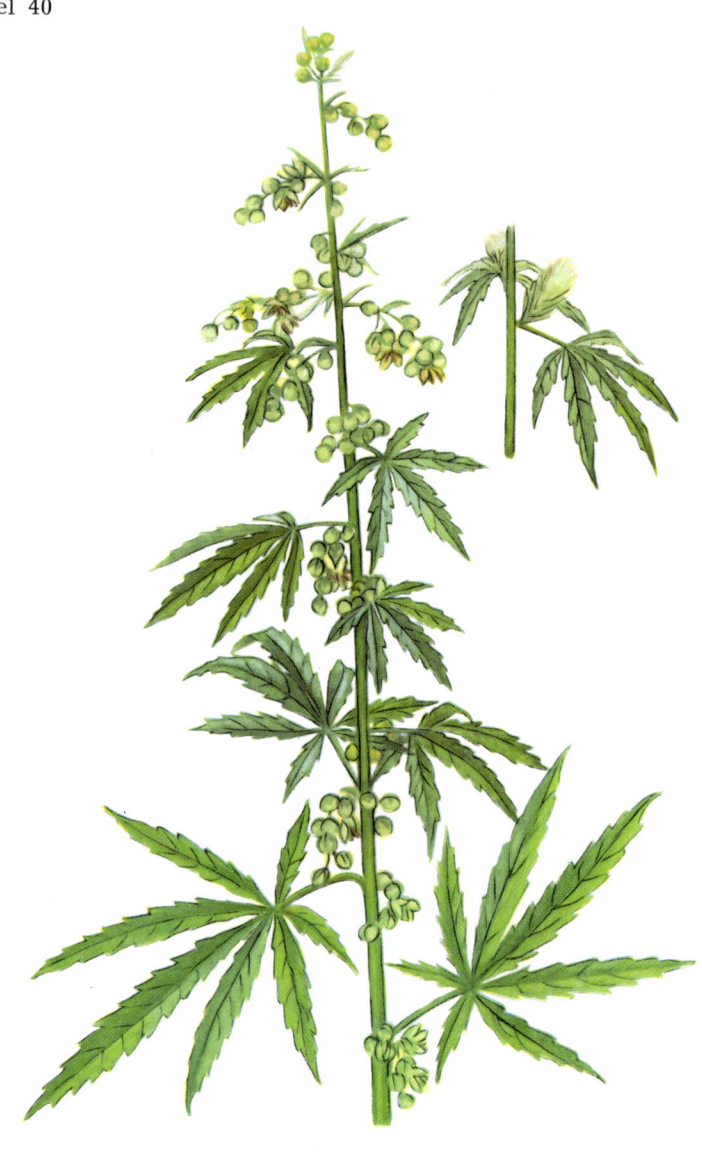

HANF — Cannabis sativa

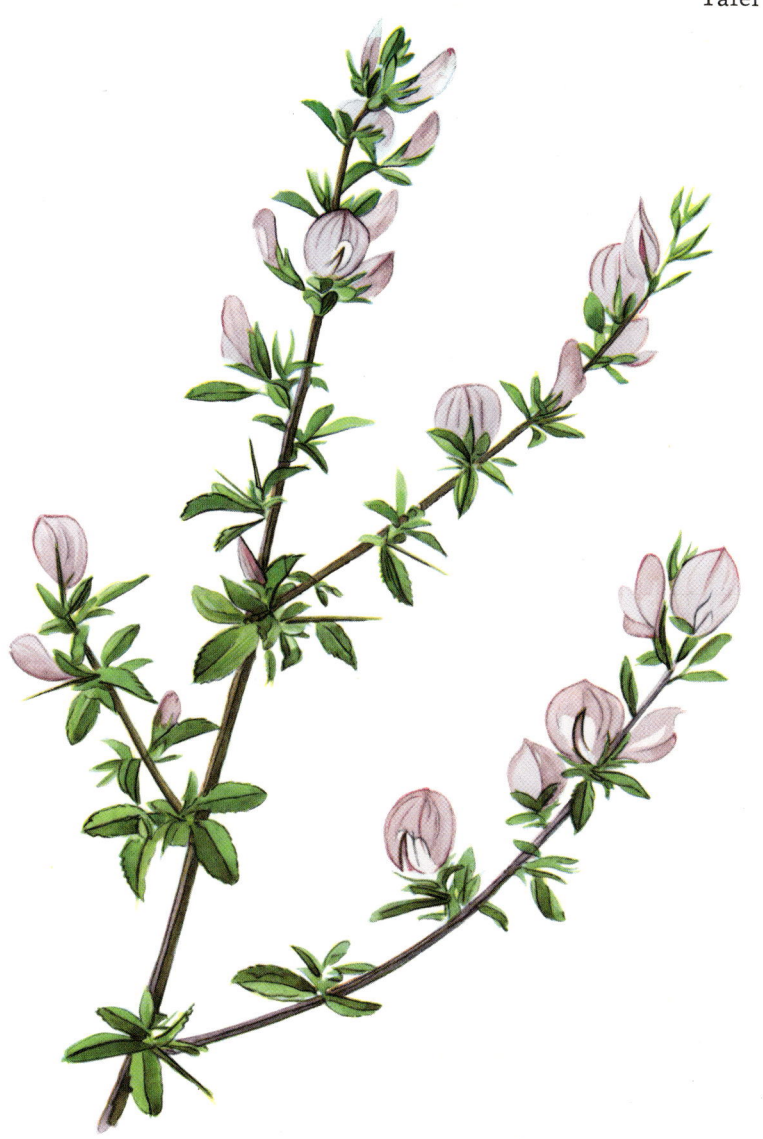

HAUHECHEL — Ononis spinosa

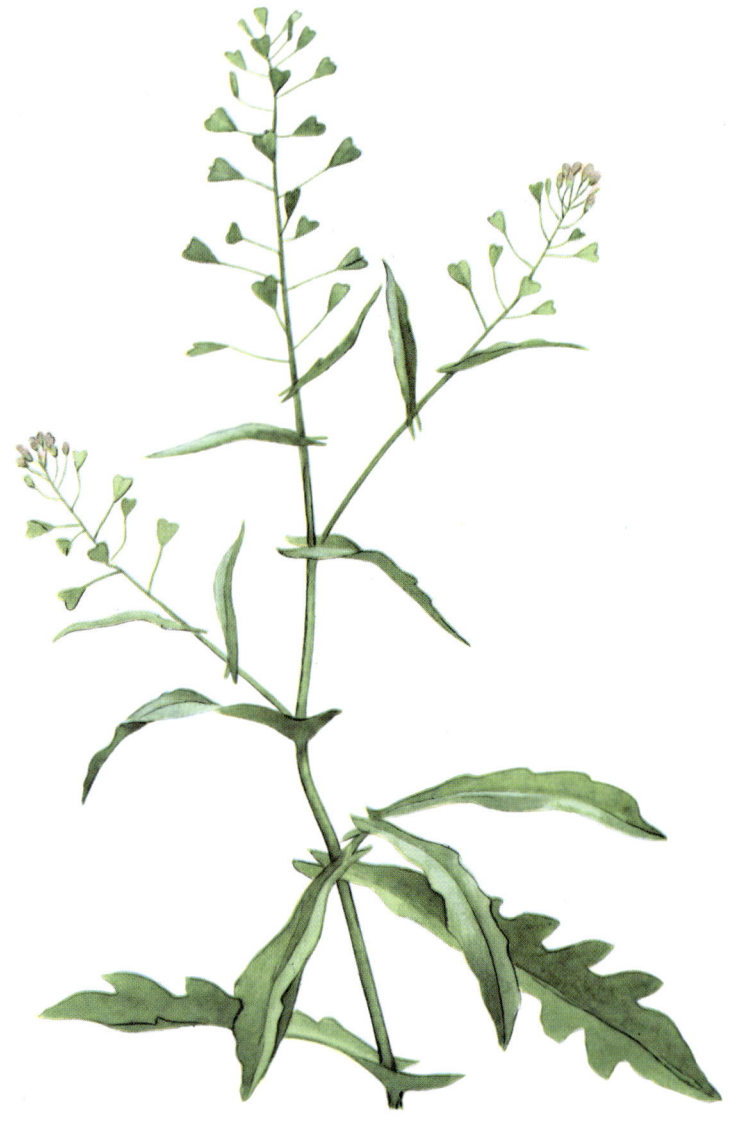

HIRTENTÄSCHEL — Capsella bursa pastoris

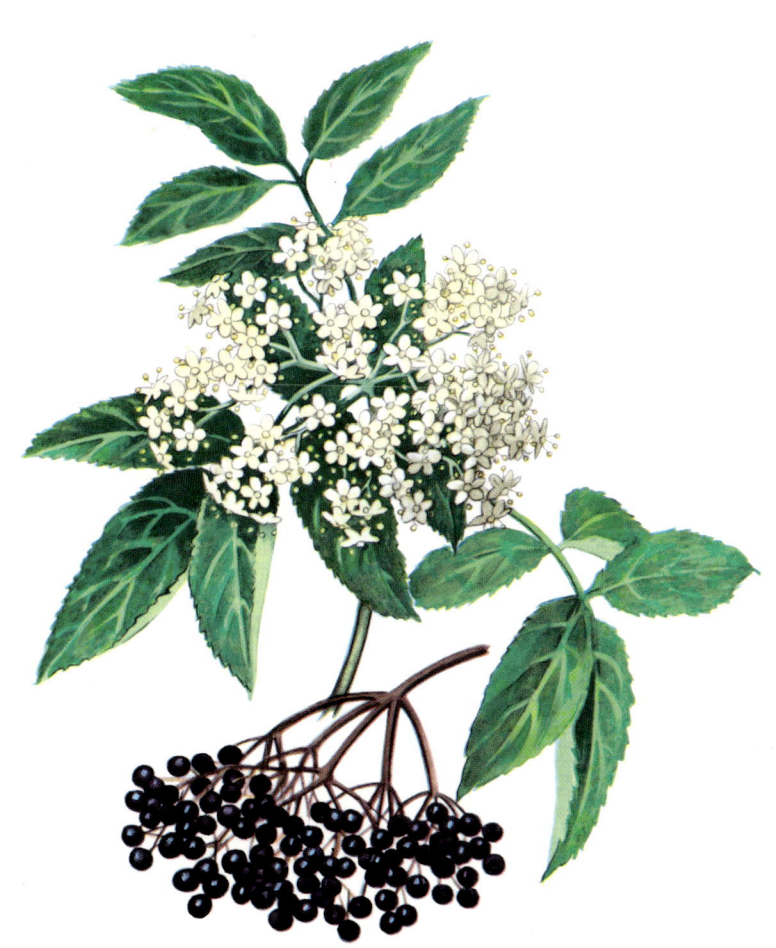

HOLUNDER — Sambucus nigra

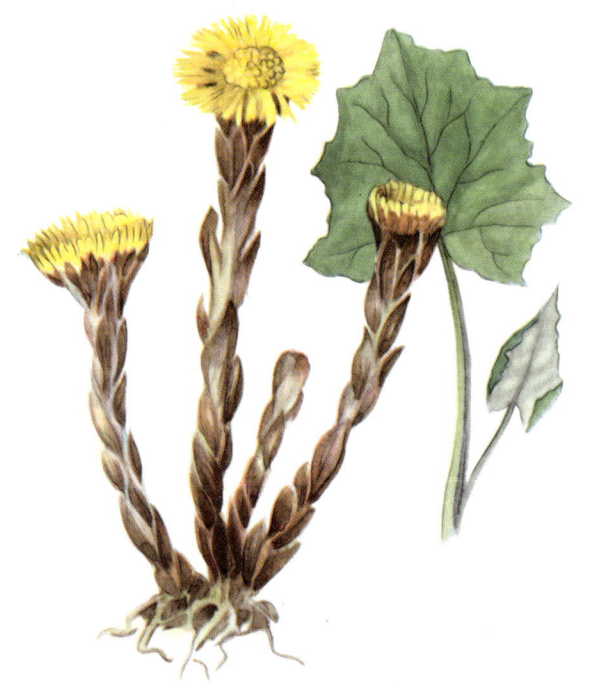

HUFLATTICH — Tussilago farfara

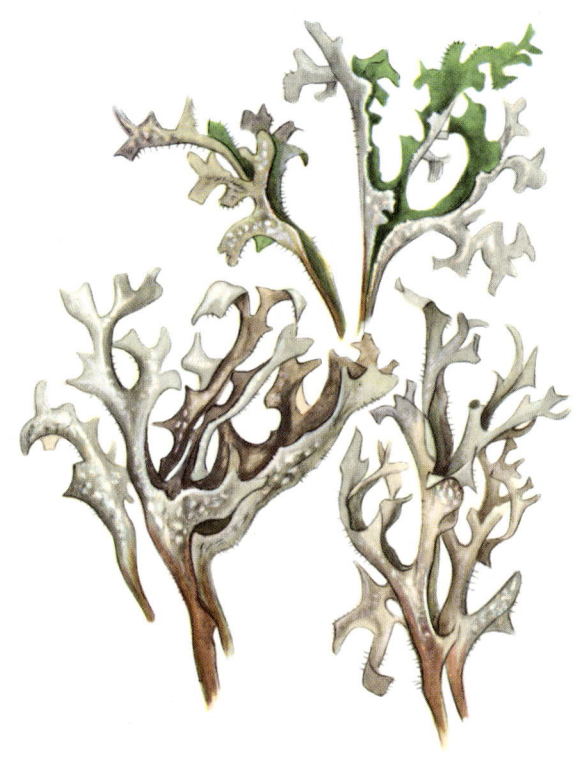

ISLÄNDISCHES MOOS — Cetraria islandica

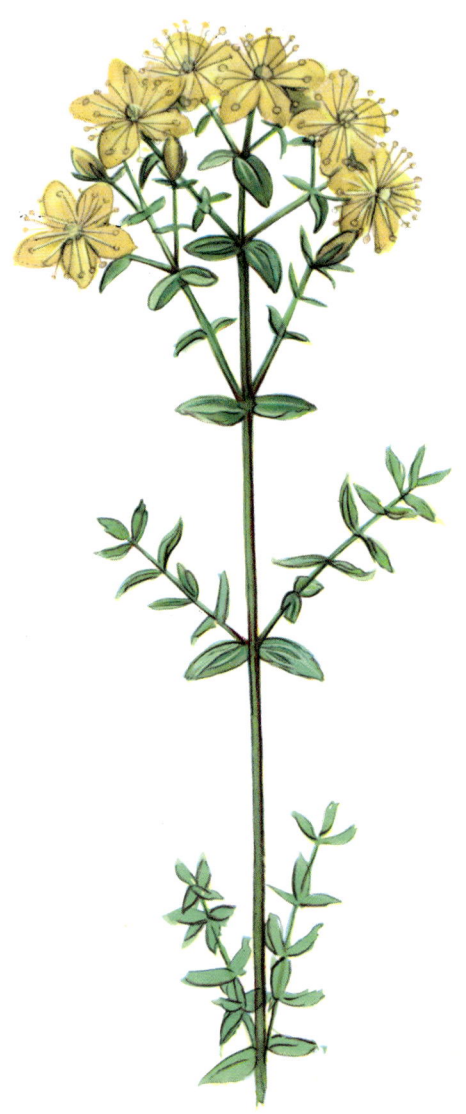

JOHANNISKRAUT — Hypericum perforatum

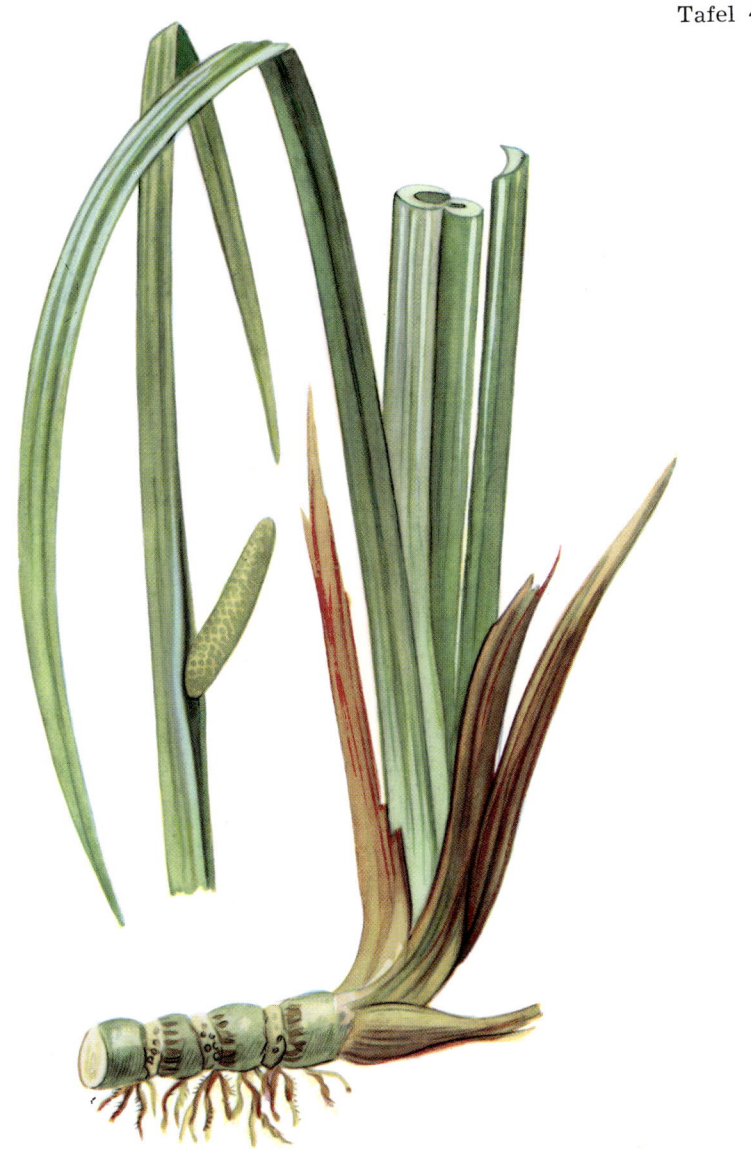

KALMUS — Acorus calamus

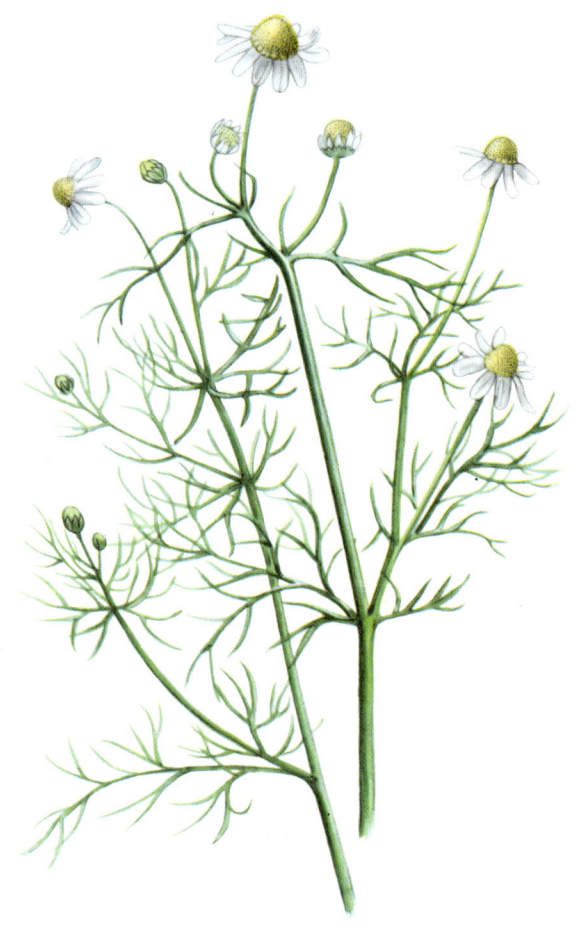

KAMILLE — Matricaria chamomilla

Mundgeruch

Mundgeruch ist für den davon Geplagten wie auch für seine Umgebung sehr unangenehm. Ursache des schlechten Mundgeruches können sein: schlechte Zähne, Zahnfisteln, Zahngeschwüre, Erkrankungen der Mandeln und des Rachens, Magen- und Darmerkrankungen, Stuhlverstopfung, Lungenabszesse, Bronchialkatarrh und Zuckerkrankheit. Darum ist in schweren Fällen der Arzt zu Rate zu ziehen.

Kräuteranwendung:

Zuerst muß das ursprüngliche Übel beseitigt werden. Im allgemeinen genügt es, am Abend ein Stück Schwarzbrot mit 10 Tropfen Wacholderöl zu essen. Auch ein Tee aus Heidelbeerblättern ist zu empfehlen, wenn man davon während des Tages öfters einen Schluck macht.

Vollkommen falsch wäre es, scharfe und starkriechende Mittel (Mundwasser und Zahnpaste) zur Übertönung des Mundgeruches zu verwenden.

Mundgeschwüre

verlangen in ernsteren Fällen ärztliche Behandlung.

Kräuteranwendung:

Neben den Spülmitteln, die bei Mundgeschwülsten angegeben wurden, kann man auch warmen Eibischtee verwenden. Auch Myrtengeist ist sehr wirksam, wenn man ihn mit Wasser verdünnt und damit den Mund ausspült.

Mundgeschwulst

Kräuteranwendung:

Gegen dieses Übel kann die Kamille sehr empfohlen werden. Man nehme warmen Kamillentee in den Mund und lasse ihn solange darinnen, solange man den Atem anhalten kann. Dann spucke man ihn aus und wiederhole diese Art von Ausspülung mehrmals.

Dies kann man auch bei Zahngeschwülsten tun.

Nach dem Zahnziehen dagegen bewährt sich wohl am besten der Tee aus Frauenmantel, den man in derselben Art verwenden soll.

Mundhöhlenentzündung

Kräuteranwendung:

Wie bei Mundkatarrh!

Mundhöhlenschleimhautentzündung

Kräuteranwendung:

Wie bei Mundkatarrh, doch außerdem trinke man fleißig Eibischtee, gleichgültig, ob von der Wurzel oder von den Blättern zubereitet.

Mundkatarrh

Mund- und Rachenkatarrh sind oft sehr unangenehm. Das Reden
und Essen macht Schwierigkeiten. Man ist nicht direkt krank, doch
gesund fühlt man sich auch nicht.

Kräuteranwendung:

Man lasse heißen Kamillendampf im Munde wirken, außerdem
nehme man warmen Kamillentee in den Mund und lasse ihn lange
darinnen. Gegen die Entzündungen im Munde wirken auch Spülungen mit einem Tee aus gleichen Teilen Frauenmantel und Salbei.

Muskelkrämpfe

Muskelkrämpfe sind Schwächezustände.

Kräuteranwendung:

Bei allen Arten von Muskelkrämpfen ist ein Tee aus Frauen-
mantelkraut zu empfehlen. Man trinke davon täglich morgens und
abends 1 Tasse. Bei Wadenkrämpfen reibe man die Muskeln fest mit
Franzbranntwein ein oder lege warme Tücher darauf. Wer aber an
Krampfadern leidet, darf diese Einreibungen nicht vornehmen.
Auch Kaltwasserbehandlungen haben bei Muskelkrämpfen gute
Wirkung gezeigt. Man begieße am Abend vor dem Schlafengehen
die Gliedmaßen, die häufig vom Krampf befallen sind, mit kaltem
Wasser, und lege sich dann, ohne sich abzutrocknen, in das Bett.
Auch Spaziergänge in frischer Luft und abwechslungsreiche,
vitaminreiche Kost sind von großer Bedeutung.

Muskelschwund

Nach Muskelrissen oder sonstigen Verletzungen der Muskeln tritt häufig Muskelschwund auf.

Kräuteranwendung:

Gegen Muskelschwund wirkt am besten der Hirtentäschelgeist. Man setze einen Teil Hirtentäschel in 5 Teilen Vorlauf 10 Tage an und massiere damit jeden Morgen und Abend die Stellen gut, wo der Muskelschwund aufgetreten ist. Anschließend massiere man Schweinefett oder gute Öle tüchtig ein. Schon nach Wochen läßt sich eine Besserung feststellen.

Mutterbeschwerden

Kräuteranwendung:

Gegen dieses Übel trinke man täglich je 1 Tasse Tee aus Frauenmantel und weißer Taubnessel am Morgen und am Abend. Zur äußeren Anwendung können Moorbäder bestens empfohlen werden.

Mutterkrämpfe

Bei all diesen Beschwerden und Krämpfen wende man sich vertrauensvoll an den Arzt.

Kräuteranwendung:

Gegen Mutterkrämpfe hilft fast immer die Melisse. Man trinke beim Auftreten der Krämpfe sofort 1 Tasse Melissentee, dem man etwas Pfefferminze und Thymian beimengt.
Zur Vorbeugung gegen dieses Übel empfehle ich, täglich 1 Tasse Tee aus Frauenmantel, Blutwurz und Enzian zu trinken.

Nachtblindheit

kommt auch bei Menschen vor, die ansonsten bei Tag gut sehen. In der Nacht benehmen sie sich, als ob sie vollkommen blind wären.
Neben Ernährungsstörungen, die wohl am meisten Schuld an dieser Krankheit haben, da der Körper dann an A-Vitamin-Mangel leidet, gibt es noch organische Augenstörungen, die diese Nachtblindheit hervorrufen, so Netzhautentzündung, Linsentrübung und Hornhautflecken. Man suche den Augenarzt auf!

Kräuteranwendung:

Der Patient soll dreimal täglich rohe Karotten essen, dann einmal am Tag einen Salat aus frischen Löwenzahnblättern, gemischt mit Kartoffeln. Vom Obst können als Vitamin-A-Träger gelbe Pfirsiche und Aprikosen sehr empfohlen werden, vom Gemüse jeder gelbe Salat und Grünkohl. Auch in Milch, Butter, Rahm, Eiern und Leber ist Vitamin A enthalten. Die Kost ist daher auf diese Speisen abzustimmen.

Nachtschweiß

Nachtschweiß tritt meist bei Menschen auf, die an Schwächezuständen leiden. Da er oft eine Folgeerscheinung einer Lungenerkrankung ist, soll man den Arzt aufsuchen. Freilich kann Nachtschweiß auch bei gesunden Menschen auftreten, vor allem dann, wenn sie in wenig gelüfteten Räumen schlafen oder wenn der Schlafraum zu warm ist.

Kräuteranwendung:

Man trinke zweimal am Tag einen Absud aus Frauenmantel, Hauhechel, Katzenschwanz, Birkenblättern, Goldrute und Salbei. Der Tee soll aber nicht zu warm und nur schluckweise getrunken werden.

Nachtwandler

Es gibt Menschen, die in der Nacht aufstehen und in einer Art Dämmerzustand herumgehen.

Kräuteranwendung:

Empfohlen wird, einen Johanniskrauttee zu trinken, und zwar täglich 1 Tasse, schluckweise und ohne Zutaten.

Vor allem sollen Nachtwandler am Abend keine aufregenden Bücher lesen. Sie sollen vielmehr in frischer Luft spazierengehen und sich am Abend kalt waschen.

Nägel, eingewachsen

Meistens findet man eingewachsene Nägel an den Zehen. In diesem Falle gilt das Wort: „Besser vorbeugen als heilen!", da bekanntlich das Entfernen eingewachsener Zehennägel sehr schmerzhaft ist. Wenn es soweit ist, dann schneide man nicht selbst herum, sondern überlasse das der kundigen Hand des Arztes.

Kräuteranwendung:

Wer vorbeugen will, soll in der Woche zweimal ein Fußbad nehmen, und zwar in einem Absud aus Frauenmantel und Eichenrinde. Außerdem sollen die Zehennägel nicht rund, sondern gerade geschnitten werden.

Nagelbetteiterung

Kräuteranwendung:

Nagelbetteiterung ist sehr schmerzhaft. Sie zeigt sich an durch stechende Schmerzen im Nagelbett und durch Anschwellung des Nagelbettes. Ist dieses Übel im Anfangsstadium, dann hilft es zumeist schon, wenn man den betroffenen Finger in Kalmusgeist taucht und etwa 10 Minuten darinnen läßt. Auch ein kurzes Eintauchen in sehr heißes Wasser hat sich schon oft bewährt.

Ist die Eiterung schon von längerer Dauer, so macht man wohl am besten ganze Armbäder in einem Absud von Heublumen. Das Bad soll eine Temperatur von 34 bis 37 Grad Celsius haben und gegen 20 Minuten dauern.

Nasenkrankheiten

Nasenbluten

Die Ursachen des Nasenblutens können verschiedener Natur sein. Es kann von Verletzungen herrühren, von brüchigen Gefäßen bei Arterienverkalkung, von Infektionskrankheiten, Herzfehlern usw. In letzteren Fällen muß ärztliche Behandlung in Anspruch genommen werden.

Kräuteranwendung:

Alte Kräuterrezepte empfehlen, Hirtentäschel um den Hals zu binden.

Wenn man nichts anderes zur Verfügung hat, lege man dem von diesem Übel Befallenen einen kalten Bauschen auf das Genick. Das Wasser muß aber sehr kalt sein.

Bei leichtem Nasenbluten hilft man sich am besten so, daß man mit einem Finger den betreffenden Nasenflügel so lange verschließt, bis das Blut stockt. Nachher aber nicht schneuzen!

Nasenkatarrh

Bei Nasenkatarrh ist vor allem darauf zu achten, daß in dem Raum, in dem sich der Patient aufhalten muß, keine trockene Luft ist. Man stelle aus diesem Grunde auf den Ofen ein Gefäß mit Wasser, dem man einige Fichten- und Tannennadeln beimengt.

Kräuteranwendung:

Innerlich nehme man dagegen Tee aus Lindenblüten und Hollerblüten, den man recht heiß trinken muß. Außerdem mache man einen Absud aus Kamille, Pfefferminze und Fichtennadeln oder Föhrennadeln und nehme ein Dunstbad, das heißt, man atme die Dämpfe durch die Nase ein.

Nasenröte

Auch hier kann die Ursache verschiedener Natur sein. In vielen Fällen ist sie ein Aushängeschild für Trinker, und schon die Nase kann verraten, welchen Alkohol der Rotnasige liebt. Dunkelviolette Nasen lassen den Schnapstrinker erkennen, blaurote den Biertrinker und hellrote den Weinbeißer. Aber auch Abstinenzler können durch ihre rote Nase in den Ruf des Trinkers kommen, denn auch durch Erfrierungen kann eine rote Nase entstehen, ferner durch die Kupferfinne und durch den harmlosen Schnupfen.

Kräuteranwendung:

Dem Alkoholliebhaber muß man empfehlen, anstatt Alkohol einen Tee aus Ehrenpreis, Mistel und Rosmarin zu trinken.

Wer eine gefrorene Nase hat, schaue unter Erfrierungen nach, und auch der, der die Kupferfinne hat, kann unter diesem Abschnitt eine Anweisung finden.

Bestrahlungen nach Anordnung des Arztes sind zu empfehlen.

Nasenschleimhautentzündung
Kräuteranwendung:

Bei diesem Leiden trinke man täglich morgens, mittags und abends 1 Tasse Tee aus Hauhechel, Katzenschwanz, Birkenblättern und Salbei. Der Tee muß schluckweise und warm getrunken werden, ansonsten sollen während des Tages keine Flüssigkeiten eingenommen werden.

Am Abend atme man die Dämpfe vom Katzenschwanzabsud durch die Nase ein.

Nervenentzündung

Die Ursachen der Nervenentzündungen sind meist Verletzungen oder Infektionen. Die Störungen sind verschieden: bei solchen der Empfindungsnerven empfindet der Patient ein Prickeln, Kälte, ein „Wurln" wie in einem Ameisenhaufen, bei Störungen der Bewegungsnerven ein Steifwerden der Muskeln, Zuckungen usw.

Kräuteranwendung:

Bei Nervenentzündungen können zur äußeren Behandlung Bäder empfohlen werden, und zwar am besten Moorbäder, und Einreibungen mit Bienengift. Innerlich gebe man dem Patienten einen Teeabsud aus Klette, Baldrian, Schlüsselblumen, Pefferminze und Rosmarin. Der Tee soll morgens, mittags und abends getrunken werden, aber nur schluckweise. Die Ernährung muß auf Gemüse umgestellt werden. Außerdem gebe man dem Patienten täglich drei- bis viermal etwas Hefe.

Auch Höhensonne hat bei Nervenentzündung schon sehr guten Einfluß genommen.

Dem Kranken soll auch jede Aufregung erspart bleiben, da sich ansonsten sein gesamter Nervenzustand verschlechtert und dies wiederum einen ungünstigen Einfluß auf die Krankheit selbst ausübt.

Auf alle Fälle soll der Arzt beigezogen werden, damit dieser auf Grund seiner Diagnose die nötigen Anordnungen erteilen kann.

Nervenleiden

Es gibt Menschen, die zeit ihres Lebens mit den Nerven zu tun haben. Sie leiden doppelt darunter, weil das eben eine Krankheit ist, von der man nichts sieht, die aber trotzdem peinigt.

Kräuteranwendung:

Man trachte, daß solche Patienten jeden Tag eine Stunde in frischer Luft spazierengehen. Doch meide man Zugluft und prallen Sonnenschein. Innerlich gebe man ihnen einen Teeabsud aus folgenden Kräutern: Waldmeister, Melisse, Frauenmantel, Thymian, Pfefferminze. Von diesem Tee sollen 3 Tassen täglich getrunken werden, und zwar 1 Tasse morgens nüchtern, 1 Tasse eine halbe Stunde vor dem Mittagessen und 1 Tasse vor dem Schlafengehen.

Sehr zu empfehlen sind auch Thymianbäder und Föhrennadelbäder. Alkohol und Nikotin sollen auf alle Fälle gemieden werden.

Nervenschmerzen

Nervenschmerzen und Nervenentzündung sind nicht immer so richtig zu unterscheiden. Einzig und allein dem Arzt ist es möglich, die richtige Diagnose zu stellen.

Kräuteranwendung:

Die Kräuteranwendung ist dieselbe wie bei Nervenentzündung. Es wird daher gebeten, unter diesem Abschnitt nachzuschlagen!

Nervenschmerzen im Gesicht

Kräuteranwendung:

Bei Nervenschmerzen im Gesicht wirkt ganz vorzüglich der Farngeist. Man reibe sich damit morgens, mittags und abends ein. Anschließend bedecke man das Gesicht vorübergehend mit einem Tuch. Auch das Auflegen von frischen Storchschnabelblättern auf das Gesicht wird von alten Kräuterärzten bestens empfohlen.

Nervenschwäche

Kräuteranwendung:

Bei Nervenschwäche verwende man die Kräuter, die unter dem Abschnitt Nervenleiden angegeben wurden. Auch die übrige Behandlung in diesem Abschnitt ist sehr zu empfehlen.

Nervosität

Kräuteranwendung:

Auch bei Nervosität empfehle ich dieselbe Behandlungsart, wie dies unter dem Abschnitt Nervenleiden angegeben wurde.

Nesselausschlag

Der Nesselausschlag ist ein rasch auftretender und auch oft wiederum rasch verschwindender Ausschlag, der durch Überempfindlichkeit der Haut hervorgerufen werden kann.

Kräuteranwendung:

Vor allem soll man in Heublumenabsud baden, und zwar einmal am Tag. Auch Umschläge von Heublumenabsud können emp-

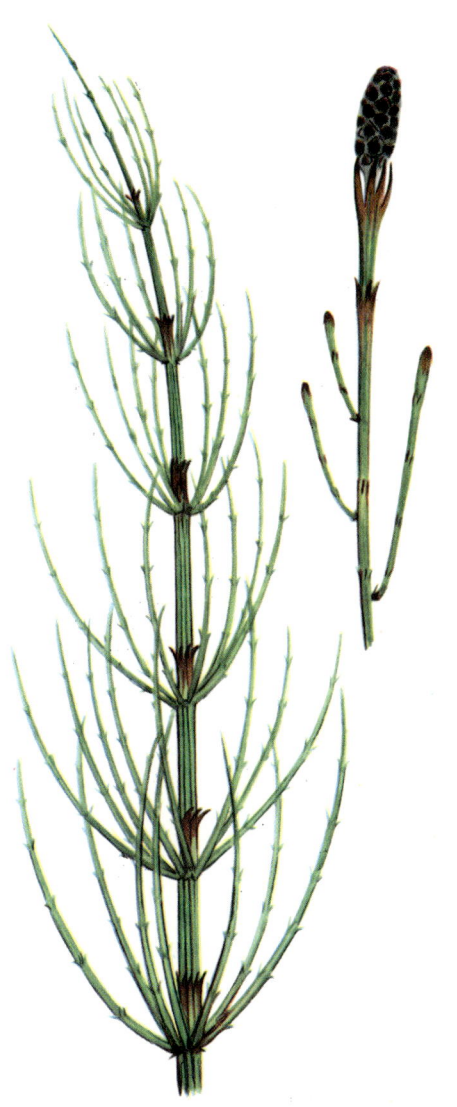

KATZENSCHWANZ, SCHACHTELHALM — Equisetum arvense

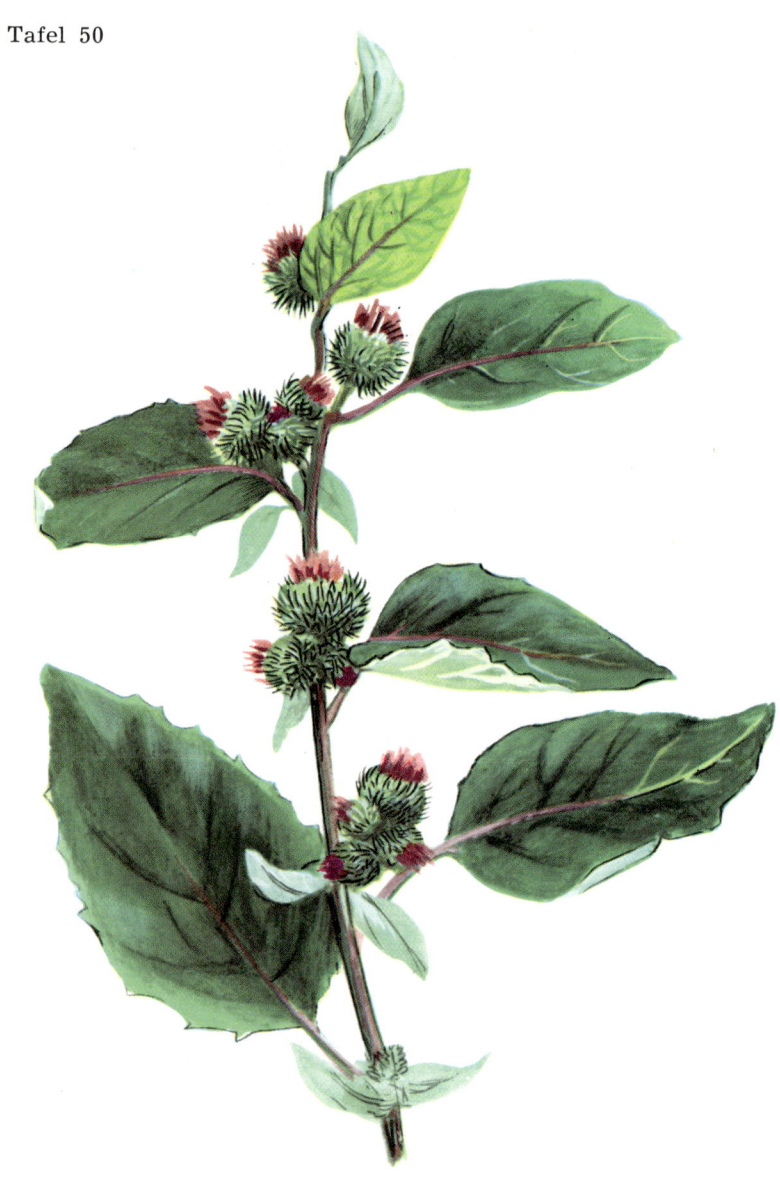

KLETTE — Arctium lappa oder Lappa major

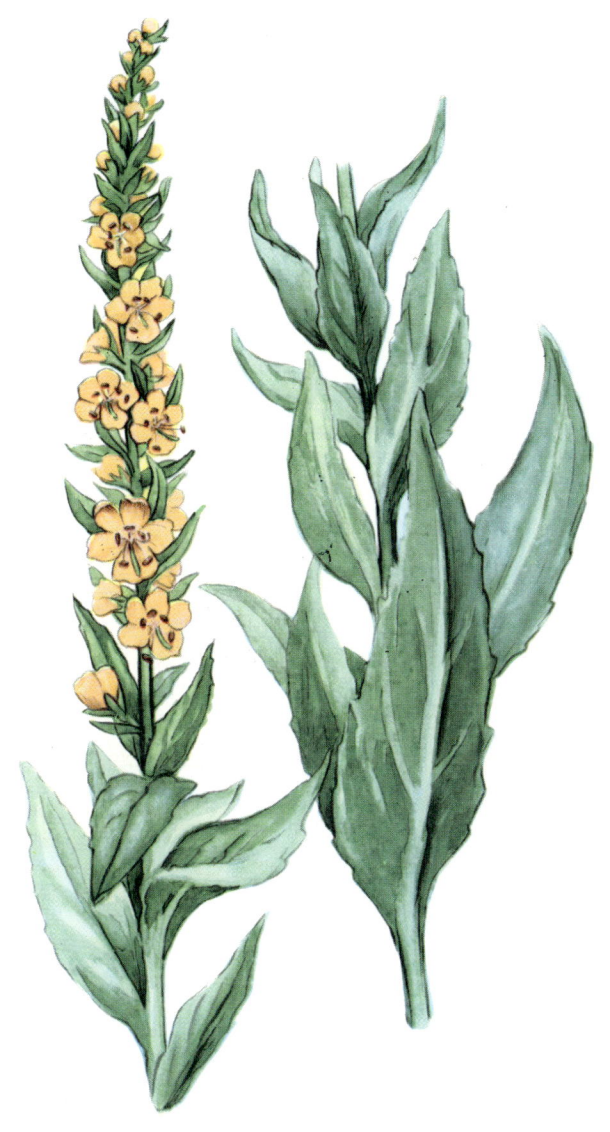

KÖNIGSKERZE — Verbascum thapsiforme

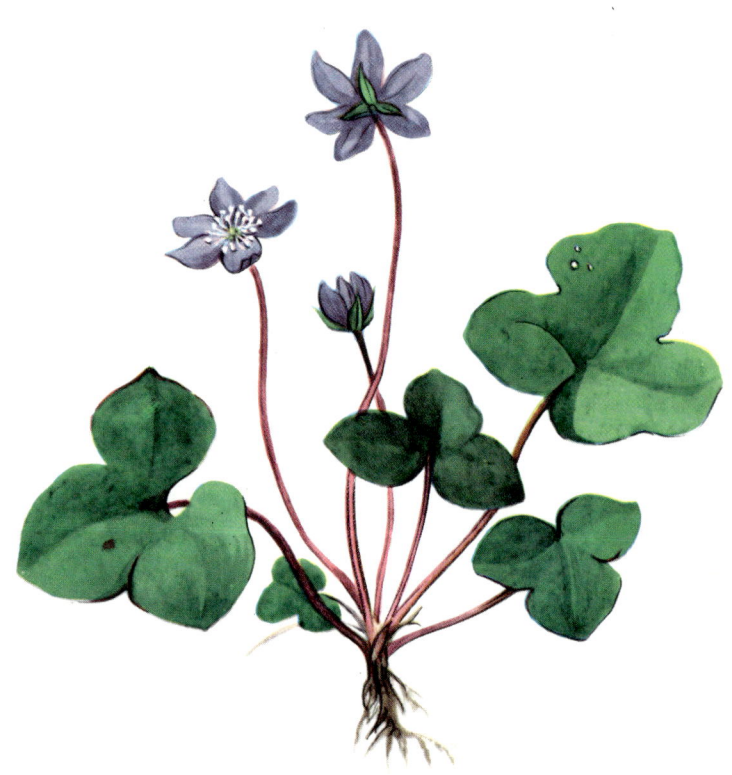

LEBERBLÜMCHEN — Anemone hepatica

fohlen werden. Innerlich nimmt man bei Nesselausschlag täglich morgens, mittags und abends eine Messerspitze Lindenkohle.

Als Tee trinke man täglich morgens auf nüchternen Magen und abends je 1 Tasse von folgender Mischung: Tausendguldenkraut, Frauenmantel, Bibernellewurzel, gequetschte Wacholderbeeren, Kalmus und Melisse.

Alkohol muß gemieden werden!

Nierenblutung

Nierenblutungen können durch Verletzungen hervorgerufen werden, es kann aber auch eine Arterienverkalkung die Ursache sein. Der Arzt ist bei Nierenblutungen sofort heranzuziehen. Die Blutungen sind mit verschiedenen Nebenerscheinungen verbunden. Oft hat der Patient starke Schmerzen, er wird ohnmächtig und hat Blut im Urin, bei manchen kommen die Schmerzen oft erst später. Bei leichteren Fällen wird wohl der Arzt mit der Auflage von Eisbeuteln und leichten blutstillenden Mitteln auskommen.

Kräuteranwendung:

Man gebe dem Patienten alle Stunden einen Löffel Olivenöl und morgens, mittags und abends einen Teeabsud aus folgenden Kräutern: Stechpalme, Ackerdistel, Eichenrinde und Odermennig. Dieser Tee darf nur schluckweise getrunken werden.

Nierenbrand

Kräuteranwendung:

Alte Kräuterbücher empfehlen bei Nierenbrand einen Weißweinansatz mit Schlehdorn. Man setze zu diesem Zweck eine Handvoll Schlehdornblüten in 1 Liter Weißwein 10 Tage an, siehe dann den Geist ab und nehme davon täglich morgens, mittags und abends 1 Eßlöffel voll.

Nierenentzündung

Sie kann eine akute oder chronische sein. Ursachen der akuten Nierenentzündung können sein: Blasenkatarrh, Gonorrhöe, Typhus, Scharlach, Rotlauf, Lungenentzündung, Diphtherie, Halsentzündung und starke Verbrennungen und Erkältungen. Die chronische Nierenentzündung kann als Ursache haben: Arterienverkalkung, Zuckerkrankheit, Syphilis, Malaria, erhöhten Blutdruck, chronische Vergiftungen durch Alkohol, Blei usw. Das Krankheitsbild ist sehr verschieden: Kopfschmerzen, Übelkeit, Anschwellungen im Gesicht oder an den Beinen, zu geringer Harnabgang usw. Die Krankheit selbst ist sehr ernst zu nehmen, denn wenn die Nierenentzündung nicht richtig behandelt wird, besteht die Gefahr, daß weitere schwere Krankheiten auftreten, zum Beispiel Urämie. Bei den oben angeführten Krankheitszeichen ist daher sofort der Arzt zu verständigen.

Kräuteranwendung:

Als Heilkräutertee trinke man am besten einen Absud aus der gelben Taubnessel, der Stechpalme und Goldrute. Man lasse den Tee gut kochen und nehme dann täglich mehrmals einen Schluck. Auch ein Teeabsud aus gelber Taubnessel, Stechpalme und Bibernellewurz ist bestens zu empfehlen.

Bevor der Arzt kommt, schalte man alle alkoholischen Getränke, aber auch Bohnenkaffee und russischen Tee aus. Milch- und Mehlspeisen sind erlaubt, Speisen mit Gewürz und Salz dagegen verboten. Milch allein soll man nur dann geben, wenn es der Arzt erlaubt.

Nierenerkrankung

Bei allen Nierenerkrankungen soll der Patient keine scharfen Speisen und keine alkoholischen Getränke zu sich nehmen. Selbst Fleisch ist soviel wie möglich zu meiden. Wenn es verabreicht wird, dann besser gesotten als gebraten. Am besten sind Milchspeisen und nicht blähende Mehlspeisen.

Lange Spaziergänge im Sommer sind für den Heilungsprozeß sehr förderlich.

Kräuteranwendung:

Ein ganz hervorragendes Heilmittel ist der Tee aus der Blutwurz. Man soll davon täglich 1 Tasse morgens, 1 Tasse nachmittags und 1 Tasse am Abend schluckweise trinken.

Auch der Tee aus der gelben Taubnessel, der Stechpalme und der Bibernellewurz ist bei Nierenerkrankungen sehr wirksam. Man nehme von dem Absud dieser Kräuter täglich öfter einen Schluck.

Bei der Zubereitung der Speisen soll man darauf achten, daß damit folgende Kräuter dem Patienten gereicht werden: Schnittlauch, Petersilie und Zwiebeln.

Nierengeschwür

Alte Kräuterärzte wissen auch gegen diese schmerzhafte Krankheit ein Linderungs- und Heilmittel.

Kräuteranwendung:

Man nehme täglich 8 Tropfen Wacholderöl morgens nüchtern und 10 Tropfen Wacholderöl am Nachmittag.

Nierengrieß

Kräuteranwendung:

Man beachte die Kräuteranwendung, die bei Nierensteinen angegeben ist.

Nierenleiden

Kräuteranwendung:

Man beachte die Kräuteranwendung, die bei Nierenerkrankung angegeben ist.

Nierensteine

Nierensteine entstehen durch Stoffe, die ansonsten flüssig im Urin abgehen. Die Zusammensetzungen können verschiedener Art sein. Zuerst bilden sich derartige Niederschläge als Sand oder Grieß. Bei Nierensteinen treten die Schmerzen meist kolikartig auf. Will man den Menschen von den Nierensteinen befreien, so ist es notwendig, die Steine in feinen Sand aufzulösen, der dann ohne Schmerzen im Urin ausgeschieden werden kann.

Kräuteranwendung:

Versuche haben gezeigt, daß die Nierensteine durch Vitaminmangel entstehen, vor allem, wenn das Vitamin A fehlt. Es ist daher allen Nierenleidenden sehr zu empfehlen, grüne Salate, Löwenzahnblätter, Grünkohl, Pfirsiche, gelbe Kartoffeln, rohe Karotten, Butter, Eier, Milch, Rahm und Leber zu sich zu nehmen; sie alle enthalten in großen Mengen das Vitamin A. Außerdem nehme der Nierenleidende morgens und abends je 1 Löffel Lebertran, er ist Träger der Vitamine A und D und fördert das Gleiten der Steine. Als Tee trinke man täglich 3 Tassen vom Absud folgender Kräuter: Stechpalme, Katzenschwanz, Löwenzahn, Schließgraswurzel, gelbe und weiße Taubnessel, Hagebutten und Schafgarbe. Aber ungezuckert und schluckweise.

Auf alle Fälle muß während der Kur der Alkoholgenuß vollkommen eingestellt werden.

Nierenvereiterung

Nierenvereiterung ist eine sehr ernste und gefährliche Krankheit. Es ist daher unbedingt der Arzt zu rufen und jede Behandlungsart unter Aufsicht eines Arztes vorzunehmen.

Kräuteranwendung:

Kräuterpfarrer Künzli schreibt in seinem Büchlein: „Bitte, Niere nicht herausschneiden! Galium verum (gelbes Labkraut), alle Stunde 1 Löffel voll, hilft in 8 bis 14 Tagen."

Das Labkraut ist bei allen Nierenerkrankungen sehr zu empfehlen, ganz besonders aber bei Nierenvereiterung. Man nehme zu gleichen Teilen Labkraut, gelbe Taubnessel und Goldrute und bereite davon einen Tee. Man soll täglich 3 bis 4 Tassen davon trinken, aber nur schluckweise und auf den ganzen Tag verteilt.

Nierenverstopfung

verlangt ebenfalls ärztliche Behandlung!

Kräuteranwendung:

Man mische 2 Teile Akelei mit 1 Teil Eisenkraut. Eine Handvoll dieses Gemisches siede man in 1 Liter Weißwein. Die Hälfte des so erhaltenen Absuds trinke man im Laufe des Vormittags, die zweite Hälfte im Laufe des Nachmittags, schluckweise.

Diät ist, wie bei allen anderen Nierenkrankheiten, zu halten!

Offene Füße

Kräuteranwendung:

Innerlich trinke man einen Tee, bestehend aus Frauenmantel, Tausendguldenkraut und Waldmeister, und zwar 3 Tassen täglich, schluckweise.

Äußerlich nehme man morgens und abends ein Bad im Absud von Frauenmantel und Goldrute.

Ohnmacht

Bei Ohnmachtsanfällen ist immer darauf zu achten, welche Farbe das Gesicht hat. Ist das Gesicht weiß, so muß der Kopf tief gelagert werden, ist es rot, so gehört er hoch gelagert. Alle beengenden und behindernden Kleidungsstücke müssen geöffnet werden. Die Fenster sind zu öffnen, damit frische Luft ins Zimmer strömen kann. Die Schläfen reibe man mit Kölnischwasser ein und lasse den Ohnmächtigen an einem starken Riechmittel riechen, vermeide jedoch, daß Flüssigkeit in die Nase kommt. Ist der Ohnmächtige wieder erwacht, so gebe man ihm zur Stärkung 1 Glas Wein oder 1 Tasse Bohnenkaffee zu trinken. Bei ernsten Ohnmachtsanfällen hole man den Arzt.

Kräuteranwendung:

Sehr zu empfehlen ist der Melissengeist. Man nehme davon zehn Tropfen auf ein Stück Zucker. Als bewährtes Mittel gegen Ohnmacht kann empfohlen werden: Zwei Handvoll Pfefferminzkraut, Porree und Salbei, 90 Gramm Anis, Galgant, Muskatnuß, Nelkenwurz, Benediktenkraut, 15 Gramm Zimt und Gewürznelken. Dieses Gemisch setze man 2 Tage an einem warmen Ort in 1 Liter Kornschnaps und 4 Liter Bier an. Wer an Ohnmacht leidet, nehme davon 4 Eßlöffel.

Ohrenleiden

Kräuteranwendung:

Wer mit Ohrenschmerzen häufig zu tun hat, der bereite sich folgendes Tränklein: Man setze in 3 Liter Weißwein 10 Tage hindurch folgende Kräuter an: 15 Gramm Wegwartwurzeln und Rhabarber, 4 Gramm Sassafras, 4 Gramm Sellerie- und Benediktenwurzeln, 3 Gramm Orangenschalen und 2 Gramm Muskatnußblüten, Galgant, Leberblümchen, Tausendguldenkraut, Waldmeister, Majoran und Andorn, je eine kleine Handvoll. Der Ansatz wird abgeseiht und gut verschlossen aufbewahrt. Davon nehme man dann täglich 4 Eßlöffel voll. Auch der Tee von Melissen, Schlüsselblumen und Nelkenwurz ist zu empfehlen, wenn man davon 2 bis 3 Tassen im Laufe des Tages schluckweise trinkt. Kann man sich frisches Farnkraut leicht verschaffen, so lege man es auf das schmerzende Ohr, und der ärgste Schmerz läßt bald nach. Da Ohrenleiden zumeist von Erkältungen herrühren, sind auch Fußbäder in heißem Wasser, in das man etwas Senfmehl gibt, sehr wirksam.

Gern macht man auch Kamillendämpfe auf das schmerzende Ohr, aber man muß dann die Ohren einbinden und gleich das Bett aufsuchen, damit man sich nicht neuerlich verkühlt.

Ohrensausen

Ohrensausen kann verschiedene Ursachen haben, so zu hohen Blutdruck, Kopfschmerzen, Erkältungen und verschiedene Ohrenleiden. Vor allem ist zuerst das Grundübel zu erforschen und zu beseitigen.

Kräuteranwendung:

Bei Ohrensausen hat sich das grüne Farnkraut oft sehr wirksam erwiesen. Man lege es mehrmals am Tag 10 bis 20 Minuten lang auf die Ohren. Man bade die Ohren im Dampf kochender Bohnen, das hilft meist schnell, wenn man anschließend Hauswurzsaft mit Mandelöl zu gleichen Teilen mischt und 4 bis 5 Tropfen in das Ohr träufelt. Diese Ohrentropfen müssen etwas angewärmt werden, damit das Ohr nach dem Dampfbad nicht erkältet wird. Außerdem verschließe man nach dem Einträufeln die Ohren gut mit Watte.

Kommt das Ohrensausen von zu hohem Blutdruck, so sind die Tees anzuwenden, die bei hohem Blutdruck empfohlen wurden.

Ohrspeicheldrüsenentzündung

Diese epidemisch auftretende Ohrspeicheldrüsenentzündung, die im Volksmund Mumps und Ziegenpeter genannt wird, finden Sie unter dem Abschnitt „Mumps".

Onanie

Dieses Übel, das die Nerven schädigt, muß durch vernünftige Lebensweise, bei geistigen Arbeitern durch manuelle Betätigung beseitigt werden.

Kräuteranwendung:

Als Tee trinke man morgens eine Mischung aus Melisse, Pfefferminze und Waldmeister.

Außerdem mache man jeden Morgen und Abend kalte Waschungen und bewege sich viel in frischer Luft.

Paradentose

Sie kann als Degenerationserkrankung des Gebisses bezeichnet werden. Das gelockerte Zahnfleisch läßt Speisereste und Bakterien in die Tiefe eindringen, wodurch Entzündungen entstehen, sei es an den Zähnen oder im Zahnfleisch. Oft kommt es durch die Paradentose zu anderen chronischen Leiden, zum Beispiel zu Gelenksrheumatismus, Gelenksentzündungen, Nierenentzündung, aber auch zu Augenerkrankungen und zu Ohrenleiden.

Kräuteranwendung:

Man trinke einen Absud von Frauenmantel, Ackerdistel, Pfefferminz, Tausendguldenkraut und Königskerze. Zum Spülen des Mundes verwende man einen Teeaufguß aus Frauenmantel, Salbei, Eichenrinde, Bibernellewurzeln und Kalmuswurzeln. Der Mund soll mehrmals am Tage, auf alle Fälle jedoch morgens und am Abend vor dem Schlafengehen, gut ausgespült werden. Hat man den oben angeführten Tee eine Woche hindurch getrunken, so stelle man sich auf folgende Teemischung um, die dreimal täglich getrunken werden soll: Katzenschwanz, Huflattich, Löwenzahn, Kamille und Spitzwegerich. Nach einer weiteren Woche trinke man eine Teemischung von: Brennesseln, Gartenrauten, Hirtentäschel, Wacholderbeeren, Brombeeren und Eichenrinde.

Diese Trinkkur von drei Wochen wiederholt sich in derselben Reihenfolge, bis die erhoffte Besserung eintritt. Hand in Hand mit dieser Kur muß eine vollständige Umstellung der Kost erfolgen. Es muß viel grüner Salat, Gemüse (nicht gekocht, nur gedämpft), Obst und nur mageres Fleisch gegessen werden. Täglich eine Messerspitze Hefe zu sich zu nehmen, ist sehr anzuempfehlen. Statt Semmeln und anderem Weißgebäck esse man Vollkornbrot.

Pellagra

Auch Pellagra ist eine Vitaminmangelkrankheit, es fehlt hier in erster Linie das Vitamin B_2. Es handelt sich um eine sehr langwierige Krankheit, bei der es an Hautstellen, die der Sonne ausgesetzt sind, zu Entzündungen kommt. Die Haut wird rot, schwillt oft leicht an und erinnert an Rotlauf. Später entstehen dann Blasen. Schon nach ein paar Wochen klingt die Krankheit ab, die Haupt schuppt sich. Meist nach einem Jahr tritt diese Krankheit wieder auf. Die Haut wird dadurch dicker, obwohl auch manchmal ganz dünne und glänzende Stellen zu sehen sind. Begleiterscheinungen sind Müdigkeit, Magen- und Darm-, Nerven- und Sehstörungen.

Kräuteranwendung:

Auch hier ist eine Umstellung der Kost notwendig. Der Patient soll viel Spinat, Salat und nur mageres Fleisch essen, auch Leber und Fische. Auf keinen Fall darf dem Patienten Pökelfleisch verabreicht werden, denn die Krankheit tritt meist in Gegenden auf, wo man viel Pökelfleisch ißt. Der Kranke muß sich an diese Diät halten, denn sonst könnten noch größere Störungen auftreten, die auch auf das Nervensystem übergreifen. Zur Bekämpfung dieser Krankheit wird mit bestem Erfolg Niacinamid verwendet. Da dieses in einem hohen Prozentsatz in Leber, Hefe und Weizenkeimlingen enthalten ist, soll der Patient viel Leber essen und täglich eine Messerspitze Hefe zu sich nehmen.

Periodenstörungen

Kräuteranwendung:

Hier kann die Kräuteranwendung empfohlen werden, die bei Menstruationsstörungen angeführt wurde.

Pest

Kräuteranwendung:

Gegen diese heimtückische Krankheit, die bereits so viel Unheil über die Menschheit gebracht hat und die, Gott sei Dank, jetzt nicht mehr wütet, wurde die Angelikawurz angewandt. Man aß sie roh und erzielte damit gute Erfolge, so daß sie auf Grund ihrer Wirkung dann als Engelwurz und Heiligengeistwurz im Volksmund bezeichnet wurde. Auch die Bibernellewurz und die Gartenraute wurden gegen die Pest mit Erfolg angewandt.

Ich führe diese Mittel deshalb an, damit sie der Nachwelt erhalten bleiben.

Pickel

Kräuteranwendung:

Gegen Pickel nehme man morgens auf nüchternen Magen 1 Tasse von folgendem Tee: Tausendguldenkraut, Frauenmantel und Brennnesselsamen. Am Vormittag und am Nachmittag trinke man 1 Tasse Löwenzahntee. Morgens und abends wasche man sich in einem Absud der Melisse, dem man etwas Käsepappel beimengt.

Pilzvergiftung

Bei Pilzvergiftungen muß auf schnellstem Wege der Arzt geholt werden.

Kräuteranwendung:

Man nehme 2 Teelöffel Hederichsamen, lasse ihn in einem halben Liter Weißwein sieden und dann 10 Minuten ziehen. Den Absud trinke man innerhalb einer halben Stunde, aber nur schluckweise.

Plattfuß

Der Plattfuß tritt meist im Kindesalter auf und ist häufig eine Folgeerscheinung der Rachitis oder ist auf eine Überbelastung des Fußes zurückzuführen. Bei Erwachsenen leiden oft ganze Berufsgruppen (Gastgewerbe) unter Plattfüßen. Bei Naturmenschen, die viel barfuß gehen, tritt der Plattfuß nicht auf. Kinder sollen daher viel barfuß gehen. Übungen zur Stärkung des Fußgelenkes sind zu empfehlen. Man stelle sich auf die Zehen und wippe ganz leicht längere Zeit. Wenn man diese Übungen täglich macht, so kann der Plattfußbildung Einhalt geboten werden, vorausgesetzt, daß man damit rechtzeitig beginnt.

Pollution

Gegen Samenfluß, der hauptsächlich gegen Ende der Entwicklungsjahre vorkommt, hat die Natur auch Kräuter wachsen lassen.

Kräuteranwendung:

Man bereite einen Tee aus Habichtskraut, Salbei und Hopfen und trinke davon morgens und abends 1 Tasse. Siehe auch Samenabgang.

Prostataanschwellung

Prostataanschwellungen, also Anschwellungen der Vorsteherdrüse, können durch Erkältungen hervorgerufen werden. Meist tritt dieses Übel bei älteren Männern auf. Da Krebsgefahr besteht, ist unverzüglich der Arzt aufzusuchen.

Kräuteranwendung:

Man trinke täglich morgens und abends einen Tee aus Brennnesseln, Birkenblättern, Petersilienwurz, Silbermantel und Hollerblüten. Außerdem nehme man täglich zweimal je 2 Tropfen Petersilienöl und am Abend vor dem Schlafengehen Dunstsitzbäder mit

Katzenschwanzabsud. Man achte darauf, daß nach den Dunstbädern nicht wiederum neuerlich eine Erkältung dazukommt. Saure Speisen und Fleisch sind während der Kur zu meiden. Man esse Mehlspeisen und vor allem Gemüse.

Quetschungen

Quetschungen entstehen durch stumpfen Schlag, durch Druck und Sturz. Das Gewebe wird durch diese Einwirkungen unter der Haut zerrissen. Dadurch entstehen unter der Haut Blutungen, die rotblau durchleuchten.

Kräuteranwendung:

Sehr gut und immer wieder bewährt hat sich bei Quetschungen die Arnikatinktur. Man tauche ein Tüchlein in verdünnte Arnikatinktur und lege es auf die gequetschte Stelle. Auch Lehmumschläge haben sich bestens bewährt. Es ist zu beachten, daß der gequetschte Körperteil in ruhiger Stellung belassen bleibt.

Rachenkatarrh

Rachenkatarrh tritt meist in Begleitung eines Schnupfens oder einer Halsentzündung, aber auch nach einem Schnupfen auf. Ursachen dafür sind meist vieles Reden, Singen, vieles Rauchen oder übermäßiger Alkoholgenuß. Man spürt Schluckbeschwerden oder ein Kratzen im Hals.

Kräuteranwendung:

Gegen dieses Übel gibt es ein ganz hervorragendes Heilmittel. Man koche zu gleichen Teilen Storchschnabel und Hollerblüten in Weißwein ganz kurz auf und lasse das Gemisch 10 Minuten ziehen. Von diesem Tee trinke man schluckweise 2 Tassen und lege sich dann ins Bett.

Rauchen muß während dieser Kur eingestellt werden.

Rachitis

Die Behandlungsart dieser Krankheit wurde bereits unter „Englische Krankheit" beschrieben.

Rauhe Haut

Menschen, die viel mit Wasser zu tun haben oder die zu wenig Fett in der Haut haben, leiden an rauher Haut.

Kräuteranwendung:

Gegen rauhe Haut mache man einen Absud aus Rosmarir und Lavendel, mit dem man sich dann wäscht. Nach dem Abtrocknen reibe man sich mit einem guten Öl ein.

Diese Prozedur wird wiederholt, bis die gewünschte Besserung eintritt.

Reizlosigkeit der Verdauungsorgane

Kräuteranwendung:

Gegen dieses Übel, das Magenblähungen und Koliken hervorruft und in seiner Folge auch Fieber, Drüsenleiden und Gicht zeitigt, wirkt die Kalmuswurzel hervorragend. Man gebe 1 Eßlöffel Kalmusgeist in 1 Tasse Pfefferminztee, den man morgens und am Abend trinkt.

Ebenso wirksam ist Kalmustee, von dem man täglich je 1 Tasse morgens nüchtern, mittags und abends — immer 15 Minuten vor dem Essen — trinkt.

Rheumatische Gesichtsschmerzen

Kräuteranwendung:

Gegen diese Übel, wie auch gegen nervöse Gesichtsschmerzen, wird der Königskerzengeist und der Farnwurzengeist sehr empfohlen. Man reibe sich mit einem der beiden Mittel am Abend oder auch am Tag — man darf aber dann nicht in Zugluft gehen — fest ein, bis man die Tiefenwirkung verspürt. Dann lege man ein warmes Tuch darauf und suche Ruhe.

Sehr zu empfehlen ist eine zusätzliche Bestrahlung.

Rheumatismus

Rheumatismus entsteht meist durch unrichtige Ernährung und Erkältung. Wie bei jeder Krankheit, gilt auch hier das Sprichwort: „Besser vorbeugen, als heilen." Darum gewöhne man sich an eine vernünftige Ernährungsweise und schütze sich vor Erkältungen.

Kräuteranwendung:

Gegen dieses Übel wende man am besten einen Tee an, der die Harnsäure, die sich ansonsten in den Gelenken oder Muskeln in Form von Kristallen ablagern würde, ausscheidet.

Man bereite einen Absud aus Katzenschwanz, Hirtentäschl und Brennesselblättern. Davon trinke man täglich je 1 Tasse am Morgen, am Nachmittag und am Abend. Am Abend reibe man die rheumatischen Glieder mit Farnwurzelgeist fest ein und massiere darauf mit einer guten Rheumasalbe. Sehr empfehlenswert sind Moorbäder.

Bei Rheumatismus darf man nicht lange zuwarten. Unternimmt man gleich etwas dagegen, so wird man ihn schnell wieder los. Wartet man zu lange, so kann der Körper nur mit intensiven Kuren und entsprechender Diät wieder in Ordnung gebracht werden, wobei es zweifelhaft ist, ob überhaupt noch eine gänzliche Heilung erzielt werden kann. Wer für Rheumatismus empfindlich ist, soll trachten, daß die Nieren immer gut arbeiten. Er soll jeden Frühling und Herbst eine Blutreinigungskur machen. Im Frühling sei auch Brennnesselspinat besonders empfohlen.

Rippenfellentzündung

Sie kommt zumeist nach Lungenentzündung und Herzbeutelentzündung vor. Man unterscheidet zwischen trockener und feuchter Rippenfellentzündung.

Kräuteranwendung:

Bei trockener Rippenfellentzündung mache man Heublumenumschläge und Topfenauflagen. Außerdem nehme man von einem Tee aus Weinraute, Salbei und Geißbart sechsmal täglich einen anständigen Schluck.

Die feuchte Rippenfellentzündung kennzeichnet starke Ausscheidung und Schwitzen. Der Urin ist meist blutig, er riecht jauchig. Es ist sofort der Arzt zu rufen.

Rotlauf

wird durch Streptokokken ausgelöst. Es kommt zu flächenhaften, scharf abgegrenzten Entzündungen der Haut. In Begleitung des Rotlaufs gehen meist auch Fieber und Schüttelfrost einher. Etwas später spannt sich dann die Haut und schmerzt. Es wird geraten, den Arzt zu rufen.

Kräuteranwendung:

Man gebe dem Patienten einen Tee aus Lindenblüten und Hollerblüten, damit er tüchtig schwitzen kann.

Äußerlich mache man Umschläge mit verdünnter essigsaurer Ton-

156

erde, die häufig erneuert werden müssen. Man kann auch Lehmteig auflegen, nur muß man auch diese Auflage öfters erneuern. Sehr empfohlen werden in letzter Zeit Bestrahlungen mit einer künstlichen Höhensonne.

Rückenmarksblutung

Bei solchen Blutungen, die zumeist nach Verletzungen in der Lendengegend und in der Brustgegend des Rückenmarks auftreten, ist sofort der Arzt zu holen.

Kräuteranwendung:

Auch hier können als Nachbehandlung Moorbäder bestens empfohlen werden. Das Trinken von Frauenmanteltee und Blutwurztee zu gleichen Teilen ist in Form der Nachbehandlung ebenfalls zu empfehlen.

Rückenmarksentzündung

Bei Rückenmarksentzündung ist ärztliche Diagnose und ärztliche Hilfe unbedingt erforderlich.

Kräuteranwendung:

Der Patient kann bei dieser Krankheit mit Wissen des Arztes folgenden Tee anwenden: Frauenmantel, gelbe Taubnessel und Tausendguldenkraut. Er trinke täglich 2 bis 3 Tassen schluckweise.
Ferner wird bei dieser Krankheit angeraten, den Rücken öfters am Tage mit Alkohol einzureiben, aber nicht mit Druck. Auch das Auflegen eines weichen Tuches, das man in ein Gemisch von Wasser und Essig getaucht hat, wirkt sehr gut.
Dem Kranken muß kräftige Kost verabreicht werden.

Rückenschmerzen

Kräuteranwendung:

Bei gewöhnlichen Rückenschmerzen, die auf vieles Bücken zurückzuführen sind oder auf Erkältung, können folgende Kräuterkuren empfohlen werden: Man trinke täglich 3 Tassen Schafgarbe, gemischt mit dem gleichen Teil Blutwurz. Man soll zu diesem Zwecke die Blutwurz in Wasser ungefähr 3 Minuten kochen lassen, dann werfe man die Schafgarbe hinein und lasse den Tee 10 Minuten ziehen. Dieser Tee soll während des Tages schluckweise getrunken werden.

Äußerlich reibe man sich den Rücken mit Farngeist ein und lege sich in das Bett. Auch das Auflegen von Capsiplast ist sehr zu empfehlen. Wenn man sich auf frisches Farnkraut legt, läßt der Schmerz ebenfalls nach.

Ruhr

Die Ruhr ist in zivilisierten Ländern fast ausgestorben, doch zur Kriegszeit tritt sie wiederum auf und fordert ihre Opfer. Wenn man vorbeugen will, so muß man größte Reinlichkeit walten lassen und sich vor Erkältungen schützen. Kommt es zur Erkrankung, ist unverzüglich der Arzt zu rufen.

Kräuteranwendung:

Man koche ganz kurz, ungefähr 3 bis 4 Minuten, Eichenrinde, Blutwurz, Bibernellewurz, ziehe dann das Gefäß vom Herd weg und werfe zusätzlich noch folgende Kräuter in das Gefäß: Frauenmantelkraut, Wegerich, Hirtentäschel und Wollgras. Nun lasse man das Getränk 10 Minuten ziehen, dann seihe man den Tee ab, der aus Wasser, aber noch viel besser aus Rotwein zubereitet werden soll.

Von diesem Tränklein, das immer warm sein soll, trinke man des öfteren einen Schluck.

Samenabgang

Kräuteranwendung:

Bei ungewolltem Samenabgang hat sich ein Tee, bestehend aus Schafgarbe und Bärentraube zu gleichen Teilen, sehr gut bewährt und kann deshalb bestens empfohlen werden. Man trinke von diesem Tee morgens und abends je 1 Tasse. Siehe auch Pollution.

Schafblattern

sind eine meldepflichtige und ansteckende Krankheit. Sie beginnt mit etwas Fieber und einem Ausschlag, der aus kleinen roten Flecken besteht, zuerst im Gesicht beginnt und schließlich auf den Rumpf und auf die Glieder übergreift. Der Ausschlag juckt sehr stark. Später werden aus den Flecken Bläschen, die nach einigen Tagen eintrocknen und schließlich abfallen.

Der Arzt ist auf alle Fälle zu verständigen. Das erkrankte Kind muß von den übrigen Kindern abgesondert werden.

Kräuteranwendung:

Es sind Kräuter anzuwenden, die für geregelten Stuhlgang sorgen. Der Mund soll häufig mit Salbeitee ausgespült werden.

Scharlach

Scharlach ist eine sehr ansteckende Krankheit. Wenn sie auftritt, muß sofort der Arzt verständigt werden. Es handelt sich um einen fleckigen Ausschlag, der am Hals beginnt und dann auf die Schulter, den Rumpf und die Gliedmaßen übergreift. Nach einigen Tagen zeigt sich eine himbeerrote Zunge. Anmeldepflichtig!

Kräuteranwendung:

Bettruhe ist vor allem notwendig. Gegen das Fieber nehme man Wickel mit gestandenem Wasser. Wenn die Haut zu schuppen beginnt, soll man das Kind täglich warm baden. Sehr gut sind Fichtennadelbäder. Innerlich gebe man dem Kind einen Tee aus getrockneten Veilchenblättern zu trinken, und zwar 2 Tassen im Laufe des Tages, schluckweise.

Die vom Arzt verordnete Bettruhe, meist ungefähr 4 Wochen, ist unbedingt einzuhalten, damit es nicht zu den unangenehmen Nachkrankheiten wie Mittelohrentzündung, Lymphdrüsenentzündung, Nierenentzündung usw. kommt.

Schläfenschmerzen

Kräuteranwendung:

Bei Schläfenschmerzen trinke man einen Teeabsud aus Ehrenpreis, Tausendguldenkraut, Rosmarin und Meisterwurz. Außerdem reibe man sich die Schläfen mit Königskerzentinktur ein. Wie man diese herstellt, wurde unter „Kräutergeistrezepte" angegeben.

Schlaflosigkeit

Kräuteranwendung:

Ein sehr gutes Kräutlein ist der Frauenmantel, den der Schweizer Pfarrer Künzli empfiehlt. Nach seinem Rezept soll man Frauenmantel mit Wermut in Essig sieden und damit Umschläge auf die Stirn machen.

Auch ein anderes Teegemisch wirkt bei Schlaflosigkeit ganz ausgezeichnet: Baldrian, Frauenmantel, Melisse, Hopfen, Goldraute und
weiße Taubnessel, wenn man abends eine Tasse davon trinkt. Wer
an Schlaflosigkeit leidet, soll am Abend bei jedem Wetter einen
Spaziergang unternehmen und versuchen, alle lästigen, aufregenden
und geschäftlichen Gedanken auszuschalten.

Schlafsucht

Kräuteranwendung:

Folgende Kräuterkur kann man mit bestem Erfolg gegen Schlaf-
sucht anwenden: Man bereite einen Tee aus Rosmarin, Salbei, Ehrenpreis und Odermennig. Von diesem Tee trinke man morgens, am
Nachmittag und gegen Abend je eine kleine Tasse schluckweise.

Auf alle Fälle soll sich der Patient vom Arzt untersuchen lassen,
damit die genaue Diagnose gestellt wird und das Grundübel beseitigt werden kann.

Schlaganfall

Vorzeichen für den Schlaganfall sind Unruhe, Schwindelanfälle,
schlechtes Hören und Angstgefühl. Man suche bei diesen Vorzeichen
sofort einen Arzt auf.

Kräuteranwendung:

Zur Vorbeugung trinke man einen Abguß von Rosmarin, Salbei,
Mistel, Meisterwurz, Veilchen. Man braucht von diesen Kräutern
nur drei zusammenmischen und in Apfelmost oder, wenn dieser nicht
zur Verfügung steht, in Wasser kochen. Davon nehme man täglich
öfters einen Schluck.

Wenn man Anzeichen für den bevorstehenden Schlaganfall spürt,
trinke man ein Glas Wasser, in das man einen Löffel Kochsalz gegeben hat.

Menschen, die hohen Blutdruck haben, sollen unter ständiger
Kontrolle des Arztes stehen.

Schlangenbiß

Als giftige Schlangen kommen bei uns nur die Kreuzottern in
Frage. Wird man von einer Kreuzotter gebissen, so soll man trach-
ten, so schnell wie nur möglich einen Arzt herbeizurufen oder den
Gebissenen zum Arzt zu bringen.

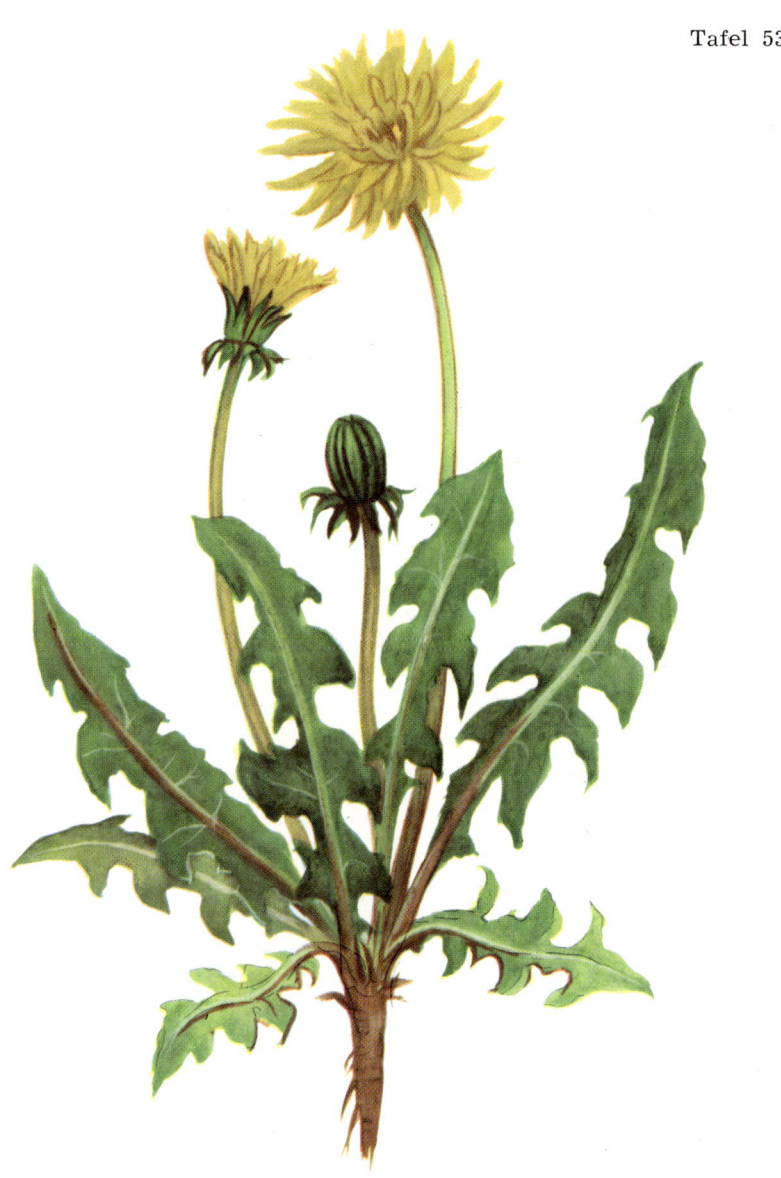

LÖWENZAHN — Taraxacum officinale

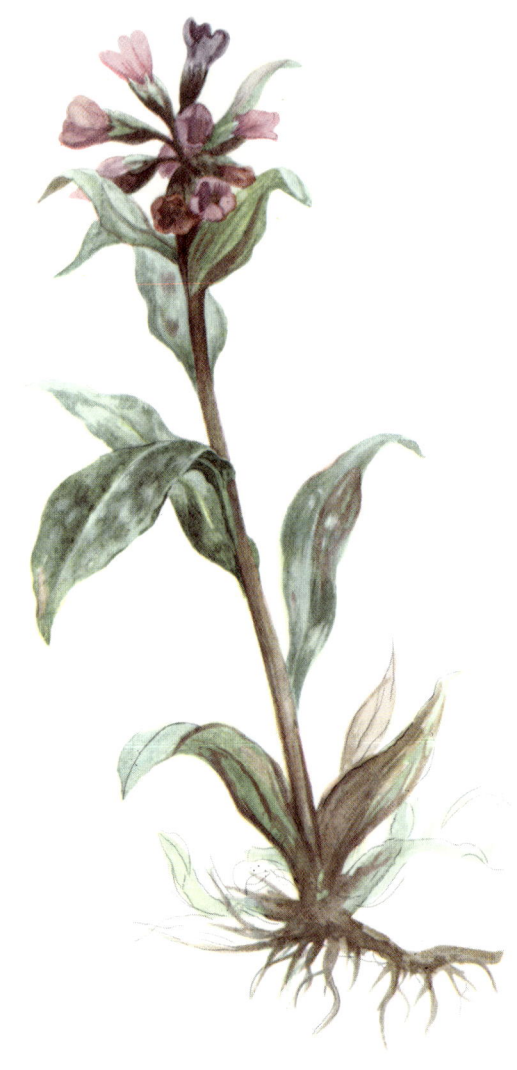

LUNGENKRAUT — Pulmonaria officinalis

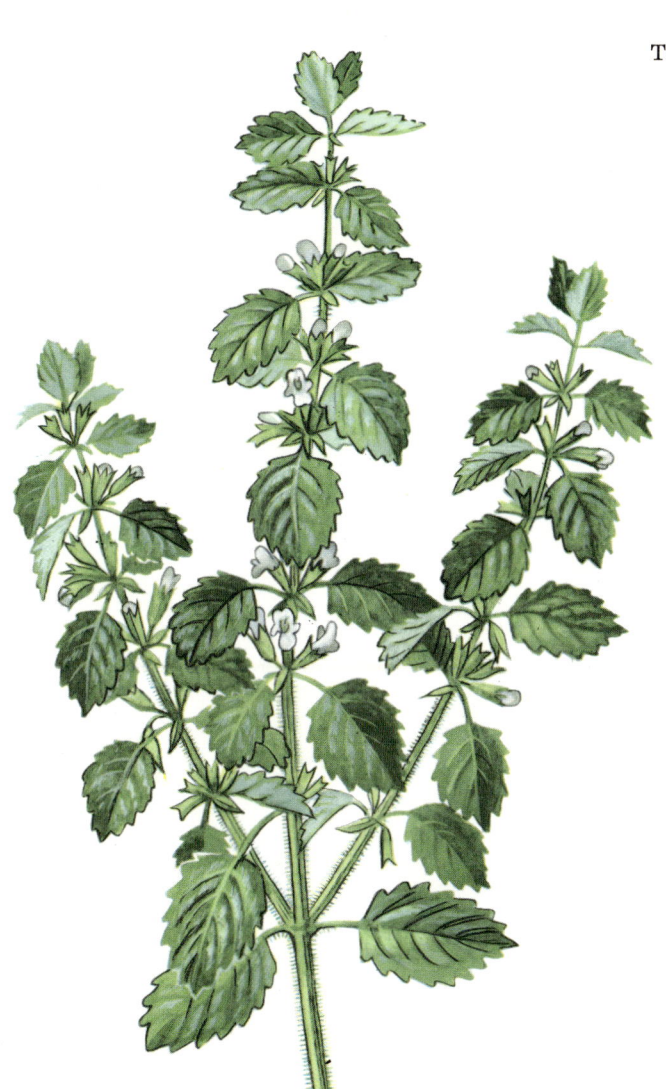

MELISSE — *Melissa officinalis*

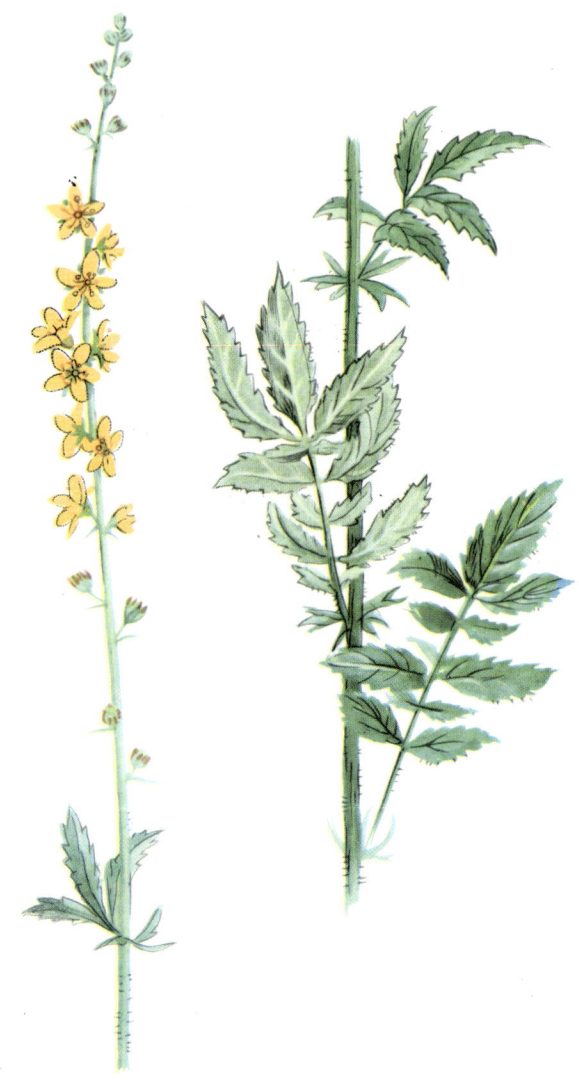

ODERMENNIG — Agrimonia eupatoria

Meist sind die Bisse am Fuß oder Bein. Man soll oberhalb der Wunde das Glied abbinden. Auch das Ausbrennen der Wunde ist gut. Hat man übermangansaures Kali zur Hand, so streue man es auf die Wunde.

Zur Stärkung des Herzens gebe man dem Patienten Alkohol oder starken Bohnenkaffee zu trinken.

Kräuteranwendung:

Anstatt Alkohol kann man dem Patienten auch einen Teeabsud aus Schöllkraut, Weinraute, Bibernelle und Wiesengeißbart geben, von dem er öfters einen Schluck trinken soll.

Schleimfluß

Kräuteranwendung:

Gegen dieses Übel bereite man einen Kräutertee aus Schafgarbe, Knöterich, Hopfen, Bachnelkenwurz, etwas Chinarinde, Bärentraube und Blutwurz. Von diesem Tee trinke man 3 Tassen täglich schluckweise.

Auch der Tee aus Frauenmantel und weißer Taubnessel ist zu empfehlen, und zwar soll man täglich 2 bis 3 Tassen davon trinken.

Äußerlich nehme man Sitzbäder in Eichenrinde und Spülungen mit Frauenmanteltee.

Schnupfen

Kräuteranwendung:

Gegen Schnupfen trinkt man gerne mit Erfolg einen Teeabsud aus Frauenmantel und Augentrost. Man soll von diesem Tee 3 Tassen täglich schluckweise trinken. Ferner soll man mit Augentrostabsud die Nase spülen und um die Stirn ein Tuch binden, das man auch in der Nacht oben läßt.

Ferner ist noch folgender Teeabsud zu empfehlen: Pfefferminze, Schlüsselblumen, Schließgraswurzeln, goldenes Fünffingerkraut und Frauenmantel. Auch von diesem Teeabsud soll man öfters am Tag einen Schluck machen.

Am Abend nehme man ein heißes Fußbad, in welches man eine Handvoll Kochsalz wirft.

Schuppen

Gegen dieses Übel ist folgendes Mittel zu empfehlen: Man koche einen Absud aus Brennesselwurzeln, Zinnkraut und Klettenwurzeln und reibe damit den Kopf morgens und abends tüchtig ein.

Auch Hopfengeist, der aus einem Teil Hopfen und fünf Teilen Essig besteht, wirkt gegen Schuppen sehr gut. Man muß sich damit täglich zweimal einreiben, und zwar morgens und abends. Auch Brennesselgeist, in derselben Art zubereitet und angewandt, hat sich bestens bewährt.

Schwache Beine

Kräuteranwendung:

Hat man schwache Beine, dann nehme man Bäder von Föhrennadeln oder von einem Absud, der aus Frauenmantel, Thymian und Fichtennadeln zusammengesetzt ist. Am besten ist, wenn man nicht nur die Beine in dem Absud badet, sondern den ganzen Körper. Außerdem soll man die Beine mit Arnikageist einreiben, und zwar am Morgen und Abend.

Als Tee trinke man einen Absud aus Frauenmantel und Hopfen, täglich je eine Tasse morgens und abends.

Schwäche, allgemein

Kräuteranwendung:

Gegen allgemeine Schwäche wird ein Absud aus folgenden Kräutern wärmstens empfohlen: Schafgarbe, Salbei, Katzenschwanz, Isländisches Moos, Kalmuswurzeln, Angelika, Bitterklee und Blutwurz. Von diesem Tee trinke man morgens und abends je 1 Tasse.

Auch Hafer wirkt bei allgemeiner Schwäche heilend, wenn man ihn mit Zucker vermengt als Nahrungsmittel zu sich nimmt.

Äußerlich nehme man gegen dieses Übel zweimal am Tag eine kurze Kaltwaschung des Körpers vor.

Schwangerschaftsstörungen

Kräuteranwendung:

Tritt Erbrechen auf, so trinke man einen Tee aus Pfefferminze und Schafgarbe. Von diesem Tee soll man täglich 1 bis 2 Tassen zu sich nehmen, doch nur schluckweise.

Auch kühle Sitzbäder, so um 19 bis 21 Grad Celsius, wirken sehr gut und sind daher zu empfehlen. Diese Bäder sind wöchentlich ein- bis zweimal zu nehmen, doch man muß ungefähr sieben Wochen vor der vermutlichen Entbindungszeit damit aufhören.

Zur leichteren Entbindung ist folgender Tee zu empfehlen, der morgens und abends getrunken werden soll: Frauenmantel, Silbermantel und weiße Taubnessel.

Eine selbstverständliche Forderung ist es, daß Schwangere nicht schwer heben, nichts hinaufreichen sollen, nicht hüpfen und springen dürfen und schließlich viel in guter Luft spazierengehen sollen.

Schwerhörigkeit

Der Schwerhörigkeit können verschiedene Übel zugrunde liegen. Diese sind zuerst vom Arzt festzustellen, um die Schwerhörigkeit auch wirksam bekämpfen zu können.

Kräuteranwendung:

Kräuterpfarrer Künzli empfiehlt in seinem Heftchen „Chrut und Unchrut" bei Schwerhörigkeit, die durch Erkältung entsteht, Farnkräuter in das Kopfkissen zu geben und sich daraufzulegen.

Innerlich empfiehlt er einen Tee aus Lavendel, Ehrenpreis, Schlüsselblume, Silbermantel, goldenes Fünffingerkraut, Pfefferminze und Schließgraswurzeln.

Schwermut

Kräuteranwendung:

Gegen Schwermut können folgende Kräuter empfohlen werden: Andorn, Bachnelkenwurz, Ehrenpreis, Veilchen, Thymian und Rosmarin. Man mische diese Kräuter zu einem Tee zusammen und trinke davon täglich morgens und abends 1 Tasse, schluckweise.

Außerdem nehme man morgens und abends ein kaltes Bad und wasche sich während des Tages öfters die Unterarme mit sehr kaltem Wasser.

Die Wirkung läßt bei diesen Mitteln nicht lange auf sich warten. Manche haben schon vom ersten Tag an eine Erleichterung verspürt.

Natürlich tragen eine Ortsveränderung, eine andere Umgebung und andere Menschen viel zur Heilung bei.

Schwindel

Da die Ursache des Schwindels verschiedener Art sein kann, suche man auf alle Fälle den Arzt auf.

Kräuteranwendung:

Kommt der Schwindel von zu schwacher Herztätigkeit, so nehme man in Teeform Pfefferminze, Vogelmiere, Melisse, Benediktenkraut und Nelkenwurz.

Bei allen anderen Grundübeln suche man dort nach, wo sie behandelt wurden.

Schwindsucht

verlangt ärztliche Behandlung.

Kräuteranwendung:

Als wirksames Mittel gegen Schwindsucht wurde schon von unseren Vorfahren folgender Tee verwendet: Huflattich, Ehrenpreis, Alantwurzel und Andorn. Von diesen Kräutern bereite man einen Tee und trinke davon morgens und abends je 1 Tasse, aber mit Honig gesüßt.

Der Kranke soll viel in frischer Luft sein!

Schwund

Darunter versteht man zumeist den Muskelschwund an Armen und Beinen. Er wird durch Rheumatismus, zumeist aber durch Verletzungen verursacht, wenn dadurch der Gebrauch der Gliedmaßen längere Zeit eingeschränkt blieb.

Kräuteranwendung:

Gegen dieses Übel gibt es ein äußerst wirksames Mittel. Man mische zu gleichen Teilen Frauenmantel und Hirtentäschel und setze dieses Kräutergemisch im Verhältnis 1 : 5 mit Schnaps oder, noch besser, mit Vorlauf an. Diesen Ansatz lasse man in der Sonne oder bei Ofenwärme 10 Tage stehen, dann ist er gebrauchsfertig. Mit diesem Geist reibe man dann öfters am Tag das Glied ein, an dem der Schwund aufgetreten ist, streiche dann gutes Schweinefett darauf und binde die Stelle ein.

Außerdem ist selbstverständlich notwendig, daß man den betreffenden Arm oder das betreffende Bein in stets wachsendem Ausmaße bewegt.

Seitenstechen nach Überheben

Kräuteranwendung:

Man bereite einen Tee aus Blutwurz, Bibernellewurz, Huflattichwurzel, Kalmuswurzel und Engelsüß und trinke von diesem Tee schluckweise 3 Tassen im Laufe des Tages.

Sexuelle Schwäche der Frau

Kräuteranwendung:

Frauen, die unter diesem Übel zu leiden haben, ist Lebertran und ein Tee aus der Wurzel des zweiknolligen Knabenkrautes sehr zu empfehlen. Vom Lebertran soll man am Vormittag und am Nachmittag 1 Eßlöffel voll nehmen und von dem Tee morgens und abends 1 Tasse trinken.

Sexuelle Schwäche des Mannes

Kräuteranwendung:

Vor allem ist zu trachten, daß der Kreislauf in Ordnung ist. Außerdem soll der Mann, der von diesem Übel geplagt ist, viele Spaziergänge machen und täglich 3 Tassen vom Kalmuswurzeltee trinken, der 4 bis 6 Minuten gekocht werden muß. Von dem Tee soll er öfters während des Tages einen Schluck machen.

Kommt diese Störung von den Nerven, so sind zuerst diese in Ordnung zu bringen.

Außerdem ist für abwechslungsreiche und kräftige Kost zu sorgen. Dazu gehören Eier, Fleisch, Fett, Ölspeisen, Gemüse und Obst.

Sexuelle Überreizung

Sie wird meist vererbt und tritt gewöhnlich nur bei gesunden Menschen auf. Doch auch bei Lungenkranken kommen derartige Überreizungen vor.

Kräuteranwendung:

Solche Menschen sollen fleißig Sport betreiben und jeden Morgen und Abend ihren Körper kalt waschen.

Als Tee wäre eine Mischung aus Baldrian, Kamille, Hopfen und Ringelblume zu empfehlen. Von diesem Tee trinke man schluckweise je 1 Tasse morgens und abends.

Skabies (Krätze)

Kräuteranwendung:

Der Patient nehme ein Seifenbad, dann bestreiche man den ganzen Körper morgens und abends mit Perubalsam (25%) oder mit

Perubalsam gemischt mit Styrax. Besonders gut müssen die Stellen bestrichen werden, wo sich die Milbe schon festgesetzt hat. Nach dem Einreiben wickle man den Patienten in dicke wollene Decken ein. Diese Prozedur führe man zwei Tage hindurch aus und dann führe man den Patienten einer gründlichen Reinigung zu. Anschließend kann man den Körper noch mit Zinnpaste bestreichen.

Skrofulose

Bei Skrofulose treten an verschiedenen Körperstellen Geschwüre auf. Ferner entzünden und vergrößern sich die Lymphdrüsen, besonders am Hals, wo man dann oft mehrere Erhöhungen greifen und abtasten kann. Es kommt vor, daß sich die Drüsen erweichen und sich Eiter bildet, der dann durch die Haut dringt. Die Hilfe des Arztes ist notwendig.

Kräuteranwendung:

Man bereite einen Tee aus Huflattich, Steinklee, Storchschnabel und Tausendguldenkraut und trinke davon täglich 2 Tassen schluckweise. Außerdem mache man Heublumenwickel und stelle die Kost auf Gemüse und Obst um. Fleisch und Milch soll man weglassen.

Sodbrennen

Von Zeit zu Zeit tritt in der Magengrube ein Brennen auf, das sich bis zum Hals herauf ausdehnt.

Kräuteranwendung:

Ein Mittel, das besser wirkt als Speisesoda und vor allem auch gesünder ist, sind die Wacholderbeeren. Wenn das Sodbrennen auftritt, zerkaue man 4 bis 6 Wacholderbeeren und schlucke sie.

Auch ungekochte, etwas erwärmte Vollmilch hilft augenblicklich.

Zur Heilung trinke man einen Tee aus Tausendguldenkraut, Bibernellewurz und Wacholderbeeren, und zwar täglich morgens nüchtern und abends je 1 Tasse.

Sommersprossen

Kräuteranwendung:

Man gieße über 1 Teil Kren 5 Teile Mostessig, lasse diesen so entstandenen Ansatz 2 Tage stehen und reibe sich damit öfters ein.

Ein anderes Mittel, das die Sommersprossen zum Schwinden bringt und außerdem auch reine Haut macht, ist Petersilienwasser.

Wirksam ist ferner noch der sogenannte Hauswurzsaft, den man sich aus den Blättern der Pflanze selbst herstellen kann. Man nehme davon 1 Teil und gebe 4 Teile Alkohol dazu. Mit diesem so entstandenen Säftchen reibe man sich morgens und abends ein.

Sonnenbrand

Ein Sonnenbad ist sehr gesund und wichtig für den Körper. Hier sei aber nur davon die Rede, was zu tun ist, wenn man sich zu lange der Sonne ausgesetzt hat und dadurch ein Sonnenbrand entstanden ist.

Kräuteranwendung:

Man vermeide, daß Wasser auf die Sonnenbrandstellen kommt. Wenn es auch momentan kühlt, so entzieht das Wasser der Haut den noch restlichen Fettgehalt und macht sie brüchig. Man bestreiche vielmehr die Sonnenbrandstellen mit Buttermilch, süßem Rahm, ungesalzener Butter oder Gurkensaft.

Spröde Haut
Kräuteranwendung:

Man bade die Hände in einem Absud von Kamille, Eichenrinde und Zinnkraut. Diese Bäder sollen zweimal täglich durchgeführt werden. Nachher reibe man die spröden Hautstellen mit einem guten Vaseline ein.

Auch ein Absud aus Misteln, Eibischwurzeln und Sanikeln hat sich bestens bewährt, wenn man die spröden Hautstellen darinnen badet.

Starrkrampf

Er wird durch Tetanusbazillen hervorgerufen. Zumeist tritt diese Infektion auf, wenn Erde oder altes Holz in eine Wunde kommt. Wenn man annimmt, daß Starrkrampf infolge einer Infektion zu befürchten ist, suche man sofort den Arzt auf, der eine Serumeinspritzung gibt. Der Zeitraum zwischen Infektion und Auftreten der Krankheit ist sehr verschieden. Er schwankt zwischen einigen Tagen und drei Wochen.

Kennzeichen sind: Krämpfe der Kaumuskeln und überhaupt Muskelkrämpfe. Besonders tritt dieser Krampf dann an den Kinnbacken auf. Allmählich geht er auf den ganzen Körper über, so daß der Körper bogenförmig gespannt erscheint. Wenn die Verletzung schon längere Zeit zurückliegt und man nicht mehr daran denkt, daß durch eine Infektion in dieser Wunde der Starrkrampf entstanden sein könnte, nimmt man momentan oft eine Gehirnhautentzündung an. Je weiter die Infektion zurückliegt, um so schwächer tritt der Starrkrampf auf.

Bei oben erwähnten Anzeichen ist sofort der Arzt zu holen. Je früher Hilfe eintrifft, um so sicherer kann geholfen werden.

Kräuteranwendung:

Bis der Arzt eintrifft, verabreiche man dem Patienten öfter Baldriantropfen.

Äußerlich sind heiße Bäder zu empfehlen.

Das sind aber nur Mittel, die vor dem Eintreffen des Arztes angewendet werden dürfen. Die Bäder können mit Bewilligung des Arztes noch weiterhin genommen werden. Die heutige Medizin hat gegen Starrkrampf wirksamere Mittel und kann sogar die Krampfzustände durch Narkose unterbinden.

Stechen in den Gelenken

Kräuteranwendung:

Tritt ein Stechen in den Knie- oder Armgelenken momentan auf, so kann man, wenn keine besonderen Ursachen vorhanden sind, dieses Übel mit Schafgarbentee wegbringen. Man muß davon täglich mindestens dreimal eine Tasse schluckweise trinken.

Steinleiden

Wer von Steinen, sei es in der Galle, der Niere oder der Blase, geplagt wird, schaue unter dem betreffenden Abschnitt in diesem Buche nach.

Stiche von Insekten

Kräuteranwendung:

Gegen Insektenstiche ist der Frauenmantel sehr wirksam. Man soll das frische Kraut zerquetschen und auf die Stichwunde legen.

Auch Wegerich und Ackerdistel, zerquetscht und aufgelegt, wirken augenblicklich.

Ebenso ist das Einreiben mit Johannisöl zu empfehlen. Wie es zubereitet wird, wird im Anhang besprochen.

Stillunfähigkeit

Viele Frauen glauben, sie sind stillunfähig. Meist ist es aber nicht so. Weil es sowohl für die Mutter wie auch für das Kind unvergleichlich gesünder ist, wenn das Kind mit Muttermilch gestillt wird, so ist es angezeigt, wenn sich scheinbare Stillunfähigkeit einstellt, einen Facharzt zu Rate zu ziehen.

Kräuteranwendung:

Siehe unter „Milchförderndes Mittel".

Stockhusten

Kräuteranwendung:

Siehe unter „Husten".

Stoffwechselstörung

Kräuteranwendung:

Gegen Stoffwechselstörungen wirkt ganz hervorragend eine Teemischung aus Kalmuswurzeln, Rosmarin, Schafgarbe und Melisse, von der man täglich morgens und abends 1 Tasse trinken soll.

Stottern

Kräuteranwendung:

Gegen dieses Übel wendet man folgende Teemischung an: Augentrost und Baldrian zu gleichen Teilen, und trinke täglich morgens und abends 1 Tasse.

Stuhlverstopfung

Siehe bei „Verstopfung".

Tagnebel

Es gibt Menschen, die während des Tages einen sogenannten „Tagnebel" vor den Augen haben. Dieses Übel rührt von einem Sehnervschwund her, der bei chronischer Nikotinvergiftung eintreten kann. Ärztliche Hilfe ist anzuraten.

Kräuteranwendung:

Als Tee trinke man jeden Morgen schluckweise 1 Tasse voll von einem Aufguß aus Faulbaumrinde, Rhabarberwurz, Rainfarnblüte und Tausendguldenkraut. Am Abend nehme man 1 Tasse Augentrost zu sich.

Vor allem ist das Rauchen einzustellen. Doch nicht von heute auf morgen, sondern man gehe in der ersten Woche auf die Hälfte des vorherigen Quantums zurück, nach 14 Tagen auf ein Viertel und nach 2 Monaten stelle man das Rauchen ganz ein.

Diese Krankheit ist nicht ungefährlich, und wenn man nicht erblinden will, muß man gegen sich selbst energisch vorgehen.

Talgbildung
Kräuteranwendung:

Wenn der Talkfluß zu stark ist, so wasche man sich öfter am Tag mit einem Absud aus Rosmarin. (Siehe unter „Mitesser"!)

Tollkirschenvergiftung
Kräuteranwendung:

Falls ein Arzt nicht gleich zu erreichen ist, koche man eine Handvoll Eichenrinde in einem Liter Milch und gebe dieses Getränk dem Patienten warm und schluckweise zu trinken.

Tollwut
ist eine gefährliche Sache und verlangt die Behandlung eines Arztes.

Kräuteranwendung:

Als sicheres Mittel wird der Wiesengeißbart gepriesen. Man grabe die frische Wurzel des Wiesengeißbartes aus, zerschneide sie ganz klein und nehme davon 1 Kaffeelöffel voll auf nüchternen Magen ein. Wer das 4 Tage hintereinander tut, ist gerettet.

Trägheit der Verdauung

Kräuteranwendung:

Gegen dieses Übel, das in Magen und Darm Blähungen hervorruft, nehme man zweimal täglich je 1 Tasse Bitterkleetee, und zwar am Morgen nüchtern und am Nachmittag ungefähr eine Stunde vor dem Abendessen.

Auch Bitterkleegeist ist gegen dieses Übel ganz besonders zu empfehlen. Man nimmt davon täglich zweimal 10 bis 20 Tropfen mit Zucker oder Wasser ein.

Tränensäcke

Hochliegende Tränensäcke, die man meist bei älteren Leuten findet, sind oft ein Zeichen dafür, daß die Nieren in ihrer Tätigkeit nachgelassen haben und das Herz geschädigt ist.

Kräuteranwendung:

Man wende bei diesem Übel die Teesorten an, die unter Nierenleiden und bei Herzschwäche angepriesen wurden. Außerdem schränke man sich im Genuß von Salz und Gewürzen ganz besonders ein. Man soll ungefähr 2 bis 3 Wochen überhaupt nur eine salzlose Kost genießen.

Tuberkulose

Tuberkulose, gleichgültig wo sie auftritt, gehört unter ärztliche Kontrolle. Gerade der Kampf gegen diese Krankheit wurde von verschiedenen staatlichen Stellen mit großer Zähigkeit und mit Erfolg durchgeführt. Alle Kräuterrezepte, die bei einschlägigen Krankheiten genannt sind, können selbstverständlich zusätzlich genommen werden, wenn der behandelnde Arzt damit einverstanden ist.

Beginnende Tuberkulose kann man durch Heublumenbäder heilen, wofür Kurarzt Dr. Kleinschrodt den Beweis erbrachte.

Auch tuberkulöse Darmgeschwüre können durch Heublumensitzbäder geheilt werden, wenn man sie wöchentlich drei- bis viermal anwendet. Außerdem soll sich der Patient viel in frischer Luft bewegen und viel gutes Fett zu sich nehmen, etwa in Form von Speck oder fettem Fleisch.

Typhus

Bei allen Typhusarten ist sofort der Arzt zu verständigen. Diese Krankheit ist meldepflichtig!

Bauchtyphus

Sehr charakteristisch für diese Typhusart ist die Typhuszunge. Die ganze Zunge ist belegt, nur vorne an der Spitze bleibt ein festumrandetes Dreieck frei. Die Milz schwillt an, der Stuhl ist grau und wässerig, und außerdem zeigt sich starkes Fieber. Die Krankheit ist sehr gefährlich, weil Darmblutungen und Geschwüre in den Gedärmen entstehen können.

Flecktyphus

Kommt hauptsächlich in Kriegszeiten vor und wird durch die Kleiderlaus übertragen. Der Ausbruch der Krankheit tritt 10 bis 14 Tage nach der Infektion ein und beginnt mit starkem Fieber, das mehrere Tage andauert. Die Milz schwillt an, und auf der Haut zeigt sich eine Art Ausschlag, bestehend aus runden, bläulichroten Flekken, die zuerst in der Gürtelgegend, dann an den Gliedmaßen und schließlich im Gesicht zu sehen sind.

Paratyphus

ist eine leichtere Typhusart mit dem Bauchtyphus ähnlichen äußeren Zeichen. Es treten starke Schmerzen im ganzen Körper auf, besonders in der Kreuzgegend. Das Fieber ist sehr hoch. Ferner kommt es häufig zu Erbrechen und zu einem Bläschenausschlag im Munde. Trotz des Durchfalles soll man noch Abführmittel einnehmen.

Bauch- und Paratyphus sind Infektionskrankheiten, die meist durch Wasser, Gemüse, Obst und verdorbene Lebensmittel übertragen werden.

Kräuteranwendung:

Man gebe Mittel, die das Fieber herabsetzen (auch kalte Wickel sind zu empfehlen), Mittel, die das Herz stärken, und vor allem Abführmittel.

Übelkeit

Kräuteranwendung:

Hat jemand mit Übelkeit öfters zu tun, so trinke er täglich eine Tasse Tee, bestehend aus Schafgarbe und Pfefferminze. Tritt Übelkeit selten auf und will man sie schnell weghaben, so nehme man einen kleinen Schluck Enziangeist oder ein paar Wermuttropfen oder Karmelitertropfen.

Überbein

Unsere Vorfahren wandten gegen Überbeine Hauswurzblätter an, die frisch auf das Überbein gelegt wurden und die ganze Nacht daraufblieben.

Ein anderes Mittel, das empfohlen werden kann, sind Heublumen, die man kochen, sehr warm auflegen und alle 10 Minuten erneuern muß. Auch mit Kamille und Bockshornkleesamen kann man dieselbe Behandlung durchführen.

Unreine Haut

Kräuteranwendung:

Gegen unreine Haut wendet man schon seit Jahrhunderten den Absud von Rosmarin an, mit dem man sich täglich morgens und abends einreibt. Auch etwas Lavendel kann man dem Absud beifügen.

Unreines Gesicht

Kräuteranwendung:

Bei unreinem Gesicht reibe man sich morgens und abends einige Tage hindurch das Gesicht mit Petersilienwasser fest ein.

Unfruchtbarkeit

muß erst durch den Facharzt bestätigt werden. Ist sie das nicht, empfiehlt sich folgende

Kräuteranwendung:

Man bereite aus gleichen Teilen weißer Taubnessel und Frauenmantel den sogenannten Frauentee. Von ihm soll die Frau morgens und abends je 1 Tasse trinken, doch nur schluckweise.

Zur äußeren Behandlung können Moorbäder aufs beste empfohlen werden.

Unterleibsbrand

Kräuteranwendung:

Auch gegen Unterleibsbrand empfehlen alte Kräuterbücher die weiße Taubnessel. Man soll von dieser einen Tee zubereiten und

davon täglich 2 bis 3 Tassen trinken. Schon in den hoffnungslosesten
Fällen hat dieser Tee seine Wirkung getan.

Unterleibskrämpfe

Kräuteranwendung:

Gegen dieses Leiden trinke man beim Eintreten der Krämpfe
einen Flachssamentee.

Ein anderes Mittel, das besonders empfohlen werden kann, ist ein
Tee aus Anserine und Fenchel. Davon soll man 1 Tasse bei Beginn
der Krämpfe trinken, aber auch dann, wenn man vermutet, daß die
periodischen Krämpfe auftreten könnten.

Unterleibsleiden, allgemein

Kräuteranwendung:

Allgemein kann bei Unterleibsleiden ein Abguß von der weißen
Taubnessel, dem Frauenmantel und der Anserine empfohlen werden, wenn man davon täglich morgens und abends je 1 Tasse trinkt.

Außerdem haben sich Spülungen mit Frauenmanteltee und Sitz-
bäder in Eichenrindenabsud sehr gut bewährt. Man mache zwei
Spülungen in der Woche, nehme zweimal an anderen Tagen dieser
Woche die Sitzbäder.

Selbstverständlich kann bei jedem Unterleibsleiden die Moorbad-
kur aufs beste empfohlen werden.

Es sei auch hier darauf hingewiesen, daß falsche Scham ganz fehl
am Platze ist. Man muß den Arzt aufsuchen!

Unterleibsschwäche

Kräuteranwendung:

Gegen Unterleibsschwäche wird der Tee aus Brennesselblättern
und Frauenmantel sehr empfohlen. Man soll davon morgens und
abends je 1 Tasse trinken.

Außerdem soll man zweimal in der Woche ein Sitzbad in Eichenrindenabsud nehmen.

Unterleibsstockung

Kräuteranwendung:

Außer den Mitteln, die unter Menstruationsstörungen angeführt
sind, hat sich gegen dieses Übel auch ein Tee aus Waldmeister und

Wacholder, wenn man davon 3 Tassen täglich trinkt, sehr gut bewährt.

Urinieren

Kräuteranwendung:

Wenn man nicht urinieren kann, so nehme man ein Heublumenfußbad. Als Tee trinke man einen Abguß aus Johannisbeerblättern, Klettenwurzeln, Hagebutten und Eibischwurzeln, und zwar täglich 3 Tassen, schluckweise.

Die Ursache dieses Leidens festzustellen ist Aufgabe des Arztes, der unverzüglich zu rufen ist, wenn nicht sofort eine Besserung eintritt.

Urinieren, schmerzhaft

Kräuteranwendung:

Gegen dieses Übel trinke man einen Tee aus Eibischwurzeln und Süßholzwurzeln mit Honig gesüßt, schluckweise 3 Tassen im Laufe des Tages. Da aber die Möglichkeit einer Prostataerkrankung besteht, ist es ratsam, bei andauernden Beschwerden den Arzt aufzusuchen.

Urinieren, ungewollt

Kräuteranwendung:

Man bereite einen Tee aus den Blättern der Bärentraube und den Blättern der Preiselbeere, zu gleichen Teilen gemischt, und trinke davon morgens nüchtern und am Nachmittag je 1 Tasse.

Urin, trüb und salzig

Kräuteranwendung:

Dagegen verwende man einen Tee aus Löwenzahnblättern und Johanniskraut, von dem man 3 Tassen im Laufe des Tages schluckweise trinkt.

Venenentzündung

Eine Venenentzündung kann durch Verkühlung, schlechte Nieren- und Blasentätigkeit, durch ein Gerinnsel in der Vene und nachfolgende Entzündung und schließlich durch eine Infektionskrankheit hervorgerufen werden.

175

Kräuteranwendung:

Man trinke öfter einen Schluck Birkenblättertee und nehme morgens und abends ein Farnkrautbad. Dann bereite man aus einem Löffel (Eßlöffel) saurem Rahm, einem Eßlöffel Schweinefett, einem Eiklar und etwas Salz eine Salbe und bestreiche damit das kranke Glied. Auch zerquetschte Hauswurz wirkt sehr gut, wenn man sie auflegt.

Schließlich kann auch folgender Tee bestens empfohlen werden: Katzenschwanz, Hagebutten und Brennesselwurzeln zu gleichen Teilen gemischt. Von diesem Tee trinke man schluckweise täglich 3 Tassen.

Die Verwendung von Blutegeln ist schon eine alte Behandlungsart, die auch in der Schulmedizin wieder zu Ehren gekommen ist. Ihre Anwendung ist Aufgabe des Arztes.

Verbrennungen

Man unterscheidet Verbrennungen ersten, zweiten und dritten Grades. Kennzeichen der verschiedenen Grade sind: beim ersten Grad Rötung der Haut, beim zweiten Grad Blasenbildung und beim dritten Grad Absterben der Haut. Bei den zwei letzten Graden treten auch Erbrechen, Atemnot und Krämpfe auf.

Bei ausgedehnten Verbrennungen und solchen des dritten Grades ist die Hilfe des Arztes in Anspruch zu nehmen.

Kräuteranwendung:

Bei Verbrennungen gelten wohl als die besten Mittel Lilienöl und Johanniskrautöl. Man gebe das Öl auf einen Leinenlappen und lege diesen auf die verbrannten Stellen.

Wie diese beiden Öle hergestellt werden, findet man unter „Kräuteröle".

Verbrühungen

Kräuteranwendung:

Auch bei Verbrühungen wirkt das Johanniskrautöl ganz ausgezeichnet. Die Anwendung ist dieselbe, wie sie bei Verbrennungen angegeben wurde.

Verdauungsschwäche

Kräuteranwendung:

Man bereite einen Absud von gleichen Teilen Enzianwurzeln und Wacholderbeeren und einer ganz kleinen Menge Wermut in Rotwein

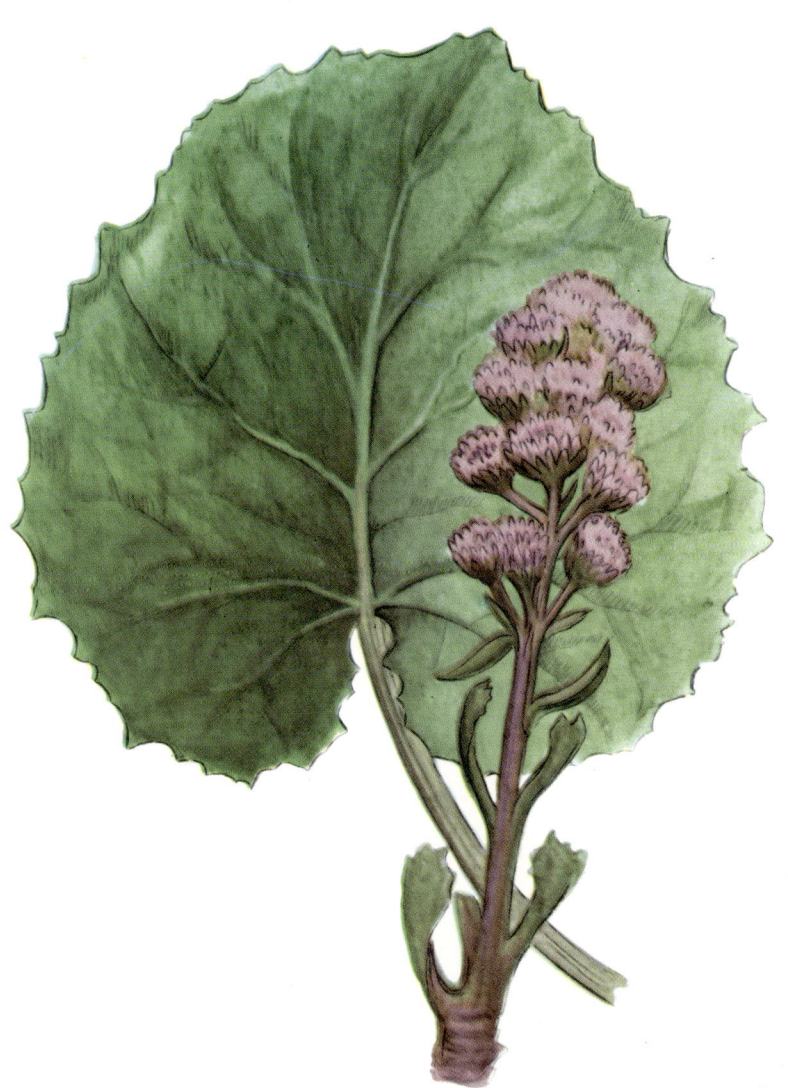

PESTWURZ — Petasites officinalis

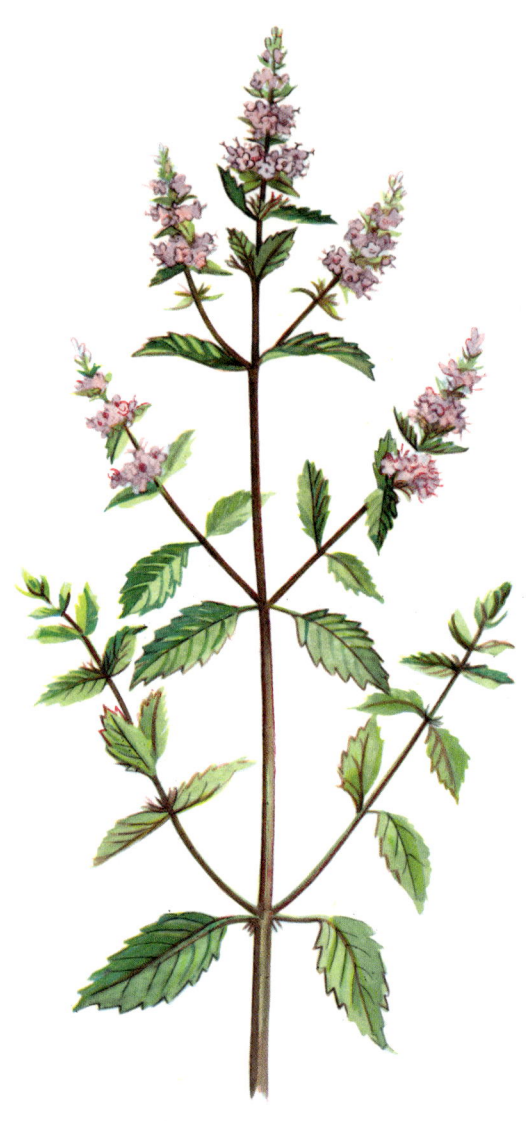

PFEFFERMINZE — Menta piperita

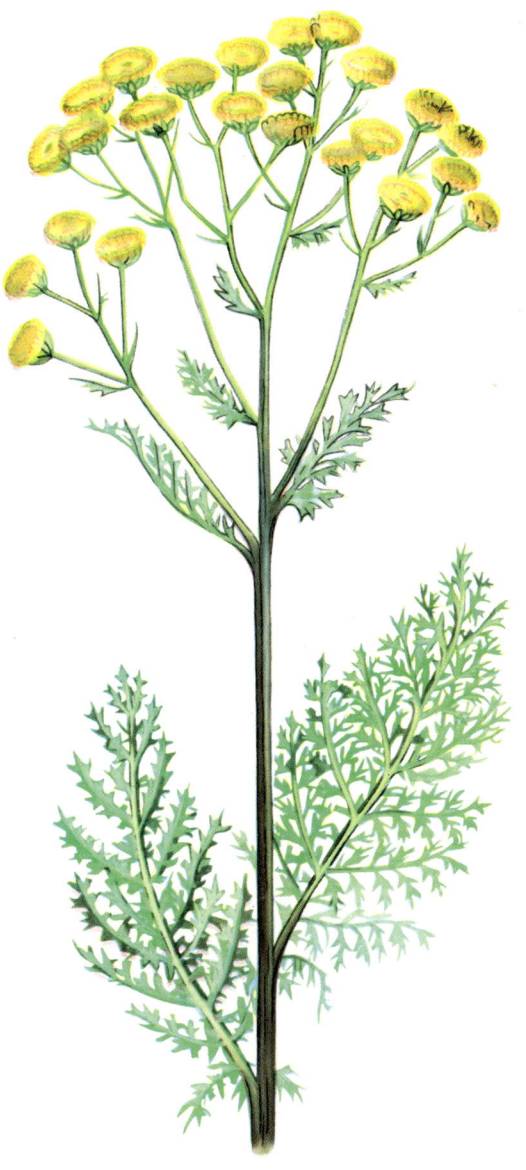

RAINFARN — Tanacetum ·vulgare

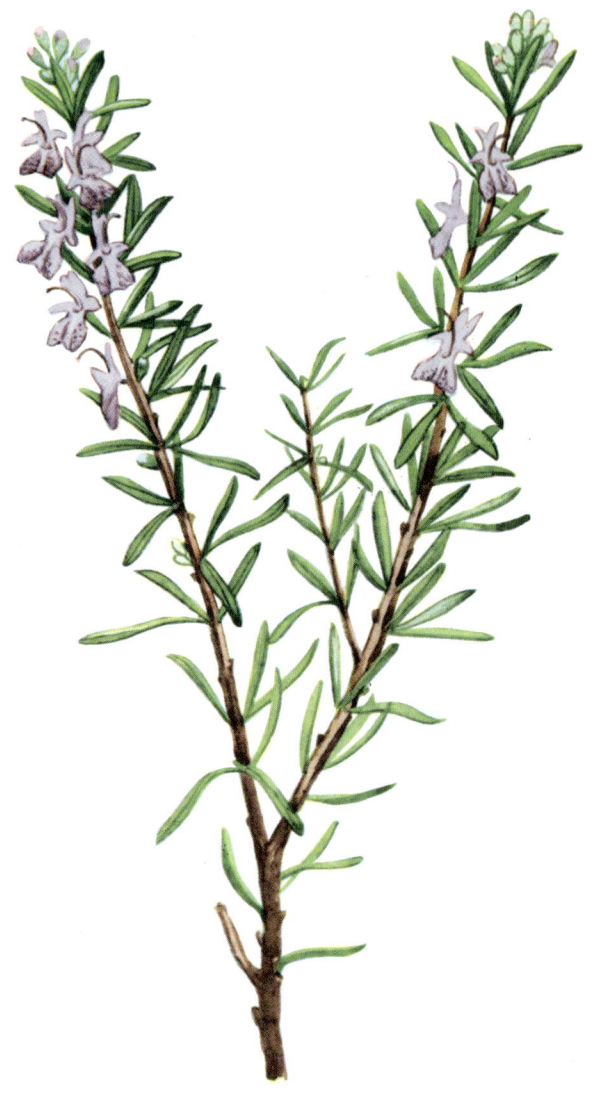

ROSMARIN — Rosmarinus officinalis

und trinke davon morgens nüchtern, am Nachmittag und am Abend je eine kleine Tasse voll.

Gegen dieses Übel sind auch der Enzianschnaps und der Wacholderschnaps zu empfehlen.

Für solche, die zu wenig Bewegung machen, sind tägliche längere Spaziergänge notwendig.

Verdauungsstörungen

Kräuteranwendung:

Man trinke morgens nüchtern eine halbe Tasse Sauerkrautwasser und esse im Laufe des Vor- und Nachmittages je eine Gabel rohes Sauerkraut.

Als Tee trinke man täglich schluckweise 3 Tassen von einem Abguß aus Schafgarbe, Salbei, Kalmus, Kamille, Enzianwurz, Eibischwurz, Baldrianwurz und Angelika.

Verdauungsträgheit

Kräuteranwendung:

Man trinke einen Abguß aus Rhabarberwurzeln, Rainfarnblüten, Faulbaumrinde, Löwenzahnwurzeln, Bärlapp und Schwarzdornblüten, und zwar morgens nüchtern 1 Tasse, aber nur schluckweise. Am Abend trinke man eine Teemischung aus Angelika, Bitterklee, Benediktendistel und Kalmuswurz.

Auch bei dieser Krankheit kann rohes Sauerkraut und Sauerkrautwasser nicht genug empfohlen werden.

Bei allen Verdauungsschwierigkeiten nehmen tägliche längere Spaziergänge einen günstigen Einfluß.

Verdrießlichkeit

Kräuteranwendung:

Gegen dieses Übel wende man folgende Teemischung an: Kalmuswurzeln, Waldmeister, Melisse und Pfefferminze zu gleichen Teilen. Man trinke davon morgens nüchtern und am späten Nachmittag je eine Tasse.

Vergiftungserscheinungen

Kräuteranwendung:

Bei Magenvergiftungen trinke man einen Tee aus Salbei und Kamille. Sehr gut wirkt auch eine Tasse kaltes Wasser mit einem

Löffel Salz. Man muß dieses Gemisch gut verrühren, und der Betroffene muß das Trankerl auf einmal hinuntertrinken.

In ernsteren Fällen ist unverzüglich der Arzt zu rufen.

Verhärtungen

Kräuteranwendung:

Bei Verhärtungen im Unterleib nehme man über den ganzen Unterleib, einschließlich der Oberschenkel, Umschläge mit Tüchern, die man vorher in einen warmen Heublumenabsud getaucht hat. Das wiederhole man dreimal hintereinander, und zwar stündlich.

Verletzungen

Bei Verletzungen wasche man die Wunde mit einem Frauenmantelabsud (ja nicht in gewöhnlichem Wasser!) und gebe einen Lappen darauf, der vorher in Arnika getränkt wurde. Gleichzeitig trinke man öfters einen Schluck Frauenmanteltee.

Verrenkungen

Kräuteranwendung:

Bei Verrenkungen reibe man die betreffende Körperstelle öfter mit Lavendelöl oder Wallwurzgeist ein. Auch die Wallwurz allein hat schon vielen Menschen gute Dienste geleistet, wenn man sie zu einem Brei kocht und diesen Brei dann auflegt.

Auf alle Fälle ist das verrenkte Glied vorerst einmal ruhig zu halten. Später lege man eine Binde an, vor allem bei einer Fußverrenkung, und vermeide Überanstrengungen.

Schwere Verrenkungen müssen ärztlich behandelt werden.

Verschleimung der Atmungsorgane

Kräuteranwendung:

Siehe Husten und Katarrh!

Verschleimung der Verdauungsorgane

Kräuteranwendung:

Man bereite einen Absud aus der Alantwurzel in Rotwein, und trinke davon morgens nüchtern eine Tasse und zwei weitere Tassen schluckweise im Laufe des Tages.

Verstauchung

Kräuteranwendung:

Bei Verstauchungen nicht zuwarten, sondern sofort mit der Selbsthilfe beginnen. Wenn nichts anderes zur Verfügung steht, so mache man Umschläge mit kalten Wasserbauschen.

Wer Essig zur Verfügung hat, mache Essigwasserumschläge und wechsle diese alle 10 Minuten. Anschließend soll man die verstauchte Stelle mit verdünntem Arnikageist einreiben. Auch Eisenkraut, in Essig gekocht und dann aufgelegt, wirkt sehr gut.

In schweren Fällen ist der Arzt beizuziehen, denn man weiß nicht, ob und welche inneren Verletzungen die Verstauchung etwa bewirkt hat.

Verstopfung

Kräuteranwendung:

Wenn man an Verstopfung leidet, soll man nie zu starke Abführmittel nehmen, sondern Mittel, die die Darmträgheit bekämpfen. So empfiehlt Pfarrer Kneipp ein vorzügliches Mittel: Man mische 1 Liter Wasser, 2 Eßlöffel voll zerdrückte Wacholderbeeren, 1 Eßlöffel voll Bockshornkleesamen, 1 Eßlöffel Attichwurzelpulver und einige Tröpfchen Wermut. Davon nehme man 8 Tage hindurch stündlich 1 Eßlöffel voll, dann setze man 1 Woche aus und beginne nachher wiederum mit derselben Kur.

Siehe auch bei den Mitteln, die unter dem Abschnitt „Verdauungsträgheit" angeführt sind.

Verstopfung bei Kindern

Kräuteranwendung:

Leiden Kinder, insbesonders Klein- und Kleinstkinder, an Stuhlverstopfung, so gebe man ihnen stündlich einen Schluck Zuckerwasser. Bei größeren Kindern kann man stündlich einen Eßlöffel Buttermilch geben.

Ein anderes Mittel ist Malzextrakt; davon soll das Kind 2 bis 4 Eßlöffel nehmen. Empfehlenswert ist auch der Feigensirup, den man in jeder Apotheke kaufen kann und der sich auch für die ganz Kleinen eignet.

Größeren Kindern gebe man im Laufe des Tages zwei kleine Tassen Tee aus Rainfarnblüten und etwas Hopfen.

Vollblütigkeit

Kräuteranwendung:

Hier sei ein altes und bewährtes Rezept angeführt: Eine Handvoll Salbei, Dosten, Majoran, 30 Gramm Sennesblätter, fünf Finger voll

Johanniskrautblüten, Lavendelblüten, 12 Gramm Lärchenschwamm, 30 Gramm Wacholderbeeren (zerquetscht), 6 Gramm Zibeben, Kardobenediktenkraut, Muskatnuß, Zimt und Weinsteinsalz werden zu einem Pulver zerrieben, gut gemischt und dann in ein Glas gegeben. Nun schütte man Branntwein darauf, bis er zwei Finger über dem Gemisch steht, und lasse das Ganze 10 bis 14 Tage in der Sonne ziehen. Nachher seiht man die Kräuter ab und hat das beste Mittel gegen Vollblütigkeit. Man nehme davon morgens und abends ein Schnapsgläschen voll.

Auch der Tee aus riechenden Veilchen, Thymian und Rosmarin ist zu empfehlen. Man trinke morgens und abends schluckweise eine Tasse.

Vorbeugungsmittel gegen Kinderkrankheiten

Kräuteranwendung:

Wenn Kinderkrankheiten wie Keuchhusten, Masern, Scharlach und andere in der Umgebung auftreten, so gebe man den Kindern zur Vorbeugung den Tee aus der Hauhechelwurz, der Eibischwurz, der Schließgraswurz und dem Frauenmantel. Von diesem Teegemisch soll das Kind täglich zwei kleine Tassen trinken. Es kann ohne weiteres mit Honig oder Kandiszucker gesüßt werden.

Pfarrer Künzli sagt in seinem Heftchen „Chrut und Unchrut" folgendes: „Sobald die Krankheiten in der Nähe auftreten, nähe man 2 bis 3 Stück Knoblauch oder Zwiebel oder Allermannsharnisch in ein Säcklein und hänge es dem Kind an den Hals; ich kenne eine Familie mit 16 Kindern, die immer so verfuhr und von allen Krankheiten gänzlich verschont blieb; es ist keinerlei Aberglaube dabei, sondern einfach die natürliche Auswirkung dieser scharfen Pflanzen."

Vorhautentzündung

Sie entsteht meist durch eine Schmutzinfektion. Reinlichkeit ist daher oberstes Gebot.

Kräuteranwendung:

Man bade in einem Absud von Frauenmantel, Eichenrinde, Salbei und Kamille morgens und abends die entzündeten Stellen, bestäube sie mit Dermatolpulver und umwickle sie mit Dermatolgaze.

Warzen

Kräuteranwendung:

Gegen Warzen kann man dieselbe Kräuterbehandlung raten, wie sie unter „Hühneraugen" angegeben ist.

Wassersucht

Kranke, die Wassersucht haben, leiden meist an Mattigkeit, aufgetriebenem Bauch, Kurzatmigkeit, haben wenig Harnabsonderung, geschwollene Knöchel und Beine und ein aufgedunsenes Gesicht. Schwellen zuerst die Beine und Füße an und auch der Bauch, so ist anzunehmen, daß die Wassersucht von einer chronischen Herzmuskelschwäche herrührt; treten dagegen Schwellungen im Gesicht und an den Beinen gleichmäßig auf, so kommt diese Erkrankung zumeist von einem Nierenleiden.

Kräuteranwendung:

Siehe bei Herzwassersucht und bei Bauchwassersucht!

Wechselfieber

Kräuteranwendung:

Man bereite einen Tee aus Hollerblüten in Wasser oder Weißwein und trinke davon öfters einen Schluck.

Ein anderer Teeabsud ist ebenfalls empfehlenswert: Hirtentäschel, Bitterklee zu gleichen Teilen. Man trinke davon öfters einen Schluck.

Wechseljahre

Es gilt, gewisse Störungen auszuschalten oder herabzumindern. Da ist vorbeugen besser als heilen. Man trachte, daß der Stuhl immer in Ordnung und der Urinabgang normal ist. Frauen sollen besonders viel Bewegung im Freien machen.

Bohnenkaffee, stopfende Speisen sind während des Wechsels zu meiden.

Kräuteranwendung:

Als Tee kann besonders ein Gemisch von Frauenmantel, weißer Taubnessel, Anserinekraut und Katzenschwanz empfohlen werden.

Von diesem Tee soll man morgens und abends je eine Tasse schluckweise trinken.

Dieses Mittel ist schon sehr alt und hat noch immer überraschend
gut gewirkt.

Weißer Fluß

Siehe unter Frauenkrankheiten!

Wildes Fleisch

Kräuteranwendung:

Kräuterpfarrer Künzli empfiehlt in seinem Heftchen „Chrut und
Unchrut", Bibernellepulver, mit Essig zubereitet, aufzulegen.

Auch ein Bad in einem Absud vom Knöterich ist zu empfehlen.
Ein altes Mittel, das schon sehr oft gute Dienste geleistet hat, soll
angeführt werden: Man bestreue das wilde Fleisch öfters mit Staub-
zucker, gebe ein Arnikafleckchen über die Wunde und trinke während der ganzen Behandlung sehr viel Frauenmanteltee.

Wunden

Kräuteranwendung:

Bei allen Arten von Wunden haben sich hervorragend folgende
Kräuterkuren bewährt. Täglich zweimaliges Baden in einem Absud
von Frauenmantel, Bibernelle und Eichenrinde und Auflagen von
Arnikaläppchen. Zur selben Zeit soll man sehr viel Frauenmanteltee
trinken, aber nur schluckweise.

Auch die Schafgarbe wirkt blutstillend und heilend bei Wunden,
wenn man die grünen Blätter zerquetscht und dann auflegt. Im
Winter, wenn keine grünen Blätter zu bekommen sind, pulverisiert
man die getrockneten Blätter und streut sie auf die Wunde.

Entstehen Wunden im Munde nach dem Zahnziehen, so ist reich-
liche Spülung mit Frauenmantelabsud zu empfehlen. Auf alle Fälle
ist für größte Reinlichkeit zu sorgen, um Infektionen zu vermeiden.

Wundfieber

Kräuteranwendung:

Man bereite einen Tee aus Frauenmantel, weißer Taubnessel, Wiesengeißbart und mische ihm nachher einen Kaffeelöffel Johanniskrautöl bei. Täglich 3 Tassen schluckweise trinken!

Auch Bibernellegeist hat bei Wundfieber schon vielen Menschen geholfen.

Würmer

Kräuteranwendung:

Die wirksamsten Mittel gegen Würmer sind Knoblauch und Farnkraut. Wenn man Würmer hat, soll man sehr viel Knoblauch essen. Ein Absud vom Farnkraut ist zwar sehr wirksam, doch muß man damit vorsichtig sein, denn Menschen mit schwachem Magen bekommen oft starke Krämpfe. Ich führe das Mittel nur an, damit es nicht in Vergessenheit gerät. Harmloser, doch recht wirksam ist ein Teegemisch aus Enzianwurzeln, Rainfarnblüten, Wermut und Himmelschlüsselwurz. Von diesem Tee soll man öfters am Tag einen Schluck machen.

Sehr empfohlen wird auch, jeden Tag morgens nüchtern eine gut gewaschene gelbe Rübe zu essen.

Würmer bei Kindern

Kräuteranwendung:

Madenwürmer:

Diese Gattung von Würmern kommt meistens bei Kindern vor. Die Würmer werden 1 bis 2 Zentimeter lang. Das sicherste Zeichen für Madenwürmer ist Afterjucken, seltener sieht man Würmer im Stuhl.

Man gebe den Kindern einen Tee aus Rainfarnblüten, Frauenhaar und Mauerraute, und zwar morgens nüchtern eine Tasse und eine kleine Tasse am Nachmittag. Nach dem Tee soll das Kind ungefähr 2 Stunden nichts essen. Verlangt es aber unbedingt etwas, so gebe man ihm Mandelkerne zu essen. Sie stillen den Hunger und vertreiben die Würmer. Auch ein Klistier mit Knoblauchabsud ist zu empfehlen.

Spulwürmer:

Die Spulwürmer sehen wie Regenwürmer aus und erreichen eine Länge bis zu 40 Zentimeter. Die Kinder klagen über Kopfschmerzen und zeigen Blässe im Gesicht.

Man gebe ihnen einige Tage hindurch gelbe Rüben, bis zu einem Viertelkilogramm pro Tag, und rohes Sauerkraut, außerdem den Tee, der bei Madenwürmer angegeben ist. Verträgt es ein Kind, so gebe man ihm Knoblauch in Milch. Man nehme 1 bis 2 Zehen Knoblauch und koche sie in einem Viertelliter Milch. Diese gebe man dem Kind während des Tages schluckweise zu trinken.

Wurm im Finger

Siehe unter „Fingerwurm"!

Zähne, locker

Kräuteranwendung:

Man spüle täglich mehrmals mit folgendem Kräuterabsud: Frauenmantel, Eichenrinde und Salbei.

Dieses Mittel hat noch immer geholfen und kann daher bestens empfohlen werden.

Zahnen des Kindes

Das Zahnen geht bei gesunden Kindern meist ohne nennenswerte Störungen vorbei. Bei schwächlichen Kindern kommt es jedoch oft zu großen Störungen.

Kräuteranwendung:

Man bereite, wenn die Kinder zu zahnen beginnen, einen Tee aus gleichen Teilen Hauhechelwurz und Eibischwurz. Diesen Tee süßt man mit etwas Zucker, damit die Schärfe der Hauhechelwurz genommen wird. Von diesem Tränklein gebe man dem Kind im Laufe des Tages zwei kleine Tassen schluckweise zu trinken.

Tritt starkes Fieber auf, so mache man aus schwarzem Mehl und Essig einen Essigteig, streiche diesen auf ein Leinenfleckchen und binde es mit einem anderen Tüchlein um die Fußsohlen des Kindes. Wird der Umschlag trocken, so wiederhole man diese Behandlungsart, und das Fieber wird bald sinken.

Zahnfleischbluten

Kräuteranwendung:

Man spüle mit einem Absud, der aus gleichen Teilen Salbei und Frauenmantel zubereitet wurde, öfters den Mund aus.

184

Zahngeschwür

Kräuteranwendung:

Zum Reifen des Geschwüres wende man Leinsamen an, der gekocht werden muß und dann aufgelegt wird. Auch ein Brei, der aus Bockshornkleesamen und Milch angemacht wird, wird gerne auf die Wange gelegt.

Ebenso ist das Spülen mit Kamillenabsud sehr beliebt.

Ist das Zahngeschwür aufgegangen, so spüle man öfters am Tag mit einem Absud aus Frauenmantel und Salbei.

Zahngeschwulst

Kräuteranwendung:

Sind das Zahnfleisch und die Backe geschwollen, ohne daß man Schmerzen verspürt, so lege man auf die Wange zerquetschte grüne Storchschnabelblätter auf.

Zahnschmerzen

Kräuteranwendung:

Eines der ältesten, bekanntesten und besten Mittel gegen Zahnschmerzen ist der Farngeist. Man reibe die Wange und das Zahnfleisch mit Farngeist ein, und nach wenigen Minuten ist der ärgste Schmerz weg. Auch das Auflegen von grünem Farnkraut nimmt den Schmerz. Am besten ist es aber wohl, wenn man in einen Stroh- oder Roßhaarpolster Farnkraut hineingibt und darauf die schmerzende Stelle legt.

Viele legen auch geriebenen Kren auf die Wange.

Zittern der Glieder

Kräuteranwendung:

Gegen dieses Übel nehme man wöchentlich ein Föhrennadelbad und an einem anderen Tag dieser Woche ein Bad in einem Absud von Frauenmantel, Thymian und Waldmeister.

Innerlich nehme man Frauenmanteltee und trinke täglich davon mehrmals einen Schluck.

Zuckerkrankheit

Kennzeichen der Zuckerkrankheit sind Müdigkeit, Durstgefühl, Zunahme des Körpergewichtes und Herzklopfen.

Treten diese Zeichen auf, so lasse man gleich den Harn von einem Arzt untersuchen, auch der Blutzucker soll gleichzeitig überprüft werden.

Schwere Zuckerkrankheit gehört unbedingt vom Arzt behandelt. Tritt die Behandlung bald und folgerichtig ein, so kann man ruhig sagen, daß durch die Zuckerkrankheit bestimmt keine Lebensverkürzung eintritt.

Es ist interessant, daß manuelle Arbeiter sehr selten von der Zuckerkrankheit geplagt werden, fast alle Zuckerkranken gehören zu jenen Menschen, die wenig Bewegung machen.

Der Zuckerkranke hat folgende Nahrungsmittel zu meiden: Bohnen, Erbsen, Honig, Kaffee, Kakao, Mehl, Milch und Zucker sowie alle geistigen Getränke, außer etwas Kognak.

Erlaubt sind: Butter, Eier, Fett, Gemüse, Käse, aus Rahm zubereitet, Salate, Zwiebeln; von Obst Heidelbeeren, Weichseln, Pflaumen, Orangen, Nüsse, saure Äpfel.

Kräuteranwendung:

Man trinke täglich 3 Tassen Tee aus Brombeerblättern, Heidelbeerblättern, Wacholderbeeren, Erdrauch und Nußblättern.

Auch folgender Tee kann empfohlen werden: Je ein Teil Brombeer- und Heidelbeerblätter, je zwei Teile goldenes Fünffingerkraut und grüne, gedörrte Bohnenschalen und drei Teile Nelkenwurz. Kräuterpfarrer Künzli, von dem das letzte Rezept stammt, sagt in seinem Büchlein „Chrut und Unchrut" dazu: „Die Zuckerkrankheit ist mit diesem Kräutertee rasch beseitigt. Man trinke täglich fünfmal eine halbe Tasse von diesem Teeaufguß."

Zungenbelag

Der Zungenbelag kann weiß, gelblich, braun und bei Kindern oft landkartenartig sein.

Er kommt vor bei verdorbenem Magen, bei Magengeschwüren, bei Lungentuberkulose, bei Nierenerkrankungen, er kann aber auch da sein, ohne eine Krankheit anzuzeigen.

Kräuteranwendung:

Zuerst muß das Grundübel festgestellt und beseitigt werden. Man schlage dann bei den betreffenden Krankheiten nach. Allgemein ist Zungenbelag durch mehrmalige tägliche Spülungen mit Salbeitee zu entfernen.

Bei dem sogenannten landkartenartigen Zungenbelag, der bei Kindern auftritt und schmerzhaft ist, streue man den Kindern Milchzucker auf die Zunge. Dadurch wird der Schmerz genommen.

Zungenbrennen

Zungenbrennen kommt meist nur bei Menschen vor, die schwache Nerven haben und blutarm sind. Man trachte daher, das Grundübel zu beseitigen.

Kräuteranwendung:

Man bereite einen Tee aus Pfefferminze, Melisse und Salbei zu gleichen Teilen, lasse ihn leicht abkühlen und spüle damit öfters am Tag.

Zungengeschwür

Zungengeschwüre sind verhältnismäßig selten, aber sehr gefährlich. Man muß sofort den Arzt zu Rate ziehen.

Kräuteranwendung:

Im Einvernehmen mit dem Arzt oder bis der Arzt kommt, spüle man öfters den Mund mit dem Absud aus Augentrost, Eichenrinde, Frauenmantel und Salbei.

Zungenlähmung

verlangt ärztliche Behandlung!

Kräuteranwendung:

Man zerschneide Bibernellewurzeln sehr klein, kaue sie längere Zeit und spucke sie dann wieder aus.

Auch ein Teeabsud aus Bibernellewurz und Meisterwurz ist zum Spülen sehr zu empfehlen. Man behalte den Absud möglichst lange im Mund.

Gebrauchsanweisung für die Teebereitung
(Teeregel)

Für eine Tasse Tee nimmt man so viel von den Heilkräutern, als man mit drei Fingern leicht fassen kann, oder einen Kaffeelöffel voll.

Blüten, Blätter und Stengel dürfen nicht gekocht werden, außer es wird dies im Buch eigens bei einzelnen Kräutern und Krankheiten verlangt. Man wirft Blüten und Blätter wie auch Stengel in das kochende Wasser und läßt sie 10 Minuten ziehen.

Wurzeln sollen 4 bis 8 Minuten gekocht werden. Man kann sie gleich in das kalte Wasser werfen. Dann läßt man sie kochen und anschließend noch 4 bis 8 Minuten ziehen.

Handelt es sich um ein Teegemisch von Blüten, Blättern und Wurzeln, so wird empfohlen, die Wurzeln aus dem Gemisch herauszunehmen und die vorgeschriebene Zeit kochen zu lassen und erst dann die Blüten und Blätter hinzuzufügen, wenn der Tee zum Ziehenlassen vom Herd weggenommen wird.

Für Rinden gilt dieselbe Zubereitungsart wie bei den Wurzeln.

Jeder Tee soll nicht auf einmal, sondern nur schluckweise genommen werden. Teeabsud, der zum Trinken bestimmt ist, soll immer frisch gemacht werden.

Schonkost während der Kräuteranwendung

Allgemeine Grundregeln:

Sollen die Kräuterkuren den erwünschten Erfolg erzielen, so muß man auch selbst sein Scherflein dazu beitragen. Nicht nur, daß man die Tees anwendet, die bei den einzelnen Krankheiten angepriesen werden, die Bäder brav nimmt, sondern man muß sich auch im Essen und Trinken entsprechend der Anordnung einschränken.

Vor allem müssen kalte Getränke und Speisen, stark gewürzte, saure, geräucherte, gepökelte und panierte Speisen, weiters auch blähendes Gemüse, Germspeisen, Obst mit Schalen und Häuten und Obstkerne gemieden werden.

188

Spezielle Anweisung

I. Suppen

Verboten sind während der Kur Erbsen-, Linsen- und Bohnensuppen, alle stark gewürzten Suppen, und bei Menschen mit hohem Blutdruck auch die Rindsuppe.

II. Gemüse und Salate

Verboten sind: Hülsenfrüchte, Kohl, Sellerie, Rettich, Radieschen, Bratkartoffeln, Pommes frites, Kartoffelsalat, Kartoffelpuffer, Heringsalat und die italienischen und französischen Salate, es sei denn, sie werden bei einzelnen Krankheiten eigens verordnet.

Erlaubt sind: Alle jungen, zarten Gemüsearten, wie Karotten, Spinat, Rosenkohl, Spargel, ferner Kartoffelbrei, Salzkartoffeln, Pilze (wenn sie frisch sind), zarte grüne Salate mit etwas Zitrone (bei Magenkranken mit Öl) und Tomatensalat.

III. Fleisch und Wurstwaren

Verboten sind: Rostbraten, fettes Schweinefleisch und Gänsebraten, Gulasch, Rouladen, Boulette, Beefsteak, Königsberger Klops, Pökelfleisch, Würste (besonders solche, die scharfe Gewürze und Speck enthalten), Pasteten und pikante Soßen.

Erlaubt sind: Zartes, junges Fleisch, vor allem Kalbfleisch, wenn es leicht gebraten oder gekocht ist; dunkles Fleisch (Rind, Wild), doch muß es zart und weich sein; roher und gekochter Schinken ohne Fett; Weißwürste (aber nur, wenn sie frisch sind).

IV. Fische und Schalentiere

Verboten sind: Fette Fische (Aal, Salm, Lachs, Ölsardinen), Hummer, Krebse und Räucherfische (Heringe, Bücklinge, Reinanken).

Erlaubt sind: Flußfische, Seefische und Muscheltiere.

V. Obst

Verboten sind: Weintrauben, Beeren, Steinobst.

Erlaubt sind: Apfelmus, Birnenkompott, Gelee, ungefärbte Marmeladen, wenn sie keine Kerne enthalten. Zarte, reife Früchte.

VI. Milch, Butter, Käse und Eier

Verboten sind: Schlagobers, Pflanzenöle (wenn sie nicht direkt bei einzelnen Krankheiten verlangt werden), Margarine, würzige, pikante und alte Käse, Emmentaler, Mayonnaisen, harte, pikante Eier und Eierspeisen, zu viel Eigelb.

Erlaubt sind: Milch, saure Milch, Joghurt, Obers, Butter in nicht zu großen Mengen, weicher Käse, Gervais, Edamer.

VII. Brot und Gebäck

Verboten sind: Frisches Brot, dann mit Hefe oder in Schmalz Gebackenes und Butter auf heißem Toast.

Erlaubt sind: Weißes, nicht ganz frisches Brot, alle Mehlarten, Makkaroni, Grieß, Nudeln und Zwieback.

VIII. Getränke

Verboten sind: Russischer Tee, Bohnenkaffee, alle zu kalten Getränke, alle starken Schnäpse und Liköre, alle kohlensäurehaltigen Getränke.

Erlaubt sind: Vor allem die für die einzelnen Krankheiten angepriesenen Tees, dann der Haushaltstee aus Hagebutten und gut temperierter Rotwein.

Diät

1. Bei Gallensteinen

Morgens nüchtern ist der Tee zu trinken, der unter „Gallensteine" angegeben ist.

Das Frühstück besteht aus Malzkaffee und zwei Stück Zwieback. Am Vormittag gibt man dem Patienten eine Schale Milch. Mittags verabreicht man eine Schleimsuppe mit Eidotter, ferner durchgepreßtes Gemüse und Apfelbrei. Später kann man auch Geflügel und Kalbfleisch geben, doch muß das Fleisch mager sein. Auch ein Glas frischen Obstsaft kann man zum Abschluß dieser Mahlzeit geben.

Am Nachmittag genügen frischer Obstsaft und zwei Scheiben Zwieback.

Abends verabreicht man wieder eine Schleimsuppe, etwas Karlsbader Wasser oder Tausendguldenkrauttee.

(Blähende Gemüse sowie jedes fette Fleisch müssen gemieden werden.)

2. Bei Gicht, Rheumatismus

Morgens den Rheumatee auf nüchternen Magen trinken.

Zum Frühstück Malzkaffee oder Hagebuttentee, Vollkornbrot mit Butter.

Vormittags Karlsbader Trinkkur.

Mittags gibt es dann Rohkost: Gelbe Rüben und Obst. Zwei Stück Vollkornbrot mit Butter.
Am Nachmittag saure Milch oder rohe Milch.
Am Abend wieder Rohkost oder Brennesselspinat mit Vollkornbrot.

3. Bei Magengeschwüren

Morgens nüchtern Leinsamen, wie unter Magengeschwüre angegeben ist, und anschließend der vorgeschriebene Magentee. Es kann nicht genug empfohlen werden, in den ersten zwei Tagen der Behandlung nur den Tee zu trinken und eventuell dazu öfter während des Tages einen Schluck Milch mit einem Stück Zwieback zu nehmen.
In den folgenden Tagen soll außer den vorgeschriebenen Teearten nur folgende Kost verabreicht werden:
Morgens warme Milch mit Zwieback,
nach ungefähr zwei Stunden ein Haferbrei,
mittags Kartoffelpüree und Topfen,
am Nachmittag Milch mit Zwieback,
gegen Abend ein Grießkoch und
nach ungefähr zwei Stunden Milch und Zwieback.

4. Bei Verstopfung

nehme man morgens nüchtern den Tee, der unter Verstopfung angegeben ist.
Das Essen während des Tages soll nur aus getrockneten Zwetschken und Feigen, saurer Milch und Vollkornbrot bestehen. Trinken kann man Apfelmost oder frische Obstsäfte, auch Honigwasser.

Kräutergeistrezepte

Zur Herstellung von Kräutergeisten verwende man stets Kräuter, die nicht älter sind als ein Jahr. Wurzeln müssen immer klein geschnitten werden und können bis vier Jahre alt sein. Wenn man einen Kräutergeist ansetzt, soll man ihn immer in die Sonne und nur im Winter in die Nähe des Ofens stellen.

Abbißgeist

In dreiviertel Liter 60%igen Branntwein schüttet man 100 Gramm Wurzeln, verschließt das Glas gut und läßt es 10 Tage bei einer

Temperatur von 15 bis 30 Grad Celsius Wärme stehen. Hernach seiht man den Geist ab und bewahrt ihn gut verschlossen auf. Vom Abbißgeist nimmt man 3mal je 10 bis 15 Tropfen pro Tag.

Alantgeist

Um Alantgeist herzustellen, nimmt man 30 Gramm Alantwurzeln, 15 Gramm Wermutkraut, 100 Gramm Orangenschalen und 20 Gramm Tausendguldenkraut und gibt sie in einen Liter 60%igen Branntwein, verschließt das Gefäß und läßt es 10 Tage bei 15 bis 30 Grad Celsius Wärme stehen. Dann filtriert man den Ansatz und bewahrt ihn auf. Man nimmt von diesem Geist täglich 4- bis 6mal je 10 bis 15 Tropfen mit Wasser oder auf Zucker.

Angelikageist I

In einen halben Liter 60%igen Branntwein gibt man 50 Gramm Angelikawurzeln und stellt das Gefäß verschlossen in die Wärme (15 bis 30 Grad). Nach 10 Tagen seiht man den Geist ab und nimmt davon täglich mehrmals je 10 bis 15 Tropfen.

Angelikageist II

In einem Liter 60%igen Branntwein setzt man 20 Gramm Angelikawurzeln, 5 Gramm Meisterwurzeln, 5 Gramm Baldrianwurzeln, 5 Gramm Nelkenwurz, 5 Gramm Tormentillwurz, 5 Gramm Kardobenediktenkraut, 20 Gramm Enzianwurzeln, 20 Gramm Bibernellewurz 10 Tage in einer Temperatur von 20 bis 30 Grad Celsius Wärme an, dann seiht man den Geist ab und füllt ihn in Flaschen ab. Je nach Bedarf nimmt man davon täglich 3- bis 5mal je 10 bis 20 Tropfen.

Anserinegeist

In einem Liter 60%igen Branntwein setzt man 100 Gramm Anserinekraut bei 30 Grad Celsius Wärme an. Nach 10 Tagen seiht man den Geist ab, preßt das Kraut aus und nimmt pro Tag 5mal je 10 bis 15 Tropfen.

Arnikageist

100 Gramm Arnikablüten setzt man in einem Liter 60%igen Branntwein 10 Tage bei einer Wärme von 30 Grad Celsius an, seiht dann den Geist ab und nimmt 2- bis 3mal 8 bis 10 Tropfen täglich. Diesen Geist kann man auch zum Einreiben der Glieder und zur **Wundbehandlung** verwenden.

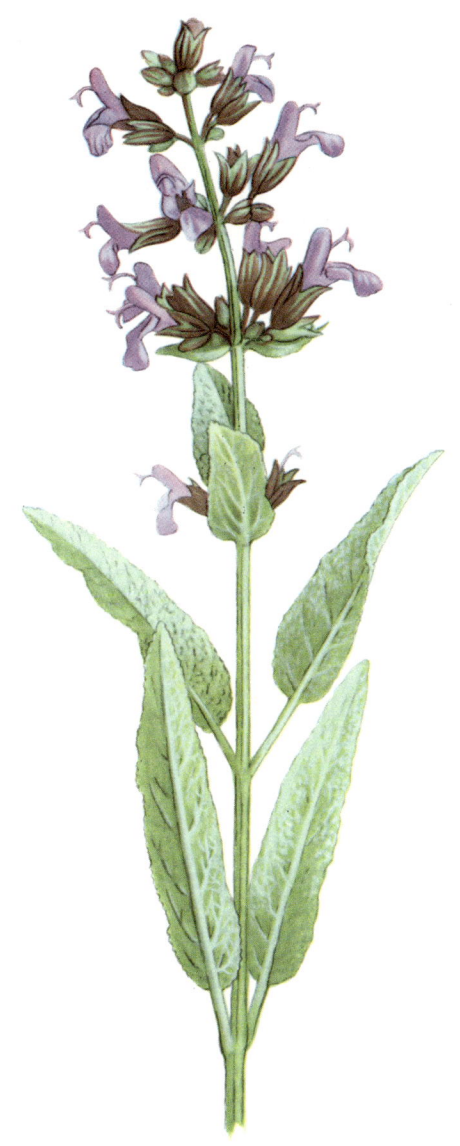

SALBEI — Salvia officinalis

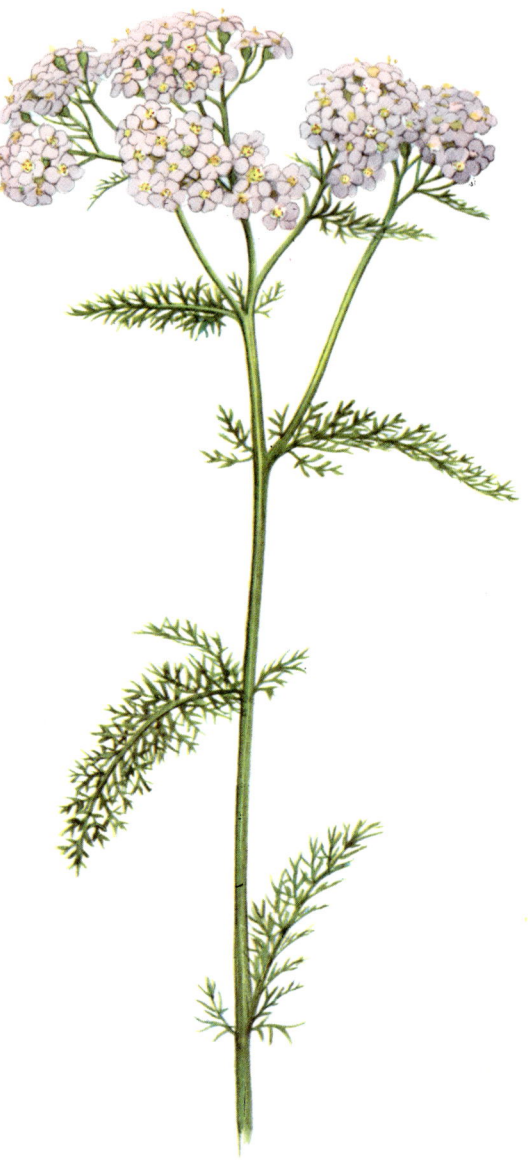

SCHAFGARBE — Achillea millefolium

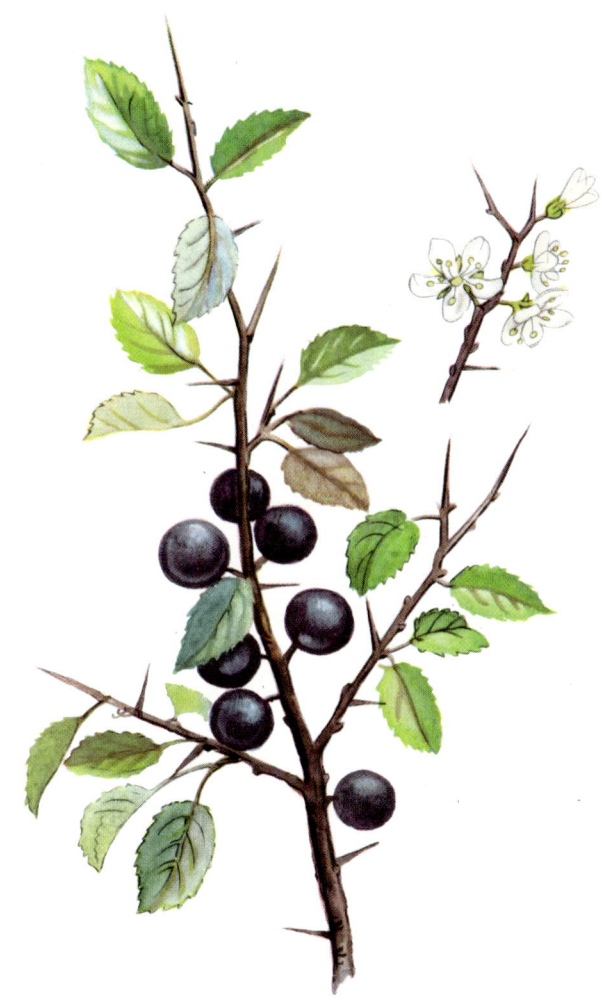

SCHLEHDORN — Prunus spinosa

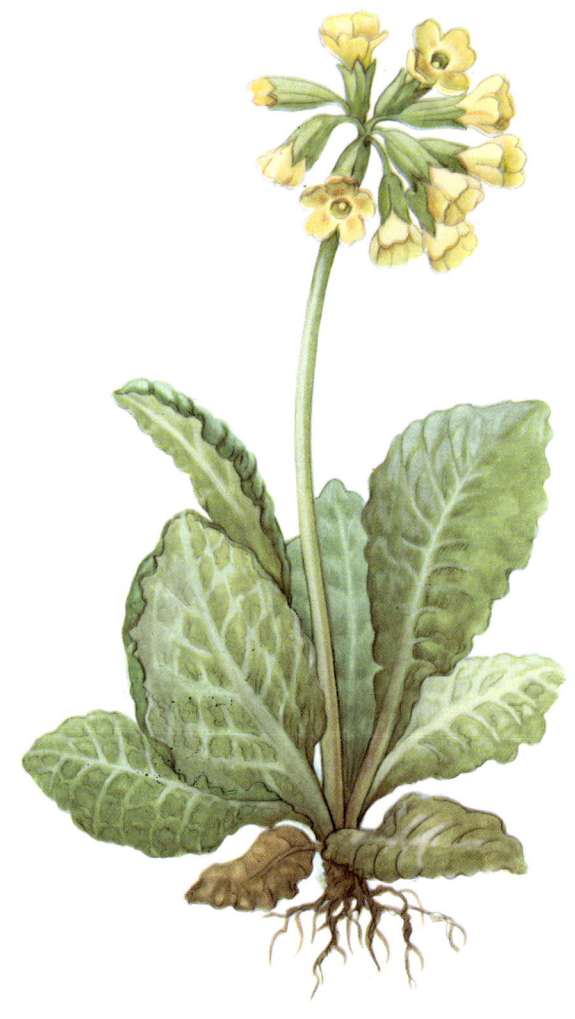

SCHLÜSSELBLUME — Primula officinalis

Augentrostgeist

In einen Liter 60%igen Branntwein gibt man 30 Gramm Augentrostkraut, 15 Gramm Frauenmantelkraut, 6 Gramm Aloe, 15 Gramm Baldrianwurzeln und 2 Gramm Fenchel. Diesen Ansatz läßt man 10 Tage bei 30 Grad Celsius Wärme stehen. Dann seiht man ihn ab, preßt die Kräuter aus und nimmt 3- bis 5mal je 10 Tropfen pro Tag. Auch zum Einreiben der Schläfen und Augenlider verwendet man diesen Geist.

Baldriangeist

Um diesen Geist herzustellen, gibt man in einen Liter 60%igen Branntwein 200 Gramm Baldrianwurzeln, läßt diesen Ansatz in einer Temperatur von 30 Grad Celsius Wärme 10 Tage stehen. Dann seiht man ihn ab und nimmt 3- bis 5mal täglich je 10 Tropfen.

Bibernellegeist

Man setzt 200 Gramm Bibernellewurzeln in einem Liter 60%igen Branntwein 10 Tage bei einer Wärme von 30 Grad Celsius an. Dann seiht man den Geist ab, preßt die Wurzeln aus und nimmt 3- bis 5mal je 10 bis 15 Tropfen täglich. Kindern gibt man die Hälfte.

Bitterkleegeist

In einem Liter 40%igen Branntwein setzt man 100 Gramm des Krautes 15 Tage bei 30 Grad Celsius Wärme an. Dann seiht man ihn ab und nimmt 3- bis 5mal täglich je 10 bis 15 Tropfen.

Blutwurzgeist I

200 Gramm Blutwurz werden in einem Liter 60%igen Weingeist 10 Tage bei einer Wärme von 30 Grad Celsius gut verschlossen angesetzt, dann wird der Geist abgeseiht. Man nimmt davon 3- bis 6mal täglich je 10 bis 15 Tropfen.

Blutwurzgeist II

In einem Liter 60%igen Branntwein setzt man 100 Gramm Blutwurz, 25 Gramm Schwarzwurz, 10 Gramm Enzianwurzeln, 30 Gramm Melisse, 20 Gramm Frauenmantelkraut, 25 Gramm Spitzwegerich und 5 Gramm Kalmuswurzeln gut verschlossen bei 30 Grad Celsius Wärme an. Nach 10 Tagen seiht man den Geist ab und nimmt täglich 4mal je 15 bis 20 Tropfen.

Ehrenpreiskrautgeist

Man setzt 200 Gramm Ehrenpreiskraut in einem Liter 60%igen Branntwein 10 Tage bei 30 Grad Celsius Wärme an, dann seiht man den Geist ab und nimmt je 15 bis 20 Tropfen 4- bis 6mal täglich.

Eichelgeist

In einem Liter 60%igen Branntwein setzt man 50 Gramm Eicheln (gerieben), 25 Gramm Enzianwurzeln und 25 Gramm Tormentillwurz bei einer Temperatur von 30 Grad Celsius Wärme 10 Tage an. Dann seiht man den Geist ab und nimmt davon täglich 3- bis 5mal je 10 bis 20 Tropfen.

Eisenkrautgeist

Einen Liter 60%igen Branntwein läßt man mit 100 Gramm Eisenkraut gut verschlossen bei 30 Grad Celsius Wärme stehen. Nach 10 Tagen seiht man den Geist ab und nimmt davon 3- bis 5mal je 10 bis 20 Tropfen pro Tag.

Enziangeist

In einem Liter 70%igen Branntwein setzt man 200 Gramm kleingeschnittene, getrocknete Enzianwurzeln 10 Tage bei 30 Grad Celsius Wärme an. Dann filtriert man den Geist und nimmt 10 bis 20 Tropfen bei Bedarf.

Erdrauchgeist

200 Gramm Erdrauch setzt man 10 Tage bei 20 Grad Celsius Wärme in einem Liter 60%igen Branntwein an, seiht den Geist ab und nimmt davon 10 bis 15 Tropfen mehrmals täglich.

Farnwurzelgeist

In einem Liter 70%igen Branntwein oder einem Liter Vorlauf setzt man 250 Gramm Farnwurzeln 10 bis 14 Tage bei einer Wärme von 20 bis 30 Grad Celsius an. Dann seiht man ab und verwendet den Geist zum Einreiben.

Faulbaumgeist

In einem Liter 60%igen Branntwein setzt man 200 Gramm Faulbaumrinde gut verschlossen bei 20 bis 30 Grad Celsius Wärme zehn Tage an. Dann seiht man den Geist ab, filtriert ihn und nimmt je nach Bedarf 15 bis 20 Tropfen mehrmals täglich.

Frauenmantelgeist

In einem Liter 60%igen Branntwein setzt man 200 Gramm Frauenmantelkraut 10 Tage bei 20 bis 30 Grad Celsius Wärme an, seiht ihn ab und nimmt pro Tag 4- bis 6mal je 15 bis 20 Tropfen.

Gartenrautengeist

In einem Liter 60%igen Branntwein setzt man 200 Gramm getrocknete Gartenraute 10 bis 20 Tage lang bei 30 Grad Celsius Wärme an, dann filtriert man den Geist und nimmt mehrmals am Tag 8 bis 10 Tropfen.

Gundermanngeist

In einem Liter 60%igen Branntwein setzt man 200 Gramm getrocknetes Kraut 10 Tage bei 30 Grad Celsius Wärme an, dann seiht man den Geist ab und nimmt 3- bis 5mal täglich je 10 bis 20 Tropfen.

Hanfgeist

200 Gramm Hanfsamen setzt man 10 Tage bei 20 bis 30 Grad Celsius Wärme in einem Liter 70%igen Weingeist an. Dann filtriert man den Geist und nimmt davon mit Zucker oder Wasser 3- bis 4mal täglich je 8 bis 10 Tropfen.

Hauhechelgeist

In einem Liter 60%igen Branntwein läßt man 200 Gramm Hauhechelwurzeln 10 Tage gut verschlossen bei einer Temperatur von 30 Grad Celsius Wärme stehen. Dann filtriert man den Geist und nimmt mehrmals täglich 10 bis 15 Tropfen.

Hirtentäschelgeist

In einem Liter 70%igen Weingeist setzt man 200 Gramm Hirtentäschelkraut bei 30 Grad Celsius Wärme 10 Tage an. Dann seiht man den Geist ab und nimmt täglich 10 Tropfen mehrmals mit Wasser oder reibt sich mit dem Geist ein.

Johanniskrautgeist

In einem Liter 70%igen Weingeist läßt man 200 Gramm getrocknetes Johanniskraut bei 20 Grad Celsius Wärme 10 Tage stehen. Dann seiht man den Geist ab und nimmt täglich 3- bis 5mal 10 bis 20 Tropfen.

Kalmusgeist

In einem Liter 70%igen Branntwein setzt man 200 Gramm Kalmuswurzeln gut verschlossen 10 Tage bei 20 bis 30 Grad Celsius Wärme an. Dann filtriert man den Geist und nimmt 3- bis 4mal je 8 bis 10 Tropfen täglich nach Bedarf.

Knabenkrautgeist

200 Gramm Knabenkraut werden in einem Liter 60%igen Branntwein bei einer Temperatur von 30 Grad Celsius Wärme angesetzt und nach 10 Tagen abgeseiht. Man nimmt davon mehrmals täglich 10 bis 20 Tropfen.

Knoblauchgeist

250 Gramm feingeschnittener Knoblauch werden in einem Liter 60%igen Branntwein bei 20 bis 30 Grad Celsius Wärme 10 Tage angesetzt, dann abgeseiht. Man nimmt davon je nach Bedarf täglich 10 bis 20 Tropfen.

Knöterichgeist

200 Gramm Knöterichkraut läßt man in einem Liter 50%igen Weingeist 10 Tage bei 28 bis 30 Grad Celsius Wärme stehen. Dann filtriert man den Geist und nimmt davon mehrmals täglich 10 bis 15 Tropfen.

Löffelkrautgeist

200 Gramm Löffelkraut setzt man in einem Liter 70%igen Weingeist bei 28 bis 30 Grad Celsius Wärme 10 Tage an. Dann filtriert man den Geist und nimmt davon 4- bis 5mal täglich je 8 bis 10 Tropfen auf Zucker oder mit Wasser.

Löwenzahnkrautgeist

In einem Liter 70%igen Weingeist läßt man 200 Gramm Löwenzahnkraut oder Löwenzahnwurzeln bei 25 bis 30 Grad Celsius Wärme 10 Tage stehen, dann seiht man den Geist ab und nimmt täglich 3- bis 5mal je 10 bis 20 Tropfen, besonders bei Kopfschmerzen.

Meisterwurzgeist

200 Gramm Meisterwurzeln setzt man in einem Liter Weingeist 10 Tage bei 30 Grad Celsius Wärme an. Von dem abgeseihten Geist nimmt man täglich 4mal je 10 bis 15 Tropfen.

Melissengeist

Man setzt 200 Gramm Melissenblätter in einem Liter 60%igen Branntwein gut verschlossen bei 25 bis 30 Grad Celsius Wärme an. Nach 10 Tagen filtriert man den Geist und nimmt täglich 4- bis 5mal je 10 bis 20 Tropfen.

Mistelgeist

In einem Liter 60- bis 70%igen Branntwein setzt man 200 Gramm Misteln 10 Tage bei 25 bis 30 Grad Celsius Wärme an. Von dem filtrierten Geist nimmt man je nach Bedarf täglich 15 bis 20 Tropfen.

Nußgeist

300 Gramm grüne Walnußschalen übergießt man mit soviel 60- bis 70%/oigem Weingeist, bis derselbe die Nußschalen zwei Finger hoch überdeckt. Das Glas muß man gut verschließen und 10 Tage bei 30 Grad Celsius Wärme stehen lassen. Von dem abgeseihten Geist nimmt man täglich mehrmals 20 Tropfen.

Pappelgeist

Eine Handvoll Pappelknospen werden in einem halben Liter Branntwein (60%igem) bei 25 bis 30 Grad Celsius Wärme 10 bis 14 Tage angesetzt. Dann seiht man den Geist ab und verwendet ihn zu Auflagen bei eitrigen Wunden und Geschwüren.

Schlehdorngeist

200 Gramm Schlehenbeeren setzt man in einem Liter 60%igen Weingeist bei 20 bis 30 Grad Celsius Wärme 10 bis 14 Tage an und nimmt davon 4mal täglich je 15 Tropfen. Auch zum Einreiben kann er verwendet werden, wenn man Leberflecken im Gesicht hat.

Schlüsselblumengeist

In einem Liter 60- bis 70%igen Branntwein setzt man 50 Gramm Schlüsselblumenblüten, 50 Gramm Katzenschwanz, 50 Gramm Sellerie, 12 Gramm Brennesselkraut, 12 Gramm Wiesengeißbartkraut und 25 Gramm Schwarzwurzeln 10 Tage bei 20 bis 30 Grad Celsius Wärme an, dann seiht man den Geist ab und nimmt mehrmals täglich 10 bis 20 Tropfen.

Schwarzwurzelgeist

In einem Liter 94%igen Weingeist setzt man 200 Gramm Schwarzwurzeln 10 Tage bei 20 bis 30 Grad Celsius Wärme an, preßt die Wurzeln aus, seiht den Geist ab und verdünnt ihn mit gekochtem, abgekühltem Wasser (etwa die Hälfte). Diesen Geist verwendet man morgens und abends zum Einreiben der Glieder. Vorerst sollen die Glieder jedoch mit warmem Wasser angefeuchtet werden.

Veilchengeist

In einem Liter 60%igen Branntwein läßt man 200 Gramm Veilchenwurzeln 10 bis 14 Tage bei einer Temperatur von 25 bis 30 Grad Celsius Wärme stehen. Dann seiht man den Geist ab und nimmt davon täglich 2mal je 10 bis 15 Tropfen.

Kräuteröle

Johanniskrautöl

In einen Liter gutes Speiseöl gibt man drei Handvoll Johanniskrautblüten, die noch nicht aufgeblüht sind, und läßt sie 14 Tage an der Sonne stehen. Dann gibt man wieder drei Handvoll Blütenknospen in das Öl und läßt es wieder einige Zeit an der Sonne stehen. Wenn das Öl ganz dunkelrot geworden ist, seiht man es ab.

Klettenwurzelöl

In einen Liter gutes Speiseöl gibt man zwei bis drei Handvoll Klettenwurzeln und läßt dieses Gemisch 14 Tage an der Sonne stehen. Nachher gibt man noch eine Handvoll Klettenwurzeln dazu und läßt es noch einmal 10 Tage stehen. Dann seiht man es ab. Um es wohlriechend zu machen, gibt man einige Tropfen Rosenöl dazu.

Lilienöl

In einen Liter gutes Speiseöl gibt man drei Handvoll Lilienblüten und läßt sie 14 Tage an der Sonne stehen. Dann seiht man das Öl ab und bewahrt es gut verschlossen und kühl auf.

Die genannten Ölarten kann man gebrauchsfertig in Apotheken kaufen.

Heilkräuter-Hausapotheke

Welche Heilkräuter und Kräutergeister soll man stets daheim bereithalten, um sie im Gebrauchsfalle sofort anwenden zu können?

An Tees:

Angelika, Anserine, Arnika, Baldrian, Bibernelle, Bockshornkleesamen, Blutwurz, Eichenrinde, Faulbaumrinde, Frauenmantel, Königskerze, Kalmuswurzel, Lavendel, Meisterwurzel, Melisse, Mistel, Pfefferminze, Rainfarnblüten, Salbei, Schafgarbe, Tausendguldenkraut, Thymian, Veilchen, Wacholderbeeren, Wermut.

Kräutergeiste:

Arnikageist, Baldriantropfen, Melissengeist, Kalmusgeist, Farngeist.

Kräuteröle:

Johanniskrautöl und Lilienöl.

Heilkräuter, Beschreibung und Verwendung

Abbißkraut
(Succisa pratensis)

Volkstümliche Bezeichnung:

Teufelsabbiß, Abbißwurzel, Anbißkraut, Abbißskabiosenkraut, St.-Peters-Kraut.

Der Name Abbißkraut kommt daher, weil die Pflanze wie abge-
bissen im Boden steckt. Das Abbißkraut ist eine Skabiosenart und
hat einen kleinen Wurzelstock. Es wächst meist von Juli bis Oktober
auf feuchten Wiesen, Moorböden und auch an Waldrändern. Der
Stengel wird 30 bis 100 Zentimeter hoch und ist steifhaarig. Die
gegen 4 Zentimeter hohen Wurzelblätter sitzen um den Stengel. Die
Blätter sind länglich, eiförmig und gegenständig. Die Blüte besteht
aus blauen, gestielten, halbkugeligen Köpfchen und hat 4 Staub-
blätter. Die Blüte wird im September gesammelt und die Wurzel im
Herbst.

Das Abbißkraut wird als Tee besonders gegen Fieber angewandt.
Man soll davon täglich 2 bis 3 Tassen trinken, und zwar nur immer
einen Schluck. Es wird auch bei Entzündungen empfohlen, wenn
man es zerquetscht und dann auflegt. In derselben Art stillt es
Schmerzen und zerteilt geronnenes Blut und Geschwüre. Bei fließen-
dem Grind soll man des öfteren in dem Absud dieser Pflanze baden.

Ackerdistel
(Cirsium arvense)   Tafel 1

Volkstümliche Bezeichnung:

Ackergänsedistel, Hasenkohl, Gänsedistel, Sanddistel.

Die Ackerdistel ist ein Korbblütler und wird nur wegen ihrer
Form als Distel bezeichnet. Sie ist ein lästiges Unkraut, das häufig
in Gärten und auf Äckern wächst. Ihr Stengel wird 50 bis 150 Zentimeter hoch, ist innen hohl und milchhaltig. Die Blätter sind gezähnt,
unten herzförmig und oben spitz zulaufend. Die gelben köpfchen-

artigen Blüten sind zungenförmig, die Hüllblätter sind behaart. Man sammelt das blühende Kraut von Juni bis August.

Die Ackerdistel wird als Tee bei Gelbsucht, Halsleiden, Perioden-störungen, Blutspeien, bei Würmern und bei Erkältungen angewandt. Bei Wunden und bei Brustverhärtung wird das zerquetschte Kraut aufgelegt.

Akelei
(Aquilegia vulgaris) Tafel 2

Volkstümliche Bezeichnung:

Jovisblume, Glockenblume, Liebfrauenhandschuh, gemeine Akelei.

Die Akelei gehört zu den Hahnenfußgewächsen. Man findet sie auf Bergwiesen und auch auf Wiesen in der Niederung, und viel-fach wird sie wegen ihrer Schönheit auch in Gärten gezogen. Die Pflanze blüht von Mai bis Juni und wird 30 bis 60 Zentimeter hoch. Die ganze Pflanze ist behaart. Die Blüte ist glockenförmig, lang-gestielt und besitzt 5 dunkelblau oder violett gefärbte Blütenblätter. Man sammelt das blühende Kraut im Mai und die Blätter vor der Blütezeit.

Die Akelei wird gegen Milz-, Leber- und Gallenverstopfungen verwendet. Man muß sie in Weißwein sieden und davon 2 Tassen täglich trinken. Den Akeleigeist wendet man gegen Hautausschläge an. Die Blätter vor der Blütezeit nimmt man äußerlich als Auflage bei Augenschwäche, als Tee bei Weißfluß und Menstruations-beschwerden.

Alant
(Inula helenium) Tafel 3

Volkstümliche Bezeichnung:

Echter Alant, Alantwurz, Altwurz, großer Heinrich, Edelwurz, Gottesauge, Wodanshaupt.

Der echte Alant wächst auf feuchtem Boden, an feuchten Ufern, Gräben und feuchten Wiesen. Er wird auch in Gärten gezogen. Seine eigentliche Heimat ist Südeuropa. Der Alant gehört zu den Korb-blütlern und wird 100 bis 200 Zentimeter hoch. Der Stengel ist auf-recht, schwach verzweigt und dick, die Stengelblätter sind herz-eiförmig, 15 bis 20 Zentimeter breit und gegen 25 Zentimeter lang. Die Unterseite der Blätter ist filzig und zeigt einen weißlichen

Schimmer. Der Alant blüht in den Monaten Juli bis August mit vielen großen gelben Blüten, die den Blüten der Arnika ähneln. Im Frühling oder Herbst sammelt man die Wurzeln des Alant.

Die Alantwurzel, in Wein gesotten, hat eine schleimlösende Wirkung und hilft besonders gegen Magenverschleimung, Bleichsucht, Gelbsucht, Appetitlosigkeit, Katarrh, Lungenverschleimung, Asthma und Trägheit der Lymphdrüsen.

Allermannsharnisch
(Allium victorialis)

Volkstümliche Bezeichnung:

Schlangenwurz, Siegwurz, Bergknoblauch.

Der Allermannsharnisch kommt nur im Hochgebirge vor und blüht im Juli. Der Stengel wird bis 50 Zentimeter hoch, ist hellgrün und trägt bis zu 25 Zentimeter lange Blätter. Nach untenhin wird der Stengel ziemlich dick und bräunlich. Man sammelt die stark nach Knoblauch riechenden Blätter und Zwiebeln im Frühling oder Herbst.

Man verwendet diese Pflanze gegen alle jene Krankheiten, gegen die auch der Knoblauch angewandt werden kann.

Andorn
(Marrubium vulgare)   Tafel 4

Volkstümliche Bezeichnung:

Mutterkraut, Mariennessel, Helfkraut, Gotteshilfe, Berghopfen.

Der Andorn ist ein Lippenblütler und blüht von Juli bis September auf Schutt, an Hecken und Mauern. Der Stengel wird 30 bis 60 Zentimeter hoch und ist mit weißen Härchen bedeckt und am unteren Ende stark verästelt. Die runden, etwas eiförmigen dicken Blätter sind ungleich gekerbt, gegenständig, filzig und wohlriechend. Die ganze Pflanze ist weißgrau und gleicht der Taubnessel. In der Blütezeit werden Blätter und Blüten gesammelt.

Andorn als Tee wird zur Reinigung der Leber, Milz und Lunge angewandt, ferner bei Durchfall, Drüsenleiden, Brustverschleimung, Husten, Asthma sowie auch bei Schwermut und Hysterie. Man soll ihn mit Honig süßen und davon täglich 2 bis 3 Tassen schluckweise trinken. Äußerlich wendet man ihn — gemischt mit Eichenrinde —

als Absud bei Ausschlägen an. Man badet darin die betroffenen Stellen und reibt sie dann mit guter Hautcreme ein.

Angelika
(Archangelica officinalis)

Volkstümliche Bezeichnung:

Engelwurz, Brustwurz, Zahnwurz, Heiligengeistwurz.

Diese Pflanze wächst auf feuchten Gründen, an Gräben und Bachrändern und blüht von Juli bis August. Sie wird bis zu 150 Zentimeter hoch und hat eine dicke, weitverzweigte Wurzel. Die herzförmigen Blätter sind ungefähr 10 Zentimeter lang und ungleich gezähnt. Der Blütenstand ist halbkugelig und zeigt mehrere kleine Dolden, die aus grünen Einzelblüten bestehen. Im Frühling oder Herbst wird der Wurzelstock ausgegraben.

Die Angelikawurzeln werden als Tee gekocht und bei Verdauungsstörungen, Blähungen, Schwächezuständen, Erschöpfungszuständen und als magenstärkendes Mittel angewandt. Man trinke davon morgens nüchtern eine Tasse und zwei weitere schluckweise im Laufe des Tages.

Anserine
(Potentilla anserina)

Volkstümliche Bezeichnung:

Krampfkraut, Silberkraut, Gänsefingerkraut.

Die Anserine ist ein Unkraut, das man an Wegen, in trockenen Triften, aber auch an Bachrändern finden kann. Die Stengel werden 15 bis 50 Zentimeter lang, sie sind rötlich bis violett und kriechen auf dem Boden. Die gefiederten Blätter sind grün und zeigen an der Unterseite einen weißlichen Schimmer. Die Pflanze blüht von Mai bis Juli. Die fünfblättrige Blüte ist gelb. Während der Blütezeit sammelt man Blätter und Blüten.

Als Tee wendet man Anserine gegen Kolik, Durchfall, Katarrhe und Blutungen in den Gedärmen und im Magen an, ferner gegen Krampfzustände. Man trinke zu diesem Zweck mehrmals einen Schluck. Bei entzündeten Augen und bei Gesichtsausschlägen bereitet man aus Anserine einen Absud und badet darinnen die Augen oder die vom Ausschlag befallene Stelle. Auch gegen Zahnschmerzen wirkt Anserine sehr gut. Man macht einen Absud und spült sich damit öfter den Mund aus.

Arnika

(Arnika montana)

Tafel 5

Volkstümliche Bezeichnung:

Wohlverleih, Bergverleih, Fallkraut, Wundkraut, Engelkraut, Kraftrose, Mönchskraut.

Arnika wächst vor allem auf torfigen Gründen und in den Bergen bis zu einer Höhe von 2500 Meter. Der flaumig behaarte Stengel wird 30 bis 60 Zentimeter hoch und hat zwei gegenständige schmale, etwa 2 Zentimeter lange Blätter. Die Wurzelblätter sitzen zu fünft um den Stengel und sind noch einmal so groß wie die Stengelblätter. Die Pflanze blüht im Juni und Juli. Die Blüte ist gelb und zeigt ein Körbchen. Man sammelt die Blüten während der Blütezeit, die Wurzeln hingegen im Frühling oder Herbst.

Als Tee verwendet man diese Pflanze gegen Husten und Heiserkeit, gegen Magenblähungen, Darmstörungen und bei schwachen Nerven. Man trinkt davon täglich zwei Tassen, und zwar eine morgens und eine abends. Den Arnikageist verwendet man bei Verstauchungen und bei Quetschungen zum Einreiben. Offene Wunden können ebenfalls mit Arnikageist behandelt werden, doch muß man den Geist stark mit Wasser verdünnen.

Aron

(Arum maculatum)

Volkstümliche Bezeichnung:

Fieberwurz, Zahnwurz, Magenwurz.

Wild findet man den Aronstab in schattigen Laubwäldern. Er wird hauptsächlich in Blumentöpfen und Gärten gezogen. Er erreicht eine Höhe von 20 bis 60 Zentimeter und blüht von Mai bis Juni. Die Blätter sind pfeilförmig, schwarzbraun gefleckt und haben eine Länge von ungefähr 15 Zentimeter. Die reifen Beeren sind scharlachrot. Man sammelt vom Aron Blätter und Wurzeln im Frühling.

Als Tee verwendet man sowohl die Wurzel als auch die Blätter gegen Drüsenleiden, schwachen Magen, Bleichsucht, Milzleiden, Rheumatismus und bei veraltetem Katarrh wie auch bei einer Unterfunktion der Niere.

204

Attich

(Sambucus ebulus)   Tafel 6

Volkstümliche Bezeichnung:

Wilder Flieder, Ackerholunder, Zwergholunder.

Diese schlanke, verästelte Staude wächst an Zäunen, abgeholzten Waldplätzen und an Waldrändern. Man findet sie aber auch in Gebüschen. Sie ist dem echten Holunder sehr ähnlich und hat einen holzigen Stengel, der 90 bis 120 Zentimeter hoch wird. Die Blätter sind scharf gesägt und werden ungefähr 5 bis 15 Zentimeter lang. Der Attich blüht von Juni bis Juli, seine Blüten sind weiß und auch rötlich. Die schwarz glänzenden Beeren sammelt man im Herbst, die Wurzeln im Frühling und im Herbst.

Man wendet die Attichwurzel — in Weißwein angesetzt — als harntreibendes Mittel bei Wassersucht an. Man muß davon täglich öfters einen Schluck nehmen. Als Tee gebraucht man die Wurzel gegen Ischias und Rheuma. Von den Beeren kocht man ein Mus, das gegen Lungenleiden sehr zu empfehlen ist.

Augentrost

(Euphrasia rostkoviana officinalis)   Tafel 7

Volkstümliche Bezeichnung:

Augenaufleuchter, Hirnkraut, Augenkraut, Lichtkraut.

Der Augentrost wird 12 bis 13 Zentimeter hoch, wächst meist auf mageren Wiesen und als Halbschmarotzer auf anderen Pflanzen. Die kleinen Blüten sind weiß, innen violett gestreift und zeigen gelbe Flecken. Die Blättchen sind eiförmig. Der Augentrost blüht von Juli bis Oktober. Man sammelt das blühende Kraut.

Wie schon der Name sagt, hilft der Augentrost bei Augenschwäche, Bindehautentzündung und Entzündung der Augenlider, wenn man Umschläge und Waschungen mit dem Absud davon macht. Außerdem soll man während der Zeit der Waschungen auch täglich morgens und abends eine Tasse Augentrosttee trinken. Dieser Tee hilft auch bei Gelbsucht, Verdauungsstörungen, Husten und Schnupfen.

Bachnelkenwurz

(Geum rivale)

Volkstümliche Bezeichnung:

Nelkenwurz, Benediktenkraut.

Man findet die Bachnelkenwurz an Waldrändern, Gebüschen und auf feuchten Böden. Sie wird 30 bis 50 Zentimeter hoch. Die Blätter gleichen den Blättern der echten Nelkenwurz. Sie blüht von Mai bis Juli und hat eine rötliche Blüte. Der Fruchtknoten, der sich aus der Blüte entwickelt, ist außen braun und behaart, vorne weißgelb und zottig. Man sammelt das blühende Kraut und nach der Blütezeit auch die Wurzel.

Tee von der Bachnelkenwurz sei besonders herzschwachen Menschen empfohlen. Sie sollen diesen Tee morgens, mittags und abends trinken, und zwar immer nur eine kleine Schale. Er dient als Beruhigungsmittel.

Bärentraube

(Arctostaphylos uva ursi)   Tafel 8

Volkstümliche Bezeichnung:

Moosbeere, Rauschgranten, Granten, Steinbeere.

Die Bärentraube findet man auf trockenen und sandigen Plätzen, aber auch in Nadelwäldern der Alpen. Sie ist ein kriechender Strauch. Der holzige Stengel wird gegen 70 Zentimeter lang. Die Blätter sind klein, aber dick und glänzend. Die Blüte ist weiß bis rötlich, und die Früchte sind rote Beeren, die auch genießbar sind. Die Bärentraube blüht von Mai bis Juni. In dieser Zeit werden die Blätter gesammelt.

Trinkt man den Tee aus den Bärentraubenblättern, und zwar drei kleine Tassen täglich schluckweise, so wirkt dieser Tee ganz hervorragend gegen Nieren- und Blasenleiden, besonders bei chronischem Blasenkatarrh, bei Wassersucht und Steinleiden. Die Blätter müssen längere Zeit gekocht werden.

Bärlapp

(Lycopodium annotinum)   Tafel 9

Volkstümliche Bezeichnung:

Keulenbärlapp, Krampfmoos, Schlangenkraut, Schlangenmoos, Lauskraut, Erdmoos, Harnkraut, Krähenfüße.

Den Bärlapp findet man in schattigen Bergwäldern und in trockenen Nadelwäldern. Er ist ein zierlicher Farn mit einem kriechenden Stengel, der gegen 100 Zentimeter lang wird. Die Blätter sind sehr dicht, linear und an der Spitze borstig. An der Spitze langer Stiele sitzen zwei gepaarte Ähren, die die Sporen tragen. Durch den gelben Blütenstaub und die langen Kolben kann man den Bärlapp leicht von den anderen Moosen unterscheiden. Der Blütenstaub wird im Handel als „Hexenmehl" bezeichnet. Die Pflanze wird während des ganzen Sommers, das Hexenmehl hingegen im September gesammelt.

Trinkt man einen Tee aus Bärlapp, und zwar zwei Tassen im Laufe des Tages, so wirkt dieser sehr gut gegen Gallen- und Leberleiden, Nieren- und Gallensteine, Stuhlverstopfung, Geschwüre, Rheumatismus, chronische Leberentzündung und bei Unterleibsleiden. Als Auflage wirkt Bärlapp gegen Krämpfe aller Art.

B ä r l a u c h
(Allium ursinum)   Tafel 10

Volkstümliche Bezeichnung:

Bärenlauch, wilder Knoblauch, giftiger Knoblauch, römischer Salat.

Der Bärlauch gehört zu den Laucharten, er wächst in Gebüschen, an Waldrändern, im lichten Gehölz, an Bächen und Hecken. Er hat einen knoblauchartigen Geruch, daher der Name Wilder Knoblauch. Der Stengel ist glatt und hellgrün und wird 15 bis 30 Zentimeter hoch. Die Blätter sind langgestielt und lanzettförmig. Die weißen Blüten sieht man von Mai bis Juni. Der Bärlauch ist nicht giftig. Man sammelt seine Blätter im Mai.

Wenn man die Blätter vom Bärlauch in Kornschnaps 10 Tage in der Wärme ansetzt (im Verhältnis 1 : 5) und von diesem Ansatz täglich öfters je 10 Tropfen in Wasser nimmt, so ist dies ein ausgezeichnetes Mittel zur Blutreinigung und gegen Ausschläge.

B ä r w u r z
(Meum athamanticum)   Tafel 11

Volkstümliche Bezeichnung:

Mutterwurz, Herzwurz, Dillblattwurz, Bärenfenchel.

Die Bärwurz wächst auf Alpenwiesen und wird gegen 40 Zentimeter hoch. Sie blüht im Juni und Juli. Die Blüten sind weiß, die Samen sind nußbraun, ungefähr 9 Millimeter lang und werden im Herbst gesammelt. Die mehrteilige Wurzel, die außen braun und innen weiß ist, wird im Frühling oder im Herbst ausgegraben.

Der Tee, der aus der Wurzel der Bärwurz zubereitet wird und

von dem man eine Tasse morgens nüchtern und eine Tasse am Nachmittag trinken soll, hilft sehr gut gegen Gelbsucht, Wassersucht, Blähungen, Herzschwäche und Magenleiden.

Baldrian
(Valeriana officinalis)   Tafel 12

Volkstümliche Bezeichnung:

Hexenkraut, Viehkraut, Katzenkraut, Katzenwurz, Augenwurz.

Der Baldrian ist eine schöne Pflanze mit einem kahlen, bis zu 150 Zentimeter hohen Stengel, der nur am Fuße behaart ist. Die bis zu 7 Zentimeter langen, schmalen Blätter sind gezähnt und gefiedert. Die Blüten sind doldenartig und hellrot. Sie sitzen auf den Stengelspitzen und riechen anfangs angenehm, später widerlich. Man sammelt die Wurzeln im Frühling oder Herbst, trocknet sie und bewahrt sie verschlossen auf.

Nimmt man von Baldrian eine Tasse morgens und abends, so wirkt dieser Tee gegen nervöse Störungen aller Art, Schlaflosigkeit, Nervenschwäche, Herzklopfen, Migräne, Epilepsie, Blutarmut. krampfartige Beschwerden des Magens und der Gedärme.

Früher galt Baldrian als gutes Mittel gegen die Pest.

Benediktendistel
(Cnicus benedictus, Cardon-, Carduus-, Centauriabenedictus)
Tafel 13

Volkstümliche Bezeichnung:

Bitterdistel, Benediktenflockenblume, Kardobenedikt, Spinnendistelkraut.

Die Benediktendistel wird gerne in Gärten gezogen, man findet sie aber auch fallweise auf Äckern. Der Stengel erreicht eine Höhe von 60 Zentimeter und trägt stachelspitzige Blätter, die, wie auch der Stengel, mit Härchen versehen sind. Die Blüten sind blaßgelb. Die Kelchblätter tragen an ihrer Spitze einen Dorn. Die Pflanze blüht im Juli und August. Man sammelt das ganze Kraut, sobald sich die Blüten öffnen.

Aus der Benediktendistel bereitet man einen Tee (1 Teelöffel Kraut auf 1/5 Liter Wasser, nicht mehr), den man nur abbrüht, nicht kochen läßt. Von diesem Absud soll man zwei Tassen täglich

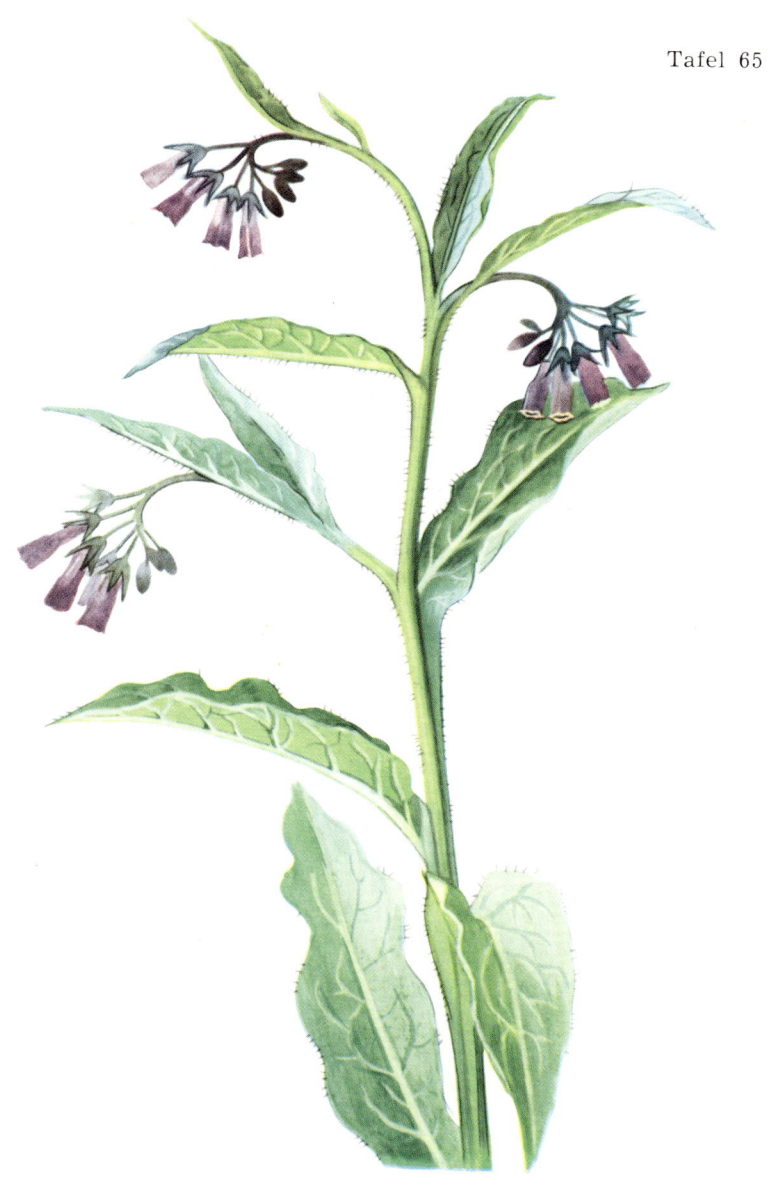

SCHWARZWURZ, BEINWELL — Symphytum officinale

Tafel 66

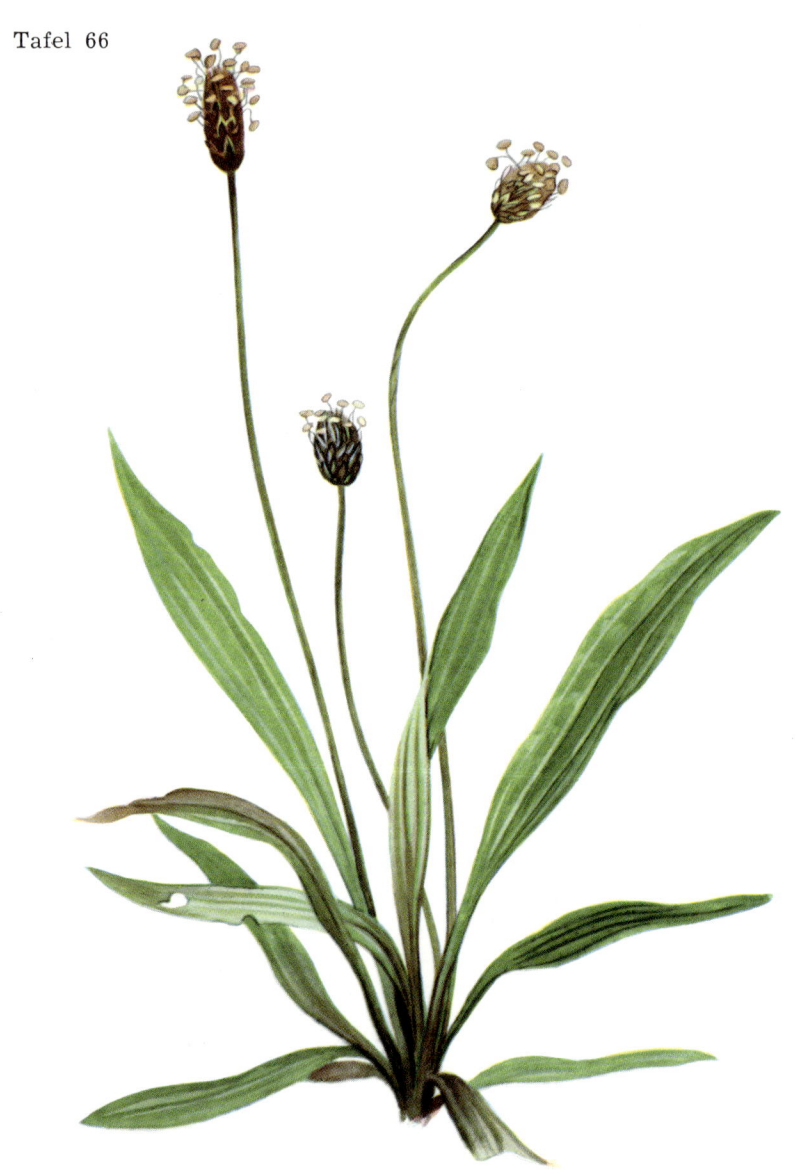

SPITZWEGERICH — Plantago lanceolata

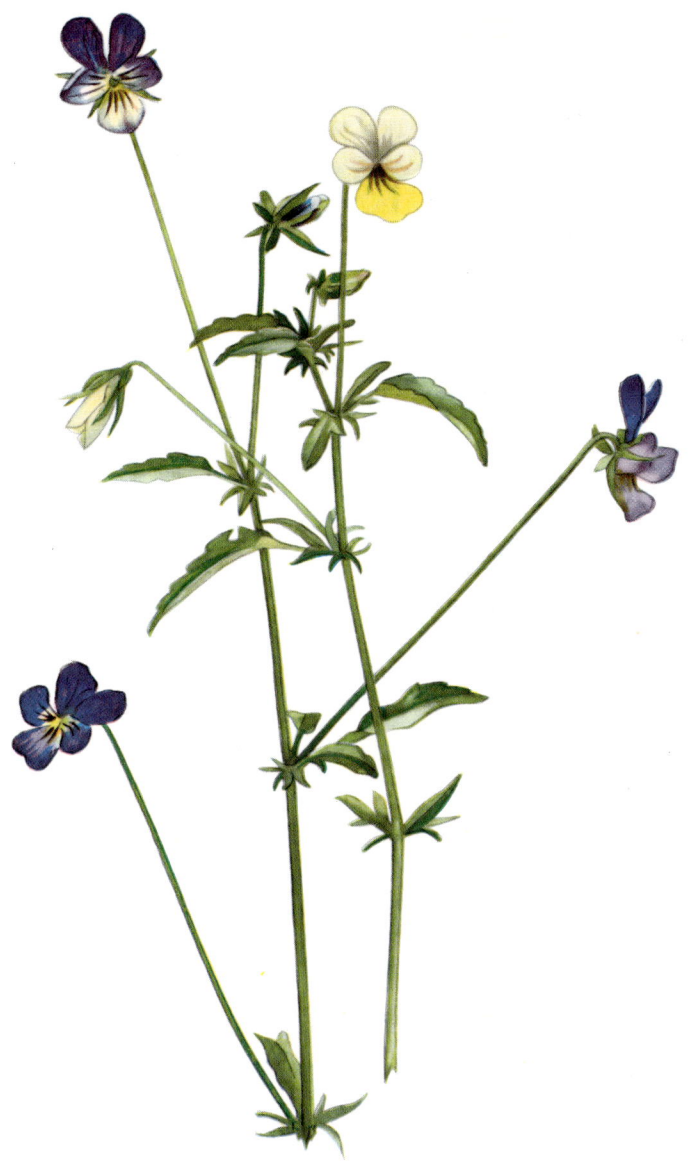

STIEFMÜTTERCHEN — Viola tricolor

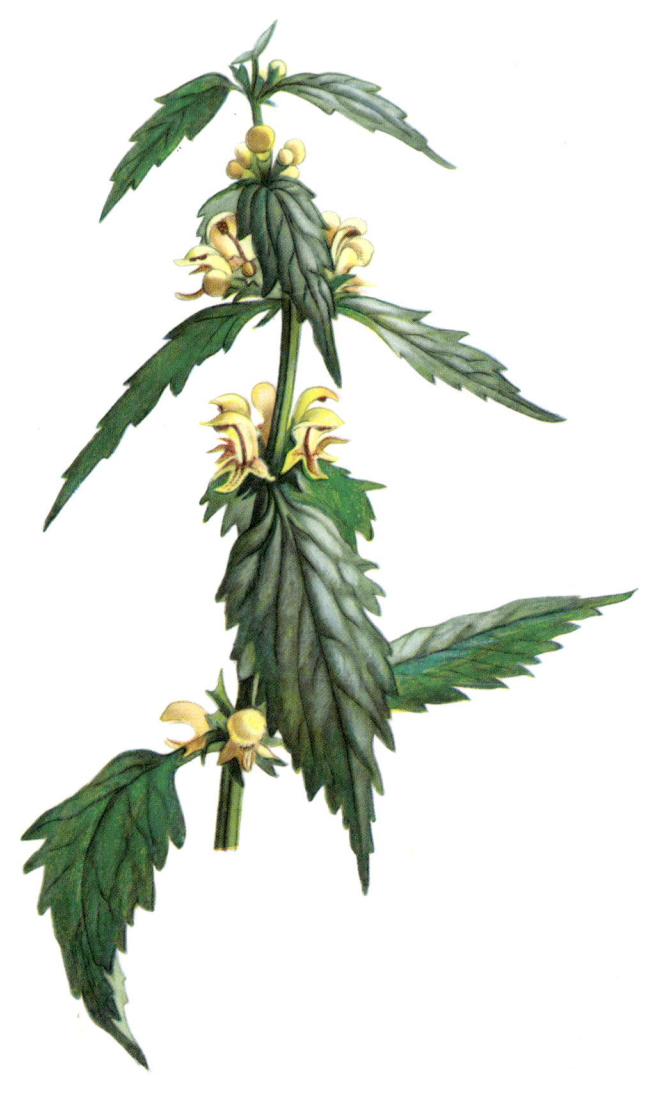

TAUBNESSEL, GELBE — Lamium galeobdolon

schluckweise trinken, dann hilft er vorzüglich gegen Stuhl-verstopfung, Magenverschleimung, träge Verdauung, Gelbsucht, bei erschlaffenden Unterleibsorganen, gegen Asthma, Gicht und Harn-beschwerden.

Benediktenkraut
(Geum urbanum)   Tafel 14

Volkstümliche Bezeichnung:

Benediktenwurz, Hasenaugenwurzel, Nelkenwurz, Märzwurz.

Diese Pflanze wächst in Wäldern und Gebüschen, auf schattigen Gründen. Der Stengel ist kahl, strohhart und erreicht eine Höhe von 60 Zentimeter. Dicht am Stengel sitzen etwa 10 Zentimeter lange dreizähnige Blätter, die nach obenhin kleiner werden. Die Blätter gleichen denen des Rettichs. An den Zweigenden sitzen die gelben Blüten. Die Pflanze blüht in den Monaten Juni und Juli. In dieser Zeit wird das Kraut gesammelt. Die Früchte tragen lange braune Granen. Die Wurzel sammelt man im Frühling (daher der Name Märzwurz).

Die Benediktenwurz, als Tee getrunken, ist besonders wirksam gegen Durchfall und innere Blutungen, ferner bei Herz- und Nervenschwäche.

Benediktenwurz
(Geum alpine, Geum reptans)

Volkstümliche Bezeichnung:

Kleine Nelkenwurz, Alpine Nelkenwurz.

Sie gleicht der anderen Benediktenwurz, wächst aber nur in den Alpen und wird nur 25 Zentimeter groß. Der Stengel trägt goldgelbe Blüten und ist mit feinen, dichten Haaren besetzt. Blütezeit ist im Mai und Juni. Man sammelt das blühende Kraut und die Wurzeln im Frühling oder Herbst.

Man verwendet sie gegen dieselben Krankheiten wie die andere Benediktenwurz. Sie wirkt nur etwas stärker.

Berberitze
(Berberis vulgaris)   Tafel 15

Volkstümliche Bezeichnung:

Bettlerdorn, Sauerdorn, Kuckucksbrot, Reselbeere.

14 Rogler   209

Der Strauch der Berberitze wächst an Waldrändern und in Gebüschen. Er wird 2¹/₂ bis 3 Meter hoch und hat zahlreiche gelblichgraue Dornen von 1 bis 2 Zentimeter Länge. Die Dornen stehen zu fünft fast waagrecht beisammen oder auch einzeln. Die Blüte ist gelblich und gleicht einer Traube, sie wird bis 15 Zentimeter lang. Die Früchte sind hellrote Beeren mit saurem Geschmack. Die Blätter stehen in Büscheln über den Dornen, sind etwas gesägt und grünlichgelb. Blütezeit ist im Mai und Juni. Man sammelt die Beeren und Wurzeln im Herbst, die Rinde im Frühling und die Blätter und Blüten im Juni.

Als Tee verwendet man Blätter, Wurzeln, Blüten und Rinde gegen Gallen- und Leberleiden, bei Stuhlverstopfung und bei Gelbsucht. Von diesem Tee muß man täglich drei kleine Tassen schluckweise trinken. Die Beeren werden zu Mus gekocht und bei Lungenentzündung, Fieber, Brustfellentzündung und Husten angewandt. Man nimmt davon öfters am Tag einen Kaffeelöffel voll.

B e t o n i ë
(Betonica officinalis)

Volkstümliche Bezeichnung:

Feuerkraut, Antoniuskraut, Roter Ehrenpreis, Pfaffwedl, Katzenleber.

Die Betonië wächst in Wäldern und auf lehmigen Böden. Der Stengel ist vierkantig und wird ungefähr 35 Zentimeter hoch. Er trägt rauhe, gekerbte, herzförmige Blätter. Die Pflanze blüht im Juni rot. Man sammelt die Blätter während der Blütezeit.

Der Tee aus den Blättern der Betonië, mit Honig gesüßt, wirkt hervorragend gegen Sodbrennen und Blutbrechen, gegen Asthmaleiden, Brust- und Lungenverschleimung und bei Lungenleiden allgemein, wenn man davon öfters während des Tages einen Schluck macht.

B i b e r n e l l e
(Pimpinella saxifraga)

Volkstümliche Bezeichnung:

Bumbernell, Bockwurz, Steinbrechwurz, Steinpeterlein.

Die Bibernelle wächst an Zäunen, Wegen und auf Wiesen. Der Stengel wird 15 bis 50 Zentimeter hoch und hat breite, eiförmige, gefiederte dunkelgrüne Blätter. Sie blüht von Juli bis Oktober. Die Blüte stellt eine flache Dolde dar und bringt braune Samen hervor. Diese Samen werden im Herbst gesammelt, die Wurzeln im Frühling oder Herbst.

Als Tee wird die Wurzel der Bibernelle gegen Magenentzündung, Magenverschleimung, Darmentzündungen, Asthma, Katarrh, Heiserkeit und Husten verwendet. Man soll täglich mehrmals einen Schluck warmen Tee nehmen, der mit Honig gesüßt sein soll. Auch als Gurgelwasser ist ein Aufguß von Bibernellewurz sehr zu empfehlen. Das Pulver von der Bibernellewurzel, mit Honig angesetzt, und zwar 1 Teil Bibernellepulver und 5 Teile Honig, ist gegen Lungenverschleimung und Asthma sehr wirksam. Man soll dann öfters am Tag einen Löffel voll davon nehmen.

Früher wandte man die Bibernellewurz gegen die Pest an.

Birke

(Betula alba)
Tafel 16

Die Birke wächst auf feuchten Wiesen und an Bachrändern. Sie ist an ihrer weißlichgrauen Rinde leicht zu erkennen. Die Rinde der jungen Bäume ist weiß und glatt, erst später wird sie grau und rissig. Die Blätter sind wechselständig, langgestielt und doppelt gesägt. Im Frühling sammelt man die jungen Blätter der Birke.

Der Birkenblättertee ist ein harntreibendes Mittel und wird besonders gegen Wassersucht, Gicht, Rheumatismus, Unterfunktion der Niere, Flechten, Fußschweiß und Fettsucht angewandt. Er dient auch zur Blutreinigung bei Hautausschlägen. Man soll täglich zweimal eine Tasse trinken, doch auf den ganzen Tag verteilt. Bei Fußschweiß und Flechten soll man auch in dem Absud baden.

Bitterklee

(Menyanthes trifoliata)
Tafel 17

Volkstümliche Bezeichnung:

Biberklee, Magenklee, Fieberklee, Sumpfklee, Bockbohnenklee.

Der Bitterklee wächst in Torfgegenden, an feuchten Gräben und Sümpfen sowie auch an See- und Teichufern. Er gehört zu den Enziangewächsen. Der Stengel wird bis zu 70 Zentimeter hoch, die Blätter sind langgestielt, dreizählig und wachsen aus dem kriechenden Wurzelstock hervor. Die trichterförmig behaarte Blüte zeigt weißrötliche Färbung. Der Bitterklee blüht im Mai und Juni. In dieser Zeit wird die ganze Pflanze ohne Wurzelstock gesammelt.

Der Tee vom Bitterklee kann bei überladenem Magen, bei Blähungen, Gelbsucht, bei trägen Gedärmen, Magenerkrankungen, Wechselfieber und allen Verdauungsstörungen bestens empfohlen werden.

Blutwurz
(Potentilla tormentilla)
Tafel 18

Volkstümliche Bezeichnung:

Tormentillwurz, Siebenfingerwurz, Ruhrwurz, Bauchwehwurz.

Die Blutwurz wächst an feuchten Wiesen und Wäldern. Aus dem Wurzelstock wachsen mehrere 10 bis 25 Zentimeter lange Stengel, die kurzgestielte, sitzende, dreizähliggefingerte Laubblätter tragen. Diese Laubblätter haben große Nebenblätter. Blütezeit ist von Juni bis Oktober. Die Blüten sitzen auf langen Stielen und sind klein und gelb. Die Stengel sind etwas rötlich. Im Herbst oder im Frühling vor dem Sprossen der Blätter wird der Wurzelstock ausgegraben. Der Name Ruhrwurz kommt daher, weil man den Tee der Blutwurz gegen Durchfall bei Mensch und Tier verwendet. Der Wurzelstock ist knollig verdickt, außen schwarzbraun. Wenn man ihn zerschneidet, zeigt er rötliche Färbung.

Der Tee der Blutwurz wirkt bei Durchfall, bei Magen- und Darmerkrankungen, besonders wenn sie von einer Verkühlung herrühren, ferner bei Entzündungen der Mundschleimhaut, bei schwachen Lungen und bei Blutarmut. Man soll von diesem Tee, der aus der Wurzel der Blutwurz zubereitet wird, täglich zwei bis drei Tassen schluckweise trinken.

Bockshornklee
(Foenum graecum)

Volkstümliche Bezeichnung:

Siebenzeitensamen, Griechisches Heu.

Der Bockshornklee wird in Gärten angebaut, in Griechenland und Vorderasien wächst er wild. Die Pflanze wird bis 50 Zentimeter hoch und blüht im Juni und Juli. Die Blüten sind hellgrün oder auch gelblichweiß. Aus den Blüten entwickeln sich Hülsenfrüchte, die dann ausgedroschen werden. Der so gewonnene Samen enthält die Heilkraft.

Bockshornklee, in Wasser oder Milch gekocht und aufgelegt, reift Geschwüre aus und lindert Schmerzen. Eingenommen bildet er ein Mittel zum Dickerwerden.

Brennessel

(Urtica dioica)

Tafel 19

Man findet sie an Zäunen, Schutthaufen, Waldrändern und Wald-wegen. Sie ist als weitverbreitetes Unkraut jedem bekannt und hat auch überall denselben Namen. Die Pflanze besitzt Brennhaare und herzförmige, grobgesägte Blätter, die im Kreuz übereinander stehen. Die Blüte stellt eine Rispe dar. Blütezeit ist von Juli bis September. Die Blätter der Brennessel sammelt man im Frühling, die Wurzeln und Blüten im Herbst.

Der Tee aus Samen, Wurzeln und Blättern der Brennessel findet als harntreibendes Mittel zur Blutreinigung, bei Nieren- und Blasen-leiden Verwendung; ist ebenso wirksam gegen Durchfall, bei Darm-blutungen und Hämorrhoiden, Gicht, Rheumatismus und Wasser-sucht, Hautausschlägen und Magenerkrankungen. Man soll davon täglich drei kleine Tassen trinken, aber nur schluckweise. Menschen, die sich Sorgen machen, weil ihnen die Haare ausgehen, finden ein gutes Mittel, wenn sie sich einen Absud aus Brennesselwurzeln machen und damit den Kopf waschen.

Brombeere

(Rubus fruticosus)

Tafel 20

Volkstümliche Bezeichnung:

Braubeere, Katzenbeere.

Der Brombeerstrauch wächst gerne an Waldrändern, Waldwegen und Gebüschen. Er ist ein rankender, stacheliger Strauch mit wech-selständigen, gesägten, oft weichfilzigen Blättern, die eiförmig und drei- bis fünfzählig sind. Von Juni bis August kann man weiße oder rötliche Blüten sehen, aus denen sich die schwarzen Beeren ent-wickeln. Die jungen Blätter werden im Frühling, die Wurzeln und Beeren im Herbst gesammelt.

Der Brombeerblättertee wird gegen Durchfall und katarrhalische Magen- und Darmerkrankungen und gegen Blinddarmreizung angewandt, aber auch bei Verschleimung der Atmungsorgane kann er sehr empfohlen werden, wenn man ihn als Tee schluckweise trinkt.

Er sollte wegen seiner Vorzüge der Haushaltstee werden.

Buchsbaum
(Buxus sempervirens)

Volkstümliche Bezeichnung:

Buxbam, Bux.

Der Buchsbaum ist ein niedriger, buschiger grüner Strauch, den man häufig in Gärten und Friedhöfen findet. Die Blätter sind dunkelgrün, glänzend und rundlich, die Blüten sind gelb und zeigen sich im März und April. Man sammelt im Frühling die jungen Blätter und Triebe.

Der Absud von den Buchsbaumblättern ist vor allem als Haarwuchsmittel und als Haarfärbemittel bekannt. (Siehe Haarfärbemittel und Haarwuchsmittel!) Außerdem verwendet man denselben Absud als Bad bei Ausschlägen. Innerlich als Tee nimmt man den Absud bei Rheumatismus und Gicht.

Efeu
(Herdera helix)

Volkstümliche Bezeichnung:

Baumewigblätter, Immergrünblätter.

Den Efeu findet man hauptsächlich an Mauern, auf Waldbäumen als emporrankende Pflanze. Er hat wechselständige, drei- bis fünflappige Blätter, die lederartig sind. Im August oder September zeigen sich unscheinbare, grünliche Blüten. Das ganze Jahr hindurch können die Blätter gesammelt werden.

Efeublätter, in Wein gesotten und nach dem Essen mehrere Tage hindurch ein Eßlöffel davon genommen, vertreiben Gallensteine und helfen überhaupt bei Gallenleiden. Herzleidende müssen vorsichtig sein, da die Blätter eine Säure enthalten, die das Herz etwas angreift. Efeublätter legt man auch gern auf das Hühnerauge, verklebt luftdicht und läßt sie einen Tag oben. Das wiederhole man einige Tage, bis das Hühnerauge weicht. In Essig gesotten, helfen Efeublätter gegen Krätze, Flechten und Frostbeulen, wenn man sich damit wäscht.

Ehrenpreis
(Veronica officinalis)

Tafel 21

Volkstümliche Bezeichnung:

Viehkraut, Schlangenkraut, Bauernhungerkraut, Männertreu, Grundheil.

Diese Pflanze findet man an Zäunen, in Gebüschen, an Waldrändern und in Wäldern. Sie hat einen kriechenden, etwa 30 Zentimeter langen Stengel, der an der Spitze aufstehend und rauhhaarig ist. Die Blätter sind kurzgestielt, verkehrt eiförmig und derb. Die Blüte zeigt sich von Juni bis August und erinnert an das Vergißmeinnicht. Man sammelt die Blüten und Blätter zur Blütezeit.

Der Tee aus Ehrenpreis wird gegen Rheuma, bei zu hohem Blutdruck und zu dickem Blut, bei Bronchialkatarrh, Blasenkatarrh, Afterjucken, Nervenschwäche und Schlaflosigkeit wie auch bei chronischen Ekzemen angewendet. Man trinke davon zwei Tassen im Laufe des Tages schluckweise.

Eibisch
(Althaea officinalis)

Tafel 22

Volkstümliche Bezeichnung:

Altheewurzel, Hilfswurz, Hustenwurz, Hustenkraut, mildes Malvenkraut.

Eibisch wird in Gärten gezogen, manchmal kommt er auch wild an sonnigen Waldrändern in Höhenlagen vor. Die Pflanze wird bis zu eineinhalb Meter hoch und hat weiche, samtartige Blätter. Die Blüten erscheinen im Juli und August und sind weiß und auch rötlich. Die Wurzeln sind ebenfalls weiß. Die Blätter werden zur Blütezeit gesammelt, die Wurzeln hingegen im Frühling oder Herbst.

Eibischtee wird angewandt gegen Husten, Bronchitis, Asthma, Lungenverschleimung, Magenkatarrh und Darmkatarrh. Wenn man davon täglich drei Tassen, mit Honig gesüßt, trinkt, hilft er ganz hervorragend. Äußerlich kann man den Tee bei Bindehautentzündung für Bäder empfehlen. Auch als Gurgelwasser wird Eibischtee gern verwendet.

Eiche
(Quercus robur)

Tafel 23

Volkstümliche Bezeichnung:

Masteiche, Ferkeleiche, Sommereiche.

Dieser Baum wächst vereinzelt auf Feldern und Wiesen, bildet manchmal auch kleine Wälder. Die Eiche erreicht eine Höhe bis zu 40 Meter und hat einen mächtigen Stamm. Sie hat wechselständige, verkehrt eiförmige, tiefbuchtige Blätter, die ungestielt sind. Die Früchte hingegen sind gestielt. Sie blühen im April und Mai. Man sammelt die junge Rinde im Frühling und die Früchte im Herbst.

Eichenrindenbäder wirken besonders gut bei Fußschweiß, Frostbeulen, Skrofulose, Rachitis, als Sitzbäder bei Unterleibsschwäche, bei Weißfluß und bei Gebärmuttersenkung. Sehr gut wirkt der Eichenrindenabsud bei Spülungen der Nasenhöhlen bei. Schnupfen, der Mund- und Rachenhöhle bei Entzündungen. Innerlich als Tee genommen, stellt er ein gutes Mittel gegen Durchfall, Magen- und Darmkatarrh dar. Eichelkaffee hilft bei schwachem Magen und Rachitis, bei Weißfluß, Unterleibskrämpfen und schlechter Verdauung.

Eisenkraut

(Verbena officinalis)   Tafel 24

Volkstümliche Bezeichnung:

Eisenhart, Stahlkraut, Merkurkraut, heiliges Kraut, Katzenkraut, Blutkraut.

Das Eisenkraut wächst auf trockenen Wiesen und Hängen, aber auch in lichten Wäldern. Der Stengel ist stark verästelt und wird bis zu 50 Zentimeter hoch. Stengel und Blätter sind behaart. Die Blätter sind dunkelgrün, gegenständig, die mittleren dreispaltig, die oberen eingeschnitten, gekerbt. Der Stengel ist steif und hat abstehende Äste. Die blaue Blüte zeigt sich von Juli bis Oktober als fadenförmige Ähre. Man sammelt das blühende Kraut.

Äußerlich als Bad wirkt Eisenkraut bei Entzündungen der Augen und bei Augenschwäche. Als Tee getrunken wirkt es gegen Husten, Verdauungsstörungen, Gelbsucht, Blutarmut.

Enzian

(Gentiana lutea)   Tafel 25

Volkstümliche Bezeichnung:

Alpenenzian, Fieberwurz, Bitterwurz, Magenwurz, Hochwurz.

Der Enzian kommt auf Lehmwiesen und Gebirgswiesen vor. Der gelbe Enzian hat einen hohen (bis 70 Zentimeter) Stengel, der hohl, daumendick und hellgrün ist. Die unteren Blätter sind gegen 30 Zentimeter lang und in der Mitte 3 bis 4 Zentimeter breit, die oberen Blätter sind bedeutend kleiner. Die Blüten sind gelb, die Wurzel ist so dick wie der Stengel, innen gelb und fleischig. Der gelbe Enzian blüht im Juni und Juli. Gesammelt werden die Wurzeln im Frühling oder Herbst.

Enzianwurzeln, zu Tee gekocht, wirken magenstärkend und verdauungsfördernd, überdies auch belebend auf die Blutgefäße. Sie werden auch gern zu Blutreinigungskuren verwendet. Die Gebirgsbewohner setzen den Enzian in Schnaps an. Er kann aber auch in Wein angesetzt werden und gegen Muskel- und Nervenschwäche, gegen Krämpfe und Verdauungsstörungen genommen werden.

Erdbeere
(Fragaria vesca)
Tafel 26

Volkstümliche Bezeichnung:

Walderdbeere, Rotbeere.

Die Walderdbeere findet man auf abgeholzten Waldplätzen, an Waldrändern und Gebüschen. Sie blüht in den Monaten Mai und Juni. Der Blütenstiel ist behaart, die Blüte weiß. Der Stengel wird bis zu 10 Zentimeter lang. Die Blätter sind dreiteilig und eiförmig gesägt. Die reifen Beeren sind rot. Man sammelt im Frühling die Blätter, im Juli die Beeren.

Die reifen Beeren sollen von Menschen, die hohen Blutdruck und zu dickes Blut haben, gegessen werden. Auch gegen Gicht und Rheumatismus, ferner gegen Steinleiden und Fieber sind sie zu empfehlen. Wer einen schwachen Magen hat, soll zu den Erdbeeren Brot essen. Erdbeerblättertee wirkt blutreinigend.

Erdrauch
(Fumaria officinalis)
Tafel 27

Volkstümliche Bezeichnung:

Katzenheilkraut, Krätzkraut, Grindkraut, Erdgalle.

Der Erdrauch wächst an unbebauten Plätzen, Ackerrändern und in Gärten als Unkraut. Er wird 15 bis 30 Zentimeter hoch und hat einen glatten, dünnen, ästigen Stengel. Die Blätter sind graugrün und doppelt fiederteilig. Der Erdrauch blüht von Mai bis Oktober.

Die Blüte ist eine kleine Ähre, rosa bis dunkelrot. An der Spitze tragen die Blüten einen schwarz-roten Fleck. Man sammelt die Pflanze während der Blütezeit.

Erdrauch wird gern als Tee bei Gallen- und Leberleiden, bei Verstopfungen, Skrofulose, bei Hautausschlägen und bei Magenschwäche getrunken. Er wirkt schweißtreibend und blutreinigend. Man soll von diesem Tee morgens nüchtern nur eine kleine Tasse trinken, denn sonst wirkt er zu stark abführend oder verursacht Leibschmerzen.

Erika

(Calluna vulgaris)
Tafel 28

Volkstümliche Bezeichnung:

Heidekraut, Hoadara, Besenkraut, Immerschön, Besenheide.

Das Heidekraut wächst auf Heiden und Mooren, aber auch auf trockenen Plätzen. Es ist ein 30 bis 40 Zentimeter hoher, buschiger Strauch mit kleinen, nadelförmigen Blättern. Die Blüten sind rot bis violett, die Stengel sind holzig. Das Heidekraut blüht von August bis September. Man sammelt das blühende Kraut.

Der Tee vom Heidekraut wirkt gegen Gallen- und Leberleiden, Gicht und Rheumatismus. Man trinke davon täglich drei Tassen im Laufe des Tages schluckweise. Als Bad kann der Absud bei Ausschlägen Verwendung finden.

Farnkraut

(Aspidium filix mas)
Tafel 29

Volkstümliche Bezeichnung:

Flohkraut, Hexenkraut, Gichtkraut, Zahnkraut, Wanzenkraut, Teufelsreiter, Fingerwurz, Wurmfarn.

Das Farnkraut wächst fast in allen Wäldern, aber auch manchmal an Bächen. Es wird bis zu einem Meter hoch. Es stellt einen zerschlitzten grünen Wedel dar. An der Unterseite sieht man die Sporenhäufchen sitzen. Die Wurzeln des Farnkrautes sind außen braun, innen jedoch gelblich. Man sammelt die Blätter im Sommer und gräbt im Frühling oder Herbst die Wurzeln aus.

Das Farnkraut ist ein einfaches Mittel gegen Kopfweh, Zahnweh, Gliederreißen und Rheuma. Man legt sich bei starken Schmerzen, besonders bei Zahnschmerzen, die grünen Blätter außen auf. Überraschende Erfolge erzielt man mit dem Farngeist. Wie man ihn zubereitet, ist unter den Kräutergeistrezepten zu finden. Man kann ihn überall dort anwenden, wo man das Farnkraut braucht. Ein Tee aus Farnkraut wirkt ganz besonders gegen alle Arten von Würmern, doch darf man nicht zu viel Farnkraut zur Teebereitung nehmen, sonst bekommt man kolikartige Schmerzen in Magen und Darm.

Faulbaum
(Frangula alnus, Rhamnus frangula)

Volkstümliche Bezeichnung:

Zapfenholz, Schwarzholz, Faulholz, Grindbaum.

Der Faulbaum ist ein Strauch, der meist auf feuchten Böden wächst. Er wird bis zu drei Meter hoch und hat eine glatte, dunkelgraue Rinde mit weißen Punkten. Die Blätter sind oval, wechselständig und haben oft Fraßstellen. Die Blüte zeigt sich im Mai und Juni und ist klein und grünlichweiß. Die Früchte sind rote Beeren, die dann schwarz werden. Man sammelt die Rinde im Frühling. Der Absud der Faulbaumrinde hilft gegen Stuhlverstopfung, Kopfschmerzen, Gelbsucht, Leber- und Gallenleiden, trägen Blutkreislauf und gegen Würmer. Man trinke eine Tasse morgens nüchtern.

Fenchel
(Foeniculum vulgare)

Volkstümliche Bezeichnung:
Fenichel, Fenöche.

Der Fenchel wird als Kulturpflanze in Gärten gezogen. Er wird ungefähr ein bis zwei Meter hoch und hat lange Blattscheiden. Die Blätter sind gefiedert. Der Fenchel blüht von Juli bis September und hat 10 bis 20 strahlende Dolden. Die Früchte sind süß und werden gern als Gewürz verwendet. Man sammelt die reifen Früchte im Spätherbst und die Wurzeln im Frühling oder Herbst.

Fencheltee aus den Früchten kann stillenden Müttern sehr empfohlen werden, die zu wenig Muttermilch haben, da er die Milchdrüsen anregt. Die Mütter sollen im Laufe des Tages drei Tassen schluckweise trinken. Derselbe Tee wirkt aber auch bei Blähungen, Unterleibskrämpfen und Verschleimung der Atmungsorgane, des Magens und der Gedärme. Bei Entzündungen der Brust und auch bei anderen Entzündungen bewährt sich die Wurzel des Fenchels sehr gut, wenn man die Wurzel ganz weich kocht und dann auf die entzündete Stelle lauwarm auflegt.

Fichte

(Picea excelsa)   Tafel 30

Volkstümliche Bezeichnung:

Feichten, Feichtn, Feichtenbaum, Schwarztanne.

Die Fichte kommt fast in allen Wäldern und Forsten Österreichs vor und ist bestimmt allen bekannt. Man sammelt die jungen Triebe im Frühling und die Zapfen, solange sie noch grün sind.

Die jungen Fichtentriebe, als Tee gekocht und mit Honig gesüßt, sind besonders bei Lungenverschleimung und Husten zu empfehlen. Dieser Tee wirkt auch gegen Ausschläge, bei unreinem Blut, bei Flechten. Man trinke davon täglich 2 bis 3 Tassen schluckweise und warm.

Aus dem Absud der Fichtennadeltriebe bereitet man das Fichtennadelbad. Dazu nimmt man 3 Handvoll Nadeln, die man in 5 Liter Wasser eine halbe Stunde kochen läßt. Dieses Bad wird besonders bei Rachitis, Gicht, Rheumatismus und Nervenschwäche empfohlen.

Föhre

(Pinus silvestris, Pinus montana)   Tafel 31

Volkstümliche Bezeichnung:

Die Föhre in den Niederungen heißt auch noch Kiefer; die auf den Bergen Legföhre, Bergkiefer, Latsche, Zwergkiefer.

Man sammelt die Föhrenzweige den ganzen Sommer hindurch, vor allem die Zweige der Bergföhre, weil ihre Wirkungsart stärker ist.

Besonders wirksam sind Bäder von der Bergföhre bei schwachen Gliedern, Rachitis, Fußschweiß und bei Nervenschwäche. Die Nadeln werden ungefähr 3 Stunden gekocht (3 Handvoll in 5 Liter Wasser) und dem Badewasser zugefügt. Die Badedauer bei rachitischen Kindern beträgt ungefähr 15 Minuten, bei Erwachsenen 20 bis 30 Minuten.

Frauenmantel
(Alchemilla vulgaris)

Tafel 32

Volkstümliche Bezeichnung:

Marienkraut, Taurosenkraut, Taumantelkraut, Löwenfußkraut, Milchkraut, Frauentrost.

Den Frauenmantel findet man auf Süßheuwiesen, an Bachrändern, an Wegen und Gräben. Die Pflanze erreicht eine Höhe von 15 bis 30 Zentimeter und hat nierenförmige, gestielte Blätter, die behaart und am Rande gesägt sind. Die jungen Blätter sind zierlich gefaltet. Die Blüte des Frauenmantels ist hellgrün und von Mai bis Oktober zu sehen. Man sammelt das ganze Kraut in der Blütezeit, die Blätter können auch in der übrigen Zeit gesammelt werden.

Als Tee wirkt Frauenmantel, wenn man täglich zwei bis drei Tassen davon trinkt, bei schwer heilenden Wunden, Wundfieber und Bissen, Geschwüren, Blutarmut, Wassersucht, Herzschwäche, Unterleibsschwäche und Nervenschwäche. Nach dem Zahnziehen soll man mit Frauenmantelabsud den Mund ausspülen, damit die Wunde rasch heilt. Schwer heilende Wunden soll man in Frauenmantelabsud baden.

Fünffingerkraut
(Potentilla aurea)

Volkstümliche Bezeichnung:

Goldenes Fünffingerkraut.

Das goldene Fünffingerkraut wird bis 20 Zentimeter hoch und wächst vorwiegend auf Gebirgswiesen. Es hat langgestielte, fingerartig geteilte, fünfzählige Blätter und gelbe Blüten, die sich von Mai bis Juli zeigen. Man sammelt im Sommer das blühende Kraut.

Fünffingerkraut wendet man als Tee gerne gegen trägen Blutkreislauf, bei Blutungen in den Gedärmen und im Magen und bei Durchfall an. Auch gegen Zuckerkrankheit ist Fünffingerkraut, gemischt mit Brombeerblättern, Heidelbeerblättern, Bohnenschalen und Nelkenwurz, als Tee sehr zu empfehlen.

Gänseblümchen
(Bellis perennis)

Tafel 33

Volkstümliche Bezeichnung:

Maßliebchen, Marienblümlein, Märzblümchen, Osterblümchen, Tausendschön.

Man findet das Gänseblümchen fast überall auf Wiesen, an Wiesenwegen, Gärten- und Waldrändern. Am liebsten wächst das Blümchen dort, wo sich die Gänse aufhalten, daher mag auch sein Name kommen. Das Gänseblümchen hat ein zierliches weißrotes Blütenköpfchen. Die Grundblätter sind verkehrt eiförmig und bilden Rosetten. Die Korbblüten sind einzelständig. Es wird bis zu 15 Zentimeter hoch und blüht vom März bis Oktober. Man sammelt das ganze Blümchen während des Sommers.

Den Tee aus Gänseblümchen wendet man bei hartnäckigem Husten, schwacher Lunge, nach Lungenentzündung, bei Magenerkältung und allgemeiner Schwäche an. Man soll im Laufe des Tages zwei bis drei Tassen schluckweise trinken.

Gartenraute
(Ruta graveolons)   Tafel 34

Volkstümliche Bezeichnung:

Raute, Totenkräutl, Augenwurz, Katzenkraut.

Die Heimat der Gartenraute ist der Süden. Wie schon der Name sagt, wird sie meist in Gärten gezogen, sie kommt aber auch wild in der Nähe von Gärten vor. Der holzige Stengel ist stark verästelt und wird 40 Zentimeter hoch. Die wechselständigen Blätter sind etwa 2 Zentimeter lang, am Ende rund und haben einen brennendscharfen Geschmack. Die ganze Pflanze hat einen scharfen Geruch. Die vier- bis fünfzähligen Blüten haben grüngelbe, zahnförmige Blumenblätter und stehen in Trugdolden. Das Kraut blüht von Juni bis September und wird während der Blütezeit gesammelt.

Der Teeabguß wird bei Magendrücken, Kopfweh (von zu hohem Blutdruck herrührend), Kreislaufstörungen, Schwindel, Hysterie und Herzklopfen mit gutem Erfolg angewandt. Weiters wirkt er auch krampfstillend. Man soll zwei Tassen im Laufe des Tages trinken. Bei Magenkrämpfen und Darmkrämpfen trinke man sofort eine Tasse, aber nur schluckweise. Der Gartenrautegeist hilft schwachen Augen. Man muß sich damit die Augenlider bestreichen.

Geißfuß
(Aegopodium podograria)

Volkstümliche Bezeichnung:

Girsch, Goaßhaxn.

Der Geißfuß wächst an Wegen und auch in Gärten. Der Stengel wird 60 bis 100 Zentimeter hoch, ist hohl und kahl. Die weißen Blüten sind von Juni bis August zu sehen und stellen Dolden mit großen Hüllen dar. Die unteren und mittleren Blätter sind doppelt, die oberen einfachdreizählig. Man sammelt das blühende Kraut.

Als Tee bewirkt Geißfuß besonders das Ausscheiden der Harnsäure aus dem menschlichen Körper. Von den Blättern kann man einen sehr wirksamen Salat zubereiten, der Rheumatikern bestens empfohlen wird.

Goldrute
(Solidago virga aurea)   Tafel 35

Volkstümliche Bezeichnung:

Goldraute, St.-Peter-Stab, goldenes Wundkraut.

Die Goldrute kommt meist auf abgeholzten Waldplätzen, Moorböden und in Gräben vor. Der buschige Stengel erreicht eine Höhe von 60 bis 100 Zentimeter und hat rutenförmige Äste. Die unteren Blätter sind elliptisch gesägt, die mittleren eiförmig oder lanzettlich. Die Blüten sind goldgelb und zeigen sich von Juli bis Oktober. Man sammelt die Blätter und Blüten den ganzen Sommer hindurch.

Die Goldrute verwendet man als Tee bei Wassersucht, Nierenleiden, Blasenleiden, Darmblutungen und Darmentzündungen, bei äußeren und inneren Wunden und Geschwüren. Man soll täglich mehrmals einen Schluck von diesem Tee zu sich nehmen.

Gundermann
(Glechoma hederacea)   Tafel 36

Volkstümliche Bezeichnung:

Gundelrebe, Erdkränzlein, Erdefeu, Hederich.

Der Gundermann kommt auf Wiesen, an Hecken, Zäunen und Hausmauern vor. Der kriechende, vierkantige Stengel erreicht eine Höhe von 15 bis 60 Zentimeter. Die unteren Blätter sind nierenförmig, die oberen herzförmig. Die blauen Blüten zeigen sich oft schon von März bis Mai in den Blattwinkeln. Zur Blütezeit sammelt man die ganze Pflanze.

Der Tee aus Gundermann wird besonders empfohlen bei Gelbsucht, Gallen- und Nierensteinen, Magenleiden, Lungen- und Brustverschleimung, bei Erkältungen der Atmungsorgane und leichtem

Fieber. Man soll davon mehrmals täglich einen Schluck machen. Der Tee ist mit Honig oder Kandiszucker zu süßen. Äußerlich kann man den Absud als Bad bei Eiterungen und Geschwülsten verwenden.

Habichtskraut
(Hieracium pilosella)   Tafel 37

Volkstümliche Bezeichnung:

Gemeines Habichtskraut, Mausröhrchen, Dukatenröschen.

Das Habichtskraut findet man auf Wiesen, Dämmen und an Rainen. Der Stengel ist 8 bis 30 Zentimeter hoch, dünn und kahl. Die Blüte ist eine gelbe Korbblüte und zeigt sich von Mai bis Oktober. Die Blätter sind länglich eiförmig, borstig behaart und auf der Unterseite graufilzig. Sie bilden eine Rosette. Man sammelt die Blüten während des Sommers.

Der Tee aus Habichtskraut wird besonders blutarmen Menschen im gleichen Mischverhältnis mit Frauenmantel empfohlen. Er wirkt auch bei chronischem Darmkatarrh, Ruhr und bei Bronchialkatarrh.

Hafer
(Avena sativa)   Tafel 38

Volkstümliche Bezeichnung:

Haofa, Haowan.

Der Hafer ist eine der bekanntesten Getreidepflanzen, die bei uns in Feldkulturen gezogen werden. Es kennt ihn bestimmt ein jeder.

Für Heilzwecke wird besonders das Haferstroh verwendet, und zwar wirken Bäder mit Haferstrohabsud bei Nieren- und Blasenleiden und bei Ischias ganz hervorragend. Man soll mindestens zehn Bäder nehmen, und zwar immer eines jeden Abend, und dann sofort in das Bett gehen. Die Hafergrütze, wie sie von der Mühle kommt, ist ein gesundes Nahrungsmittel und hilft gegen Magenerkrankungen, die vom schnellen Essen herrühren.

Hagebutten
(Rosa canina)   Tafel 39

Volkstümliche Bezeichnung:

Hetschepetsch, Heckenrose, Hundsrose.

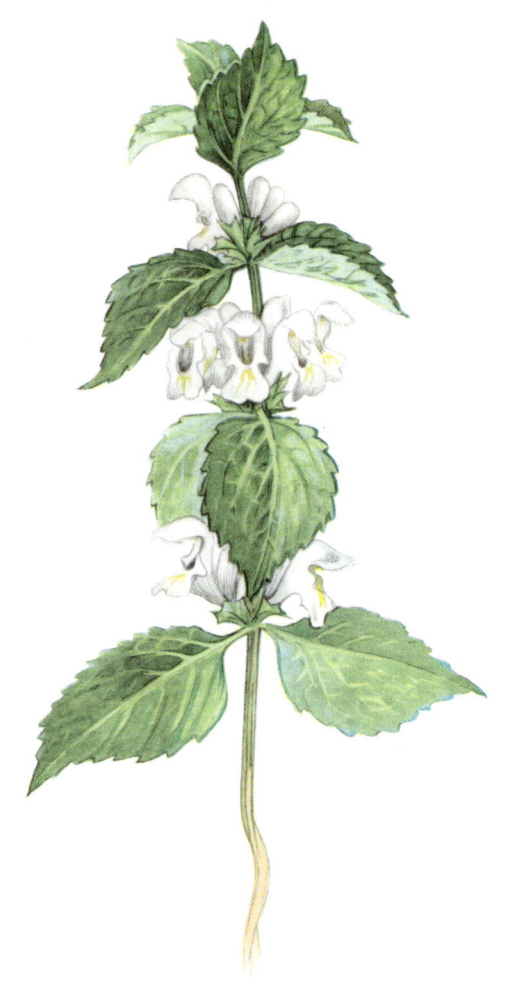

TAUBNESSEL, WEISSE — Lamium album

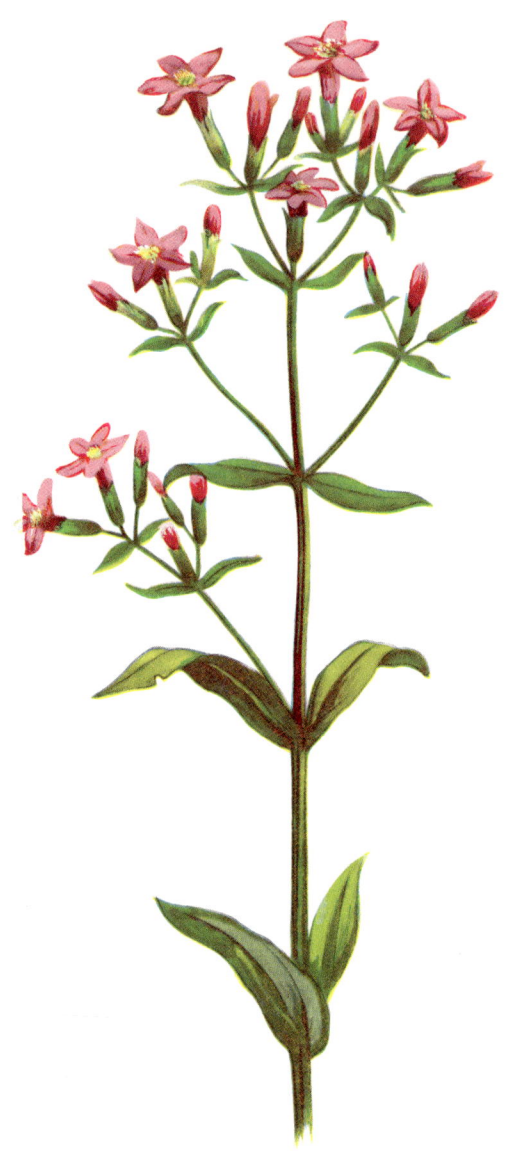

TAUSENDGULDENKRAUT — Erithraea centaurium

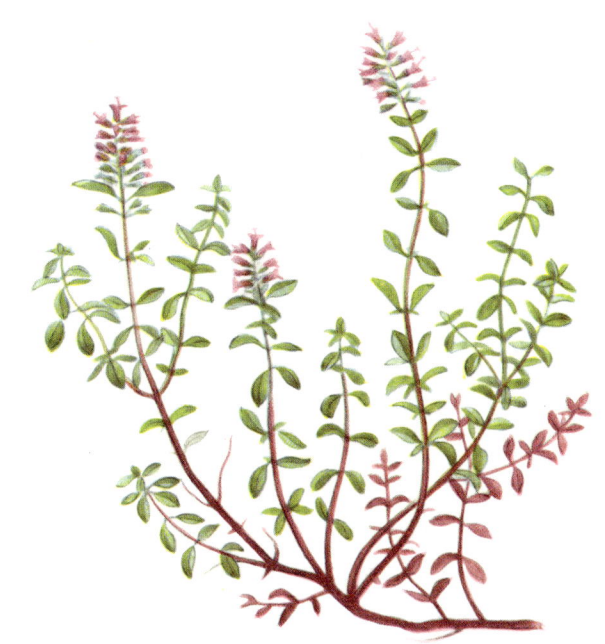

THYMIAN — *Thymus vulgaris*

Tafel 72

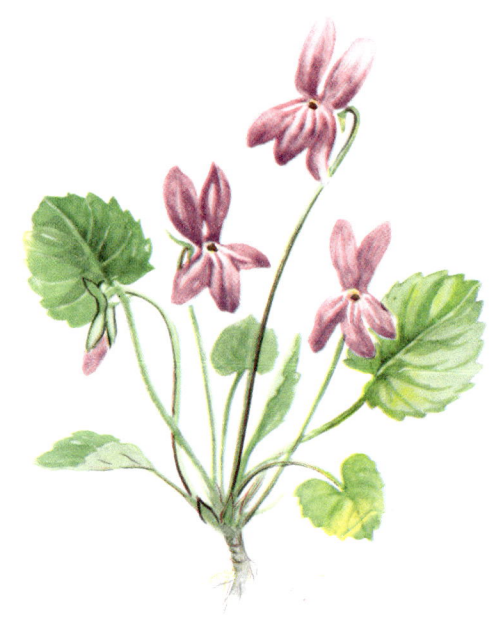

VEILCHEN — Viola odorata

Die Heckenrosen findet man in lichten Waldungen und an Waldrändern. Die Sträucher werden bis zu 2 Meter hoch und haben
bogenartig überhängende Äste. Die Blätter sind kahl, unpaarig gefiedert, fünf- bis siebenzählig und haben kleine, am Blattstiel an-
gewachsene Nebenblätter. Die Blüten sind einzeln und haben fünf
runde Kronenblätter von rosa Farbe. Die Früchte sind rot. Die
Zweige der Heckenrosen sind stachelig. Blütezeit ist Juni. Man
sammelt die reifen Früchte von Oktober bis November.

Wegen des Vitamins C, das in den Schalen der Hagebutten enthalten ist, sollen Kinder viel davon essen. Den Hagebuttentee verwendet man bei Blasen- und Nierenleiden und zur Blutreinigung.
Vor der Teebereitung soll man die Früchte zwei Stunden im Tee-
wasser weichen lassen. Hagebuttentee ist auch ein guter Haushaltstee.

Hahnenfuß
(Ranunculus sceleratus)

Volkstümliche Bezeichnung:

Brennender Hahnenfuß.

Der Hahnenfuß wächst auf feuchten Wiesen, an Bächen und
Flüssen. Er erreicht eine Höhe von 15 bis 50 Zentimeter. Der Stengel
ist hohl, die Blätter sind langgestielt, löffelförmig elliptisch, die
Stengelblätter sind ungeteilt lanzettlich. Die gelbe Blüte sieht man
von Juli bis Oktober. Man sammelt die ganze Pflanze während der
Blütezeit.

Schon in frühester Zeit wurde der Hahnenfuß gegen Gicht verwendet. Da er giftig ist, darf er nur vom Arzt verordnet werden.

Hanf
(Cannabis sativa)   Tafel 40

Volkstümliche Bezeichnung:

Haunf, Haunef.

Hanf wird meist als Kulturpflanze in Feldkulturen gezogen,
kommt aber auch wild an Zäunen und Schuttplätzen vor. Er wird
bis zu einem Meter hoch. Die Blätter sind sehr lang und erinnern
an die Blätter der Roßkastanie. Sie riechen stark und betäubend.
Die Blätter sind fingerförmig und fünf- bis siebenzählig. Der Stengel
ist stark beblättert. Die Blüte ist gelb und von Juli bis August zu

sehen. Man sammelt die Blüten und Blätter im Sommer und die Samen im Herbst.

Wenn man Hanf in Milch kocht und davon öfters während des Tages einen Schluck macht, so ist das ein gutes Mittel gegen Wassersucht. Als Tee in Wasser zubereitet, wirkt er, mit Honig gesüßt, sehr gut gegen Husten, Heiserkeit und rauhe Stimme. Der Hanfgeist ist wiederum gut gegen Müdigkeit, gegen Harnverhaltung durch Entzündung der Blase und Harnröhre und gegen Gallebrechen. Wie man Hanfgeist bereitet, wird unter den Kräutergeistrezepten angeführt.

Hauhechel
(Ononis spinosa)

Tafel 41

Volkstümliche Bezeichnung:

Harnkrautwurzel, Kinderheilkraut, Kinderzahnkraut, Schlafhechel, Aglarkraut.

Der Hauhechel wächst auf Wiesen, Waldrändern, Hügeln und Feldern. Er wird 30 bis 80 Zentimeter hoch und hat einen ästigen, dornigen Stengel mit zwei Zottenreihen und eine bis zu einem halben Meter lange Pfahlwurzel. Die Blätter sind klein, dreiteilig oder einzeln, elliptisch, gesägt und spitz. Von Juni bis August zeigen sich rosarote Blüten. In der Blütezeit sammelt man die Pflanze, und im Herbst gräbt man die Wurzel aus.

Der Tee aus der Wurzel ist sehr scharf, darum mildert man ihn durch Zugabe von Salbei und Wacholder. Er wirkt sehr gut bei Wassersucht, Nieren- und Steinleiden, Blasenkatarrh und Rheumatismus. Man gibt ihn auch gerne Kindern während des Zahnens, damit sie die Zähne leichter bekommen. Im Gemisch mit Eibischwurzeln hilft er auch bei anderen Kinderkrankheiten, weil durch ihn Krankheitsstoffe ausgeschieden werden.

Hauswurz
(Sempervivum tectorum)

Volkstümliche Bezeichnung:

Echte Hauswurz, Dachswurz, Donnerbartkraut.

Die echte Hauswurz findet man fast nur auf Dächern, Felsen und Mauerresten. Sie wird aber auch in Kulturen gezogen. Der Stengel wird ungefähr 25 bis 50 Zentimeter hoch und trägt von Juli bis August rötliche Blüten. Die Hauswurz kommt aber auch stengellos vor. Die Blätter bilden eine Rosette, sind länglich, verkehrt eiförmig, stachelspitzig und fleischig. Man sammelt die saftigen Blätter das ganze Jahr hindurch.

Die Blätter der Hauswurz kann man nur in frischem Zustand verwenden, weil sie sich nicht dörren lassen. Sie wirken kühlend und werden daher auf gequetschte, brandige und hitzige Stellen aufgelegt. Bei Mittelohreiterung preßt man sieben Hauswurzblätter aus, mischt diesen Saft mit ebensoviel Mandelöl und träufelt davon einige Tropfen in jedes Ohr.

Hederich
(Raphanus raphanistrum)

Der Hederich wächst als Unkraut auf Äckern und wird bis 60 Zentimeter hoch. Die unteren Blätter sind leierförmig, die oberen lanzettlich. Die Blüte ist eine Traube von gelblicher Farbe. Er blüht von Juni bis August. Die Frucht ist eine runde Schote ohne Naht. Man sammelt den Samen im September.

Der Hederichsamen, in Weißwein gekocht, ist ein gutes Mittel gegen Pilzvergiftung und Heiserkeit. Mattiolo schreibt in seinem Kräuterbüchl: „Eine gute und rechte Arznei gegen Gonorrhöe (Tripper): Nimm Hederichsamen anderthalb Quentchen, stoß ihn zu Pulver und streu dieses Pulver in ein weichgekochtes Ei, iß dies. Solches tue drei Tage nacheinander, jeden Morgen, es hilft ohne Zweifel, ich habe dies oftmals probiert und stets als wahr (als gut) gefunden."

Heidelbeere
(Fructus Myrtilli)

Volkstümliche Bezeichnung:
Schwarzbeere.

Die Heidelbeere ist sicher allen bekannt und braucht nicht näher beschrieben zu werden. Man sammelt von der Heidelbeere im Juni die Blätter und im Juli und August die Beeren.

Die Beeren wirken als Marmelade und auch roh gegessen gut bei erkranktem Darm und Magen. Die getrockneten Heidelbeeren sind ein gutes Mittel gegen Durchfall und Darmkatarrh. Gegen Dickdarmkatarrh trinke man Heidelbeerwein oder „Heidelbeerschnaps". Die Blätter der Heidelbeere werden gerne als Zusatz beim Diabetikertee verwendet.

Himbeere

(Rubus idaeus)

Volkstümliche Bezeichnung:

Waldbeere, Hindbeere, Hindlbeere.

Die Himbeere wächst fast überall in Mitteleuropa und ist wohl allen bekannt. Man sammelt die Beeren, sobald sie reif sind, die Blätter und jungen Triebe im Frühling.

Der aus den Beeren gewonnene Himbeersaft wirkt kühlend und ist gegen Fieber und andere fiebrige Erkrankungen sehr zu empfehlen. Man soll ihn mit Wasser verdünnt öfter während des Tages nehmen.

Die Blätter sind als Haushaltstee sehr beliebt und werden auch als Bestandteil des Diabetikertees verwendet.

Hirtentäschel

(Capsella bursa pastoris)   Tafel 42

Volkstümliche Bezeichnung:

Täschlkraut, Wasserkraut, Gichtkraut, Blutkraut, Dachskraut, Gänsekresse.

Das Hirtentäschel wächst auf Wiesen, an Feldrändern, an Wegen, in der Nähe von Schutthaufen und in Gemüsegärten. Es wird 20 bis 40 Zentimeter hoch und ist ein weitverbreitetes Unkraut. Die grundständigen Blätter sind rosettenförmig, die Stengelblätter sägeförmig und fiederspaltig, lang und schmal. Die schmutzigweiße Blüte ist von April bis September zu sehen. Nach dem Abfallen der Blüte sind kleine herzförmige Täschchen zu sehen, wovon die Pflanze ihren Namen haben dürfte.

Hirtentäscheltee wirkt blutstillend, wenn man davon ein bis zwei Tassen schluckweise hintereinander trinkt. Bei Nasenbluten soll man außerdem auch den Dunst des Absudes aufschnupfen. Der Tee wirkt auch gegen Wassersucht, bei Nierenunterfunktion, bei Störungen der Galle und der Leber und bei Rheumatismus. Frauen wird er gegen sexuelle Überreiztheit empfohlen.

Der Geist vom Hirtentäschel wird gegen Muskelschwund angewendet. (Siehe bei Muskelschwund!)

Hohlzahn
(Galeopsis tetrahit)

Volkstümliche Bezeichnung:

Hanfnessel, Daun.

Der Hohlzahn wächst in lichten Wäldern, auf Äckern, Geröll und sandigem Boden. Der Stengel wird 25 bis 50 Zentimeter hoch und ist vierkantig. Die Blätter sind eiförmig, lanzettlich und gesägt. Die Lippenblüten bestehen aus der helmförmigen Oberlippe und der dreilappigen Unterlippe, die einen sattgelben Fleck zeigt. Man könnte die Pflanze mit der gefleckten Taubnessel vergleichen. Im Sommer, wenn der Hohlzahn blüht, sammelt man das ganze Kraut.

Tee aus Hohlzahn wird bei Husten, Heiserkeit und Katarrhen angewandt, da er schleimlösend wirkt. Man trinke diesen Tee, mit Honig gesüßt, schluckweise, und zwar zwei bis drei Tassen pro Tag.

Holunder
(Sambucus nigra)   Tafel 43

Volkstümliche Bezeichnung:

Holler, Hollerstrauch, Hollerbusch, Holder, Holderbusch, Holunderstrauch.

Der bis zu 6 Meter hohe Strauch ist fast überall zu finden und wächst vor allem in Auen, Gärten, an Waldrändern und Wiesen. Die Stengel des Holunders sind mit Mark gefüllt, die Blätter sind gegenständig, gesägt, eiförmig und spitz. Die Blüten sind gelblichweiß und zeigen sich im Juni. Die reifen Beeren sind schwarz. Man sammelt die Blüten und Blätter im Juni und Juli, die Rinde im Frühling, die Beeren und die dünnen Wurzeln im Herbst.

Der Absud aus den Hollerblüten wirkt schweißtreibend und wird bei Fieber- und bei Erkältungskrankheiten, bei Katarrhen, Verschleimungen, Husten, Magenkrämpfen und Grippe getrunken. Von diesem Tee nehme man öfters am Tag einen Schluck. In Wein zubereitet wirkt Holler noch besser. Der Hollertee, zubereitet aus Wurzeln und Rinde, wirkt harntreibend und ist Wassersüchtigen und Nierenleidenden zu empfehlen. Zur Blutreinigung trinke man öfters am Tag den Tee aus gleichen Teilen Blüten, Blättern, Beeren und Rinde. Holunderblättertee ist auch ein bekanntes Mittel gegen Arterienverkalkung. Bei Verbrennungen lege man frische Holunderblätter auf die Brandstelle, der Schmerz verschwindet dann rasch.

Das aus den Beeren mit Zucker gekochte Kompott schmeckt nicht nur sehr gut, sondern ist auch sehr wirksam bei chronischer Leberentzündung und bei Magenleiden im allgemeinen.

Hopfen
(Humulus lupulus)

Der Hopfen wird in Kulturen gezogen, kommt aber auch wild an Zäunen, Hecken und Flußufern vor. Er ist ein sich windender Strauch, der bis zu 10 Meter lang wird. Die Blätter sind dreilappig und gleichen denen der Weinrebe. Die Blüten sind zweihäusig; die weiblichen Blüten zeigen Zapfen mit gelblich glänzenden Deckschuppen, die männlichen Blüten bilden Trauben. Man sammelt im September die Frucht.

Den Hopfentee verwendet man bei Wassersucht, bei Nervosität, schwachem Magen und Schlaflosigkeit wie auch bei sexueller Überreizung, ferner gegen Nierenleiden und Bleichsucht. Man trinke eine Tasse morgens und eine Tasse abends, schluckweise.

Huflattich
(Tussilago farfara)
Tafel 44

Volkstümliche Bezeichnung:

Pferdehuf, Eselshuf, Brandletschenkraut, Brustlattich.

Der Huflattich wächst in Sandgruben, Kiesgruben, auf Wiesen und auf lehmigem Boden. Er wird bis zu 15 Zentimeter hoch. Die Blätter sind grundständig, herzförmig und langgestielt. Auf der Oberseite sind sie dunkelgrün, auf der Unterseite weißfilzig. Die Blüten erscheinen vor den Blättern und sind gelb. Blütezeit ist von März bis April. Man sammelt die Blüten und die Blätter. Die Blätter sammelt man im Mai und Juni.

Huflattichtee aus Blättern und Blüten trinkt man gerne bei Erkältungskrankheiten, Husten, Heiserkeit und Katarrh. Auch bei beginnender Lungenschwindsucht und gegen Skrofulose wird er empfohlen. Man trinke 2 bis 3 Tassen pro Tag, doch nur schluckweise. Eine ausgezeichnete Wirkung zeigt sich bei Quetschungen, wenn man gequetschtes Huflattichkraut auf die verletzte Stelle legt; es zerteilt auch geronnenes Blut.

Isländisches Moos
(Cetraria islandica)

Volkstümliche Bezeichnung:

Renntierflechte, Lungenmoos, Blätterflechte, Felsenflechte.

Das Isländische Moos wächst in trockenen Nadelwäldern und im Gebirge. Seine Heimat ist, wie schon der Name sagt, Island. Es wird bis zu 10 Zentimeter hoch und ist olivgrün. Man sammelt es im Sommer.

Der Teeabsud wirkt hervorragend bei Verschleimungen der Brust und der Verdauungsorgane, bei Lungenleiden und Schwächezuständen. Als Kraftmittel ist der Tee auch gesunden Menschen zu empfehlen. Man trinke von diesem Tee, den man mit Honig oder Kandiszucker süßt, täglich 2 bis 3 Tassen, schluckweise.

Johanniskraut
(Hypericum perforatum)

Volkstümliche Bezeichnung:

Bockskraut, Blutkraut, Wurmkraut, Teufelsfluchtkraut, Hartheu, Elfenblut, Herrgottsblut.

Das Johanniskraut wächst an Flußufern, Wegen, auf Sand- und Schutthaufen, Wiesen und Rainen. Es wird 30 bis 70 Zentimeter hoch und blüht von Juni bis August. Die Blüten sind gelb. Wenn man die Blütenknopsen zerdrückt, kommt ein roter Saft heraus. Die Blätter sind oval, länglich, durchsichtig und gegenständig. Der Stengel ist kantig. Man sammelt die Blütenknospen und das blühende Kraut.

Der Tee aus Johanniskraut wirkt gegen Hysterie, Nachtwandel, Blutungen, Krampfleiden, Durchfall, Blasenschwäche, Bettnässen, Nieren- und Leberleiden und Gelbsucht. Man trinke davon 2 Tassen täglich, aber nur schluckweise. Der Johanniskrautgeist wirkt gegen Zittern der Glieder bei älteren oder nervösen Leuten. Man reibt sich morgens und abends damit ein. (Siehe Kräutergeistrezepte!) Johannisöl wirkt bei Verbrennungen, wenn man einen in Johannisöl getränkten Lappen auf die Wunde legt. Innerlich wirkt es bei Entzündungen der Milz, Niere, Leber, des Magens und des Darmes, wenn man mehrmals am Tag je einen Kaffeelöffel voll davon einnimmt. (Siehe Kräuteröle!)

Kalmus

(Acorus calamus)

Volkstümliche Bezeichnung:

Ackerwurzel, Ackermannswurzel, Bitterwurz, Magenwurz, Kalmede.

Kalmus wächst in langsam fließenden Gewässern, in kleinen Seen und Teichen. Die Pflanze wird bis zu 150 Zentimeter hoch, die Blätter sitzen büschelförmig am Wurzelstock und sind schwertartig. Die weißen Wurzelstöcke sind daumendick und riechen sehr aromatisch. Die Blüten haben grüne Farbe und zeigen sich von Juni bis Juli. Man sammelt die Wurzeln im Frühling oder Herbst.

Kalmus ist in erster Linie ein Magenmittel, Kalmuswurzeln, als Tee abgekocht, wirken bei Verdauungsstörungen, Magen- und Darmblutungen, bei Bleichsucht und Wassersucht. Bei allen innerlichen und äußerlichen Entzündungen ist Kalmuswurzelabsud sehr zu empfehlen, so als Gurgelwasser bei Halsentzündungen. Bei diesen Erkrankungen hilft auch der Kalmusgeist (siehe unter Kalmusgeist!). Der Teeabsud von der Kalmuswurzel wirkt auch bei sexueller Schwäche des Mannes. Man soll täglich morgens und abends 1 Tasse trinken.

Kamille

(Matricaria chamomilla)

Die Kamille ist eines der bekanntesten Heilkräuter. Man findet sie auf Feldern, in Gärten und auf Wiesen. Sie wird 15 bis 30 Zentimeter hoch und hat gelbe Korbblüten. Die Blütenköpfchen sind innen hohl, dadurch unterscheidet sich die echte Kamille von der unechten. Die weißen Blütenblättchen hängen bei der echten Kamille abwärts. Die Blätter sind doppelt fiederteilig. Die Kamille blüht von Mai bis August. Man sammelt nur das Blütenköpfchen bei trockenem Wetter.

Kamillentee ist ein gutes Mittel gegen Erkältungen und wirkt beruhigend, krampfstillend und schweißtreibend. Man trinkt ihn gegen Magen-, Darm- und Bauchschmerzen, bei Entzündungen aller Art, besonders bei Entzündungen der Schleimhäute. (2 Tassen täglich, schluckweise!) Äußerlich verwendet man den Absud bei Hautausschlägen, nässenden Ekzemen, Entzündungen, zum Ausspülen von Wunden und zum Zerteilen von Geschwüren. Man kann Bäder und Umschläge machen.

Katzenpfötchen
(Gnaphalium dioicum montana)

Volkstümliche Bezeichnung:

Ruhrkraut, Engelblümchen, Sanduhrkraut.

Das Katzenpfötchen wächst auf sandigem, trockenem Boden, vor allem im Gebirge. Die Blüten sind weiß oder rötlich und in der Zeit von Mai bis August zu sehen. Während der Blütezeit wird das ganze Kraut gesammelt.

Wie schon der Name sagt, ist ein Absud vom Ruhrkraut sehr gut gegen Ruhrerkrankungen. Man nimmt bei der Zubereitung des Tees anstatt Wasser Rotwein und trinkt dann von diesem Tee 2 bis 3 Tassen täglich, schluckweise. Auch bei Darmerkrankungen und zur Förderung der Gallenabsonderung ist das Getränk in gleicher Weise zu empfehlen.

Katzenschwanz
(Equisetum arvense)   Tafel 49

Volkstümliche Bezeichnung:

Katzenwedel, Zinnkraut, Roßschwanz, Putzkraut, kleiner Schachtelhalm, Katzenzahnkraut.

Der Katzenschwanz wächst an Bächen, Wiesen und Äckern, vor allem auf sandigen und lehmigen Böden. Er erreicht eine Höhe von 30 Zentimetern. Die unfruchtbaren Stengel sind stark verästelt, die sporentragenden Stengel sind astlos und sterben bald ab. Die Äste sind vierkantig. Im Frühling ist der Stengel bräunlich, später wird er grünlich. Man sammelt im Sommer die ganze Pflanze.

Der Tee aus Katzenschwanz ist harntreibend und wird gegen Blasen- und Nierenleiden, gegen Gicht und Rheumatismus und auch gegen Asthma empfohlen. Man trinke 2 bis 3 kleine Tassen täglich, schluckweise.

Klette
(Arctium lappa oder Lappa major)   Tafel 50

Volkstümliche Bezeichnung:

Kletten, Igelklette, Stachelkugel.

Die Klette wächst auf Schutthaufen, an Waldrändern und Gebüschen. Sie erreicht eine Höhe von 160 Zentimeter und hat große, breite, herzförmige Blätter. Die Korbblüten sind weiß oder violett. Die Früchte, auch Ballen genannt, sind mit Stachelhärchen versehen und bleiben an den Kleidern haften. Die Klette blüht von Juli bis August. Man sammelt die Wurzeln, die man im Frühling oder Herbst ausgräbt.

Den Tee der Klettenwurzel trinkt man bei Stoffwechselstörungen, Gicht, Nieren- und Gallensteinen, bei unreinem Blut und bei Blasenleiden wie auch bei Erkältungen, und zwar morgens nüchtern 1 Tasse und 1 Tasse am Abend. Gegen Haarausfall wasche man den Kopf mit Klettenwurzelabsud und verwende anschließend Klettenwurzelöl zum Fetten der Haare. (Siehe Klettenwurzelöl!)

Knabenkraut
(Orchis morio)

Volkstümliche Bezeichnung:

Gemeines Knabenkraut, Salpeterwurz.

Das Knabenkraut wird 10 bis 30 Zentimeter hoch und wächst auf trockenen Wiesen und Triften. Das gemeine Knabenkraut wirkt von allen anderen Arten des Knabenkrautes am besten. Die Wurzel ist zweiknollig, die Blätter sind länglich, lanzettartig und oben scheidig. Die Blüte ist eine Orchideenblüte, helmförmig und rot. Sie ist von Mai bis Juni zu sehen. Man verwendet die Wurzel, die man im Juli ausgräbt.

Den Absud vom Knabenkraut verwendet man als Bad bei schwachen Kindern. Man kocht 100 Gramm der Wurzeln in 2 Liter Wasser 5 bis 10 Minuten für ein Vollbad. Außerdem gibt man Tee aus der Knabenkrautwurzel schwachen Kindern zu trinken, und zwar je 1 kleine Tasse am Vormittag und am Nachmittag. Der Tee aus der Knabenkrautwurzel ist auch Frauen und Männern zu empfehlen, die an sexueller Schwäche zu leiden haben. Sie sollen morgens und abends 1 Tasse trinken.

Knoblauch
(Allium sativum)

Volkstümliche Bezeichnung:

Knofel.

Knoblauch ist wohl allen bekannt und braucht nicht näher beschrieben zu werden.

Knoblauch findet in der Naturheilkunde schon von alters her Verwendung. Er ist wirksam gegen hohen Blutdruck, als Vorbeugungsmittel gegen Arterienverkalkung, bei Darmerkrankungen, bei Durchfall und gegen Würmer aller Art. Man esse öfters am Tag eine Zehe Knoblauch. Auch Knoblauchsaft, der in Apotheken zu erhalten ist, kann für die angeführten Beschwerden empfohlen werden. In zu großen Mengen wirkt aber auch Knoblauch schädigend.

Knöterich
(Polygonum aviculare)

Volkstümliche Bezeichnung:

Vogelknöterich, Blutkraut, Knotenwegerich.

Der Vogelknöterich wächst auf unfruchtbarem Boden, auf Schuttplätzen, an Wegen und Zäunen. Die 15 bis 50 Zentimeter langen Stengel liegen auf dem Boden und sind krautig und zur Spitze mit wechselständigen, linear lanzettartigen Blättern besetzt. Die weißen oder rosa Blüten zeigen sich vom Juni bis Oktober. Während der Blütezeit sammelt man das Kraut.

Tee aus Knöterich kann bestens empfohlen werden bei Rheumatismus, Gicht, Nierenerkrankungen im allgemeinen, wenn man nüchtern davon 1 Schale am Morgen trinkt. Auch gegen Husten wirkt dieser Tee, nur muß er mit Kandiszucker reichlich gesüßt und gegen 5 Minuten gekocht werden. Man trinkt davon dann 3 Tassen, schluckweise, im Laufe des Tages.

Königskerze
(Verbascum thapsiforme)   Tafel 51

Volkstümliche Bezeichnung:

Himmelbrand, Himmelkerze, Löwenfackel, Fackelblume, Wetterkerze, Feldkerze.

Die Königskerze wird manchmal bis zu 2 Meter hoch und wächst mit Vorliebe auf Bahndämmen, Schutthaufen, Steinbrüchen, an Waldplätzen und Wegrändern. Die Blätter der Königskerze sind 10 bis 15 Zentimeter lang, klein gekerbt und beiderseitig gelbfilzig. Mittlere und obere Blätter bis zum nächsten unteren Blatt herablaufend. Die Blüten zeigen eine walzig ährenartige Traube. Sie blüht von Juli bis September. Man sammelt während der Blütezeit die Blätter und gelben Blüten.

Tee aus der Königskerze beseitigt Husten, Heiserkeit und Erkältungen, wenn man ihn stark mit Kandiszucker süßt und 3 Tassen täglich, schluckweise, trinkt. Ohne Zucker wird der Tee gegen Hämorrhoiden empfohlen. Man trinkt davon 2 Tassen im Laufe des Tages schluckweise.

Kreuzblume
(Polygala amara)

Volkstümliche Bezeichnung:

Natternzünglein, Natternkopf, Hahnenkopf, Bitteramselkraut.

Die Kreuzblume wächst auf feuchten Böden, auf sumpfigen Wiesen, an Bächen, aber auch auf trockenen, sandigen Orten und in lichten Wäldern. Sie wird bis 15 Zentimeter hoch. Die oberen Blätter sind keilförmig, die unteren rosettig. Die Blüten stellen eine Traube dar von kleinen, blauen und rötlichen oder weißen Blütenblättern. Blütezeit ist in den Monaten Mai und Juni. In dieser Zeit wird die ganze Pflanze samt der Wurzel gesammelt.

Der Tee der Kreuzblume wird gegen Fieber angewendet, von dem man dem Kranken mehrmals am Tag einen Schluck geben soll. Er wirkt appetitanregend, wenn man eine halbe Stunde vor dem Essen 1 kleine Tasse davon trinkt. Auch zur Blutreinigung und bei Verdauungsstörungen kann der Tee empfohlen werden. Man trinke 1 Tasse morgens nüchtern.

Kümmel
(Carum carvi)

Volkstümliche Bezeichnung:

Kimm, Kimmö.

Kümmel findet man auf vielen Wiesen unserer Heimat. Er wird bis 100 Zentimeter hoch. Durch seinen aromatischen Geruch ist er leicht zu erkennen. Die Blätter sind doppelt fiederteilig. Die Nebenblätter stehen am Blattstiel. Die Blüte ist weiß bis rötlich und zeigt sich im Mai und Juni. Man sammelt den Samen gleich nach der Blütezeit.

Kümmel wirkt magenstärkend und vertreibt Blähungen, deshalb wird er auch für Säuglinge in Wasser abgekocht. Dieses Kümmelwasser wird gezuckert und dem Säugling gegeben. Zusammen mit der Kreuzblume als Tee gekocht, fördert er die Milchbildung bei stillenden Müttern. Von diesem Tee trinke man morgens und abends 1 Tasse. Kümmelöl ist gegen Magen- und Darmschmerzen zu empfehlen.

Labkraut
(Galium verum)

Volkstümliche Bezeichnung:

Bettstroh, Beinritzenkraut.

Das Labkraut findet man auf steinigem Boden. Es wird 15 bis 60 Zentimeter hoch. Der Stengel ist rundlich und hat vier Linien. Die lanzettartig stachelspitzigen Blätter stehen im Quirl. Die Blüte stellt eine Trugdolde dar und ist goldgelb. Das Labkraut blüht von Juni bis September. Man sammelt das blühende Kraut im Juli.

Das Labkraut, als Tee getrunken, wirkt gegen Nierenleiden, Verschleimungen, Husten, Erkältungen und unreines Blut.

Lavendel
(Lavendula spica)

Volkstümliche Bezeichnung:

Flander, Spiklavendel, Spik.

Lavendel wird manchmal in Gärten gezogen, ansonsten wächst er im Gebirge. Er wird bis zu 50 Zentimeter hoch und bildet einen holzigen Strauch. Die Blätter sind klein und schmal. Die Blüte ist blau. Lavendel blüht im Juli und August und wird in dieser Zeit gesammelt.

Lavendel wird für Teemischungen, die den hohen Blutdruck beseitigen, und auch für Schlafteemischungen herangezogen. Lavendelöl wird bei Rheumatismus und Gicht äußerlich zum Einreiben verwendet.

Leberblümchen
(Anemone hepatica, Hepatica triloba)   Tafel 52

Volkstümliche Bezeichnung:

Anemone, Josefiblümlein, Leberkraut.

Das Leberblümchen wächst in Wäldern, Gebüschen und an Waldrändern. Es liebt sonnige Plätzchen und wird bis 15 Zentimeter hoch. Das Leberblümchen hat langgestielte, dreilappige Blätter, die zur Zeit der Blüte noch verwelkt vom Vorjahr stehen. Die Oberseite der Blätter ist dunkelgrün, die Unterseite bräunlich und leicht behaart. Die Blüte ist himmelblau und zeigt sich schon im März und April. Man sammelt das blühende Kraut.

Wie schon der Name sagt, verwendet man das Leberblümchen bei Leberleiden und Gallenleiden. Bei Leberleiden setzt man eine Handvoll Leberblümchen in ¼ Liter Kornschnaps an, läßt diese 15 Tage stehen und nimmt mehrmals täglich von dem abgeseihten Geist je 15 Tropfen auf 1 Stück Zucker. Das Leberblümchen dient auch als Beigabe zum Blutreinigungstee.

Lein
(Linum usitatissimum)

Volkstümliche Bezeichnung:

Flachshaar, Flachs.

Der Flachs wird in Kulturen gebaut und ist wohl allen bekannt. Der zähe Stengel wird bis zu 90 Zentimeter hoch, die Blätter sind schmal, lang und lanzettartig, die blauen Blüten haben 5 Kelchblätter. Der Flachs blüht im Juni und Juli. Man sammelt zur Zeit der Reife den Samen.

Der Leinsamenaufguß wird bei Entzündungen der Harnorgane, schmerzhafter Periode und bei Durchfall empfohlen. Das Leinöl ist ein gutes Mittel gegen Darm- und Magengeschwüre, bei Verstopfungen und Koliken. Bei Magengeschwüren und Magenentzündungen läßt man den Leinsamen in Wasser zu einer gallertartigen Masse kochen und trinkt diese dann nüchtern. Dieselbe Masse kann auch äußerlich bei Geschwüren angewandt werden.

Leinkraut
(Linaria vulgaris)

Volkstümliche Bezeichnung:

Frauenflachs, Marienflachs, gelbes Löwenmaul, Maulafferl.

Das Leinkraut wird 30 bis 60 Zentimeter hoch und hat einen kahlen Stengel. Die Blätter sind lanzettartig linear und graugrün.

Die Blüte ist eine Traube und gehört zu der Familie der Rachen-
blütler. Die Pflanze hat einen weißen, milchigen Saft. Sie blüht von
Juni bis Oktober. Man sammelt das blühende Kraut.

Den Tee aus Leinkraut verwendet man bei Stuhlverstopfung, bei
Harnverhaltung und Fieber. Gegen Hämorrhoiden kann man aus
dem Leinkraut eine Salbe bereiten: Dazu nimmt man 20 Gramm
feingeschnittenes Leinkraut, setzt dieses in 40 Gramm Branntwein
an und läßt es bei 20 Grad Celsius einige Stunden stehen. Dann gibt
man 100 Gramm reines, ungesalzenes Schweineschmalz dazu und
kocht alles bei ganz schwachem Feuer zu einer Salbe.

Liebstöckel
(Levisticum officinale; Ligusticum levisticum Linn)

Volkstümliche Bezeichnung:

Badekraut, Leppstock, Ladstöckl, Lübstock.

Liebstöckel ist eine Kulturpflanze, die bis zu 2 Meter hoch wird.
Der Stengel ist ungefähr 3 Zentimeter dick und hat viele Neben-
ästchen. Die Blüte ist mattgelb und erscheint von Juli bis August.
Man sammelt die Wurzeln im Mai, die Blätter während der Blütezeit und die Samen dann, wenn sie reif sind.

Tee aus Liebstöckel wirkt gegen Blähungen, Krämpfe, Verschleimungen, Verstopfungen. Man darf ihn aber nur trinken, wenn
man kein Fieber hat. Je 1 Tasse morgens und abends genügt.

Linde
(Tilia platyphyllos; Tilia cordata)

Volkstümliche Bezeichnung:

Sommerlinde, Lindn.

Die Linde ist wohl jedem bekannt. Man sammelt die Lindenblüten und die Blätter in der Blütezeit, die Rinde im Frühling.

Der Tee der Lindenblüten ist schweißtreibend und wirkt hervorragend bei allen Erkältungskrankheiten, bei Grippe, Husten, Verschleimung und Katarrhen. Auch als Haushaltstee wird er gern
getrunken.

Löffelkraut
(Cochlearia officinalis)

Volkstümliche Bezeichnung:

Löffelkresse, Scharbockskraut, Bitterkressenkraut.

Das Löffelkraut wird hauptsächlich in Gärten gezogen. Der fast kahle Stengel ist verästelt. Die Blätter sind leicht herzförmig und fleischig. Die Stengelblätter sind kurz gestielt. Man sammelt im Mai das Kraut und die Wurzelblätter.

Tee aus Löffelkraut wirkt bei Verschleimungen der Blase, Unterfunktion der Leber und des Pfortadersystems. Die Blätter sind auch als Salat zubereitet sehr gesund.

Löwenzahn

(Taraxacum officinale)

Tafel 53

Volkstümliche Bezeichnung:

Maiblume, Goldblume, Speckblume, Paulblume, Kuhblume, Krätzenblume, Kettenblume, Mönchskopf.

Der Löwenzahn wächst auf Böden, die nicht zu trocken sind. Der bis 25 Zentimeter hohe Stengel ist hohl und hat einen bitteren, milchigen Saft. Die Blätter sind lanzettartig, scharf sägeförmig und stehen in Rosetten. Die Blüte ist gelb und einzeln. Blütezeit ist von April bis Mai. Man sammelt die Blüten und Stengel in der Blütezeit, die Wurzeln im Frühling oder im Herbst.

Löwenzahntee wirkt blutreinigend, appetitanregend und wird auch bei Stoffwechselstörungen, Leber- und Gallenleiden getrunken, und zwar täglich 1 Tasse morgens und abends, schluckweise.

Lungenkraut

(Pulmonaria officinalis)

Tafel 54

Volkstümliche Bezeichnung:

Schwesterkraut, Hänsel und Gretel, Fleckenkraut, Kikerikiblume, Hirschkohl, Hirschmangold.

Das Lungenkraut wächst an Waldrändern, an Hecken und Gebüschen. Es wird 15 bis 30 Zentimeter hoch. Die Grundblätter sind gestielt und herzförmig, die Stengelblätter breit, lanzettartig und rauhhaarig. Die Blüte, die erst rot, dann blau ist, zeigt sich im März und April. Man sammelt die Blätter im Juni und Juli.

Wie schon der Name sagt, trinkt man den Tee aus Lungenkraut bei Lungenleiden, Husten, Heiserkeit, Katarrhen und bei Blutspeien. Man soll täglich 2 bis 3 Tassen von diesem Tee schluckweise trinken und ihn mit Honig süßen.

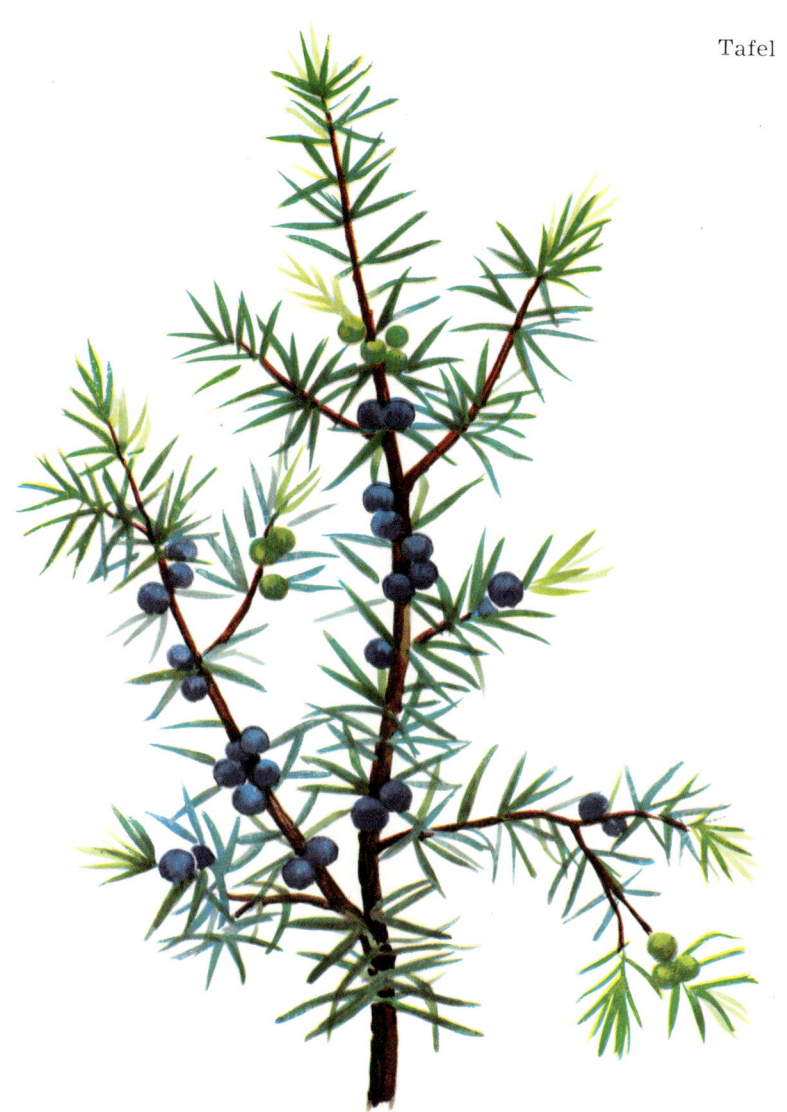

WACHOLDER — *Juniperus communis*

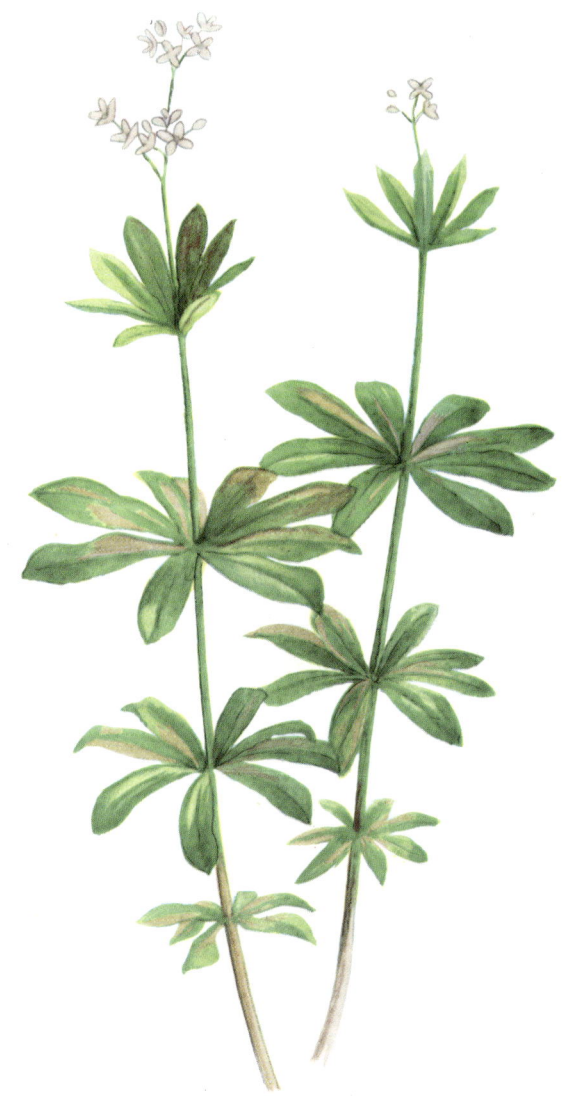

WALDMEISTER — Asperula odorata

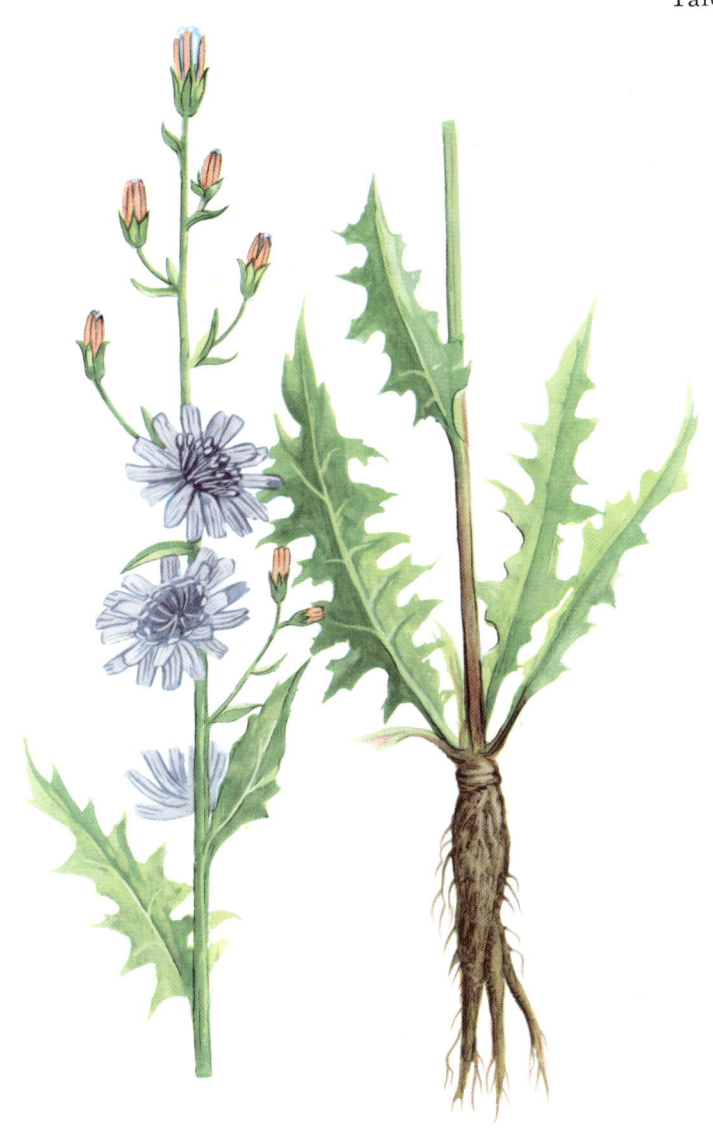

WEGWARTE. ZICHORIE — Cichorium intybus

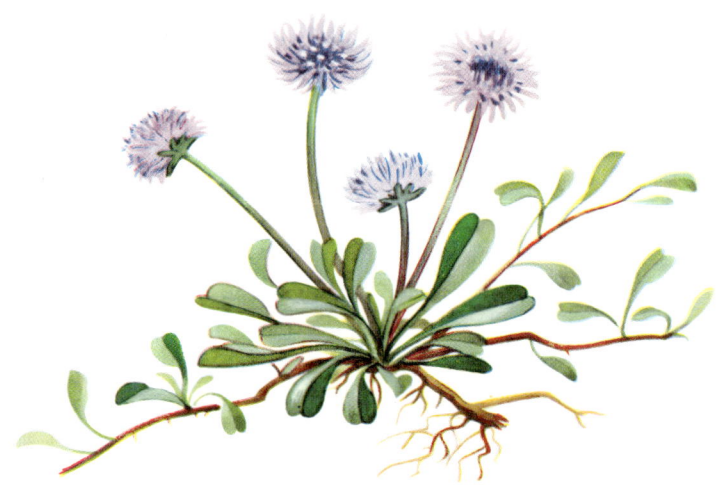

WEIHWEDEL, KUGELBLUME — Globularia cordifolia

Meerrettich
(Cochlearia armoracia; Armoracia rusticana)

Volkstümliche Bezeichnung:

Kren, Gree, Fleischkraut.

Der Kren wächst in Gärten, kommt aber auch wild an Bächen vor. Er wird 50 bis 125 Zentimeter hoch und hat eine starke, astige Wurzel, die beißend riecht und scharf schmeckt. Die Wurzelblätter sind bis 30 Zentimeter groß und herzförmig, die Stengelblätter sind fiederspaltig. Die Blüten bilden eine zusammengesetzte Traube, sind weiß und im Juni und Juli zu sehen. Man gräbt die Wurzel aus.

Kren wirkt sehr kühlend und ist ein gutes Mittel bei Fieber und bei Lungenentzündung. Bei Lungenentzündung legt man feingeriebenen Kren, mit Milch zu einem Brei gerührt, auf die schmerzende Stelle der Lunge, bei Erwachsenen 5 Minuten, bei Kindern nur 2 Minuten. Innerlich wirkt Kren verdauungsfördernd und anregend für Magen und Darm.

Meisterwurz
(Imperatoria ostruthium)

Volkstümliche Bezeichnung:

Kaiserwurzel, Bergwurzel, Haarwurzel.

Die Meisterwurz kommt nur im Gebirge vor. Sie hat dreizählige Blätter. Die ganze Pflanze wird bis 70 Zentimeter hoch. Die Blüten, die man in den Sommermonaten sehen kann, sind weiß. Die Wurzel ist daumendick und braun. Man sammelt die Wurzel im Herbst.

Der Tee aus Meisterwurz wirkt sehr schleimlösend und ist daher ein gutes Mittel gegen Heiserkeit, Katarrh, Schnupfen und schweres Asthmaleiden. Man soll aber Meisterwurz, wenn man einen schwachen Magen hat, nie allein trinken, sondern immer mit einer anderen Wurzel zusammen, am besten mit der Eibischwurzel. Diesen Tee soll man mit Honig süßen und 3 Tassen davon schluckweise trinken. Kocht man Meisterwurz in Wein, hat man ein gutes Mittel gegen Würmer, Fieber, Magenvergiftung, Harnverhaltung, hohen Blutdruck und Schlaganfall.

Melisse
(Melissa officinalis)   Tafel 55

Volkstümliche Bezeichnung:

Zitronenkraut, Herzkraut, Bienenkraut, Nervenkraut, Mutterkraut.

Die Melisse kommt wild an Waldrändern vor, meist wird sie in Gärten gezogen. Wie schon der Name Zitronenkraut sagt, duftet diese Pflanze nach Zitronen. Der Stengel wird bis 80 Zentimeter hoch, ist vierkantig und verästelt. Die Blätter sind rauh und gleichen denen der Brennessel. Die Blüte ist weiß oder gelblich und von Juni bis August zu sehen. Man sammelt die Blätter im Juni, August und Ende September. Die Blätter sollen rasch getrocknet werden.

Der Tee wirkt gegen schwache Nerven, Schlaflosigkeit, Krämpfe, besonders Mutterkrämpfe, Schwächezustände, Herzschwäche, Magen- und Kopfschmerzen und gegen Bleichsucht. Man trinke davon morgens nüchtern 1 Tasse und 1 Tasse am Abend.

Mistel
(Viscum album)

Volkstümliche Bezeichnung:

Eichenmistel, Kreuzholz, Kenstermistel, Vogelleimholz.

Die Mistel ist eine Schmarotzerpflanze auf vielen Obstbäumen, Fichten und Tannen, Eichen und Pappeln. Dieser Strauch mit seinen gelblichgrünen, lederartigen Blättern ist wohl jedem bekannt. Man sammelt die Mistel im Dezember und Jänner.

Der Tee aus Mistel wirkt bei Störungen im Blutkreislauf, gegen innere Blutungen und Krämpfe, bei Epilepsie und hysterischen Beschwerden. Er wird kalt zugestellt, nun läßt man ihn 6 bis 8 Stunden stehen und dann nur kurz aufkochen. Man trinkt davon täglich 2 bis 3 Tassen schluckweise.

Odermennig
(Agrimonia eupatoria)   Tafel 56

Volkstümliche Bezeichnung:

Königskraut, Leberklee, Leberklettenwurzel, Adlermennig, Ackermennig, Windenkraut.

Der Odermennig wächst an Waldrändern, Feldrainen, steinigen Ufern und auf Hügeln und Hängen. Er wird 60 bis 80 Zentimeter hoch und hat einen rauhhaarigen Stengel. Die großen Blätter sind unpaarig gefiedert, länglich und lanzettartig. Sie sind ungefähr zehn Zentimeter lang. Die kleinen Blätter sind viel kürzer. Die Blüten bilden eine gelbe Ähre, ähnlich wie bei der Königskerze. Sie erscheinen im Juni bis September und werden in der Blütezeit gesammelt.

Tee aus Odermennig wirkt zusammenziehend und wird mit Erfolg gegen Herzerweiterung, Magenerweiterung, Leberanschwellung, Magen- und Darmerkrankungen, Gallen-, Nieren-, Blasenleiden und gegen Rheumatismus angewendet, wenn man täglich 2 bis 3 Tassen schluckweise trinkt. Derselbe Tee wirkt auch gegen Husten und Halsentzündungen.

Pappel
(Populus balsamifera)

Volkstümliche Bezeichnung:

Alber, Madenbaum, Falbenbaum, Salbenbalsamkraut, Salbenbaum.

Die Pappel wächst in feuchten Wäldern, an Ufern, sie wird aber auch gepflanzt. Dieser Baum wird bis zu 30 Meter hoch und hat ausgedehnte, braungefleckte Äste. Die Rinde gleicht der der Weide und ist hellgrau. Die Blätter sind zugespitzt und gesägt. Die Pappel blüht im März und April. Man sammelt die Knospen, solange sie noch geschlossen sind. Sie müssen im Schatten getrocknet werden.

Aus den Pappelknospen bereitet man den Pappelgeist. (Siehe Kräutergeistrezept!) Dieser ist ein ausgezeichnetes Mittel gegen Wunden aller Art, Verletzungen, Geschwüre, eiternde Brust und Gesichtsrose, wenn man wiederholt ein Leinenläppchen in diesen Geist taucht und auf die kranke Stelle legt. Der Duft der Balsampappel wirkt sehr erfrischend und beruhigend auf kranke und nervöse Menschen.

Pestwurz
(Petasites officinalis)   Tafel 57

Volkstümliche Bezeichnung:

Großer Huflattich, große Pestwurz, Neukraftwurz, Straußlattich, Schweißlattich, Pestwurzhuflattich.

Der große Huflattich wächst an Flußufern und Bächen und ist bedeutend größer als der kleine Huflattich. Die Blätter sind rundlich und werden so groß wie ein Hut. Sie sind etwas gezähnt und an der Unterseite graufaumig. Die Blüten sind weiß oder rot. Der große Huflattich blüht von März bis April. Man sammelt die Wurzeln, bevor die Pflanze zu blühen anfängt.

Als Tee wird der Absud der Wurzeln bei Fieber, Atemnot und bei Gicht angewendet. Man trinke 2 Tassen während des Tages, schluckweise. Frische Blätter verwendet man als Auflage bei Geschwüren und Brandwunden. Früher war dieser Huflattich als Pestmittel geschätzt, daher auch sein Name „Pestwurz".

Petersilie
(Petroselinum hortense)

Volkstümliche Bezeichnung:

Petersilienkraut, Peterling, Suppenkraut.

Die Petersilie ist eine Gartenpflanze, die bestimmt jeder kennt. Sie findet als Suppengewürz in jedem Haushalt Verwendung.

Der Absud von Petersilienwurzeln wirkt harntreibend und wird deshalb bei Harnverhaltung und gegen Schmerzen in den Harnorganen angewendet. Man trinke davon täglich 2 bis 3 Tassen, schluckweise auf den ganzen Tag verteilt. Petersilienwasser ist auch ein Mittel gegen Sommersprossen, wenn man sich damit das Gesicht wäscht.

Pfefferminze
(Mentha piperita)   Tafel 58

Volkstümliche Bezeichnung:

Minze, Prominze, Minzenkraut, Priminze, Perperite.

Die Pfefferminze wird in Plantagen und Gärten gezogen, man findet sie aber auch wild an Bächen und Gräben. Die ganze Pflanze duftet angenehm. Der bis zu 80 Zentimeter hohe Stengel ist vierkantig, braun und stark verästelt. Die Blätter sind länglich und spitz, etwas rauh. Die bläulich oder weißrötlichen Blüten sieht man im Juni und Juli. Man sammelt vor der Blütezeit die Blätter und trocknet sie rasch im Schatten oder beim Ofen.

Pfefferminztee wirkt gegen Erkältungen im Magen oder in den Gedärmen, bei Schnupfen, Bauchschmerzen, Blähungen, Gallen- und Leberleiden. Man trinke 1 Tasse davon, wenn Schmerzen auftreten, doch nicht täglich, da er sonst die Nerven schwächt.

Quecke
(Agriopyrum repens)

Volkstümliche Bezeichnung:

Hundswurzel, Hundsgras, Spitzgras, Wurmgras, Rehgraswurzel, Schließgraswurzel.

Die Quecke wächst als Unkraut in Äckern und Gärten, an Zäunen und Grasplätzen. Die Pflanze hat einen bis 3 Meter langen, kriechenden Wurzelstock, aus dem dann ein bis zu einem Meter hoher Halm wächst. Die Blätter sind oben rauh und unten glatt. Die Blüten stellen eine zweizeilige Ähre mit oder ohne Grannen dar und zeigen sich von Juni bis August. Man sammelt die Wurzeln im Juli.

Der Tee aus Schließgraswurzel reinigt alle inneren Organe des Menschen und wird daher gegen unreines Blut, Nieren-, Blasen-, Leber-, Gallen- und Milzleiden, gegen Gelbsucht, Rheumatismus und Gicht getrunken. Man muß diese Wurzel eine halbe Stunde kochen lassen und von diesem Tee täglich 2 bis 3 Tassen schluckweise trinken.

Quendel
(Thymus serpyllum)

Volkstümliche Bezeichnung:

Feldthymian, Quendel, Karbendel, Hühnerkraut, Kranzlkraut, Feldkümmel.

Diese Pflanze wächst auf sonnigen, trockenen Hügeln, auf Triften, Heiden und Waldblößen. Sie erreicht eine Höhe von 30 Zentimeter und riecht stark. Der auf dem Boden liegende Stengel ist rötlich angelaufen, die Blätter sind linear oder rundlich, elliptisch. Die Blüten sind rotviolett, ganz selten auch weiß. Man sammelt die blühende Pflanze von Juni bis August.

Quendelabsud verwendet man zu Bädern für nervöse Menschen und schwache Kinder. Man kocht 100 Gramm des Krautes in 2 Liter Wasser 5 bis 10 Minuten für ein Vollbad. Dieses Bad soll man in der Woche zwei- bis dreimal nehmen.

Rainfarn
(Tanacetum vulgare)

Tafel 59

Volkstümliche Bezeichnung:

Wurmkraut, Kraftkraut, Heilwurz, Dreifuß.

245

Rainfarn wächst an Wegen, Rainen, Zäunen, auf Schuttplätzen und in Gebüschen. Er wird 30 bis 60 Zentimeter hoch und hat einen herben Kampfergeruch. Die Blätter sind doppelt gefiedert und denen des Farnkrautes ähnlich. Die gelben, halbkugeligen Korbblüten erinnern an die Blüten der Hundskamille und sind von Juli bis September zu sehen. Man sammelt die Blätter im Juni und die Blüten im August.

Tee aus Rainfarn wirkt gegen Würmer bei Kindern, bei schwachem Magen und Magenerkältung. Man trinke davon 1 Tasse morgens nüchtern. Leute, die an inneren Entzündungen leiden, sollen ihn nicht trinken, weil er wärmt.

Rettich
(Raphanus sativus)

Die verschiedenen Arten des Rettichs sind wohl allen bekannt. Jede Art, seien es Radieschen, sei es der Sommer- oder der Winterrettich, ist heilkräftig.

Besonders leberleidende Menschen sollen viel Rettich essen. Er wirkt entzündungswidrig, harntreibend, und verhindert die Bildung von Gallen- und Nierensteinen. Rettichsaft (vom schwarzen Rettich) wird gern gegen Nierensteine genommen.

Ringelblume
(Calendula officinalis)

Volkstümliche Bezeichnung:

Goldblume, Regenblume, Studentenblume, Totenblume, Stinkblume, Ringelrose.

Man sieht sie in Gärten und auf Friedhöfen. Sie wird bis 30 Zentimeter hoch. Die Blätter sind fleischig, lanzettartig, länglich und etwas gezähnt. Die gelbe oder orange Blüte schließt sich bei drohendem Regen. Blütezeit ist von Juni bis Oktober. Man sammelt die Blüten.

Der Tee aus der Ringelblume wirkt gegen Gelbsucht und Magengeschwüre, wenn man davon täglich 3 Tassen schluckweise trinkt.

Rosmarin
(Rosmarinus officinalis)   Tafel 60

Volkstümliche Bezeichnung:

Antonikraut, Rosmariakraut, Meertran.

246

Rosmarin ist eine wohl allen bekannte Topf- und Gartenpflanze. Der Strauch wird bis 70 Zentimeter hoch und hat kleine, schmale, immergrüne Blätter. Die Blüten sind weiß bis rötlich und sehr zierlich. Diese wohlriechende Pflanze blüht meist zweimal im Jahr, im Frühling und im Herbst. Man sammelt das blühende Kraut nur im Frühling, die Blätter den ganzen Sommer hindurch.

Tee aus Rosmarin wirkt gegen Magenverschleimung, Wassersucht, Verdauungsstörungen und Schwächezustände. Man trinke davon täglich 2 Tassen, schluckweise. Mit anderen Kräutern gemischt (mit Lavendel, Veilchenwurzel, Salbei, Nelkenwurz und Meisterwurz) wirkt er gegen hohen Blutdruck und Schlaganfall. Man trinke früh und abends 1 Tasse. Den Absud vom Rosmarin verwendet man auch zu Bädern gegen Gicht und Rheumatismus.

Roßkastanie
(Aesculus hippocastanum)

Volkstümliche Bezeichnung:

Kastanie, Kästn, Kästnbaum.

Den Kastanienbaum sieht man häufig vor Gasthäusern und auch als Alleebaum. Es kennt ihn bestimmt ein jeder. Man sammelt im Herbst die Früchte.

Bei Magen- und Darmblähungen wurde das Pulver von der ausgelösten Kastanie früher stets mit Erfolg angewandt. Man nahm davon öfter eine kleine Messerspitze voll.

Heute verwendet man die Früchte der Roßkastanie zu Bädern gegen Hämorrhoiden.

Salbei
(Salvia officinalis) Tafel 61

Volkstümliche Bezeichnung:

Gartensalbei, Edelsalbei, Muskatenkraut, Kreuzsalbei.

Der echte Salbei wird in Gärten gezogen und erreicht eine Höhe bis zu 70 Zentimeter. Der Stengel ist holzig, die Blätter sind ungefähr 10 Zentimeter lang, schmal, rauh und weißlich-grau. Die blauen Blüten sind im Juni und Juli zu sehen. Die ganze Pflanze ist ein buschiger Strauch, von dem man im Mai die Blätter sammelt.

Salbeitee wirkt gegen allgemeine Schwäche, Nachtschweiß, Schmerzen aller Art, mit anderen Kräutern (mit Lavendel, Ehren-

preis, Veilchenwurzeln, Rosmarin, Nelkenwurz, Meisterwurz) gemischt, auch gegen hohen Blutdruck, wenn man davon täglich morgens und abends je 1 Tasse trinkt.

Außerdem wirkt Salbeitee als Spülwasser bei verschiedenen
Halsleiden, Hals- und Mandelentzündung, bei Wunden im Munde,
besonders nach dem Zahnziehen und bei lockeren Zähnen.

Sanikel
(Sanicula europaea)

Volkstümliche Bezeichnung:

Heilkneke, Scherneckelkraut, Bruchkraut, Schnerkelkraut.

Sanikel wächst meist in Wäldern, an Waldrändern, auf feuchten
Böden. Der Stengel wird bis zu 50 Zentimeter hoch und ist blattlos.
Die Blätter sind langgestielt, handförmig dreispaltig und wachsen
aus der Wurzel rund um den Stengel. Die Blüte ist ein kopfförmiges
Döldchen und rötlich-weiß. Die Pflanze blüht im Mai und Juni. In
dieser Zeit sammelt man die Blätter.

Tee aus Sanikel wirkt gegen Magengeschwüre, Magenblutung,
Durchfall, Ruhr und gegen Blutbrechen, wenn man täglich 2 bis
3 Tassen schluckweise trinkt. Dieser Tee wirkt auch bei schwer-
heilenden Wunden, wenn man ihn trinkt oder die Wunden darin
badet.

Sauerkraut

Sauerkraut, roh gegessen, ist ein hervorragendes Mittel bei
schlechter Verdauung, Stuhlverstopfung, Darmgeschwüren und
Ischias. Gegen Grippe soll man Sauerkrautwasser trinken.

Schafgarbe
(Achillea millefolium)   Tafel 62

Volkstümliche Bezeichnung:

Bauchwehkraut, Garbenkraut, Gotteshand, Schafzunge, Rippen-
kraut, Feldgarbe.

Die Schafgarbe wächst auf trockenem Boden, an Ackerrändern,
auf Wiesen und Getreidefeldern. Sie wird 15 bis 20 Zentimeter hoch.
Der Stengel ist behaart, die Stengelblätter sind doppelt fiederspaltig.

Die Blüte ist weiß oder rötlich und stellt eine Doldenrispe mit kleinen Körbchen dar. Blütezeit ist von Juni bis Oktober. Man sammelt das blühende Kraut.

Schafgarbentee wirkt gegen alle Arten von Blasenleiden hervorragend, ferner gegen Nierenleiden, Magen- und Bauchschmerzen, Übelkeit, blutigen Stuhl, Hämorrhoiden, Kopfschmerzen, unregelmäßige Monatsblutungen und unreines Blut. Man trinke davon täglich 2 bis 3 Tassen, schluckweise, auf den ganzen Tag verteilt.

Schlehdorn
(Prunus spinosa)

Tafel 63

Volkstümliche Bezeichnung:

Schwarzdorn.

Dieser dornige Strauch wächst vor allem in Gebüschen, Hecken, an Zäunen, Flußufern und in Wäldern. Er wird bis zu 3 Meter hoch und hat wechselständige, elliptische, kleine Blätter. Die Blüten sind einzeln, zu zweien oder zu dreien. Sie sind weiß und wohlriechend. Die Früchte sind dunkelblau bis schwarz und bereift. Man sammelt die Schlehdornblüten im Mai und die Früchte im September und Oktober.

Der Tee aus den Blüten wirkt abführend und blutreinigend. Man verwendet ihn auch zu Waschungen bei Ausschlägen. Schlehdorngeist wirkt gegen Wassersucht, Krämpfe, Magen- und Leberleiden, sexuelle Überreizung und schwache Nerven, wenn man täglich 20 Tropfen davon nimmt.

Schlüsselblume
(Primula officinalis)

Tafel 64

Volkstümliche Bezeichnung:

Himmelschlüssel, Primel, Aurikel, Petersschlüssel, Gichtblume, Primelblume.

Die Schlüsselblume findet man im Frühling auf fast allen Wiesen und an Bächen. Sie wird bis zu 20 Zentimeter hoch und hat einen kahlen Stengel. Die Blätter bilden eine Rosette, sitzen um den Wurzelstock, sind eiförmig, dünn, samtfilzig und am Rande gekerbt. Die gelben Blüten stehen in Dolden und sind von März bis April zu sehen. Die echte Schlüsselblume (Petergstam) ist dunkelgelb, wohlriechend und wächst nur im Gebirge. Man sammelt von den Schlüsselblumen die Blüten.

Tee aus der Schlüsselblume wirkt abführend, schweißtreibend, beruhigend und schmerzstillend. Wie schon der Name Gichtblume sagt, hilft dieser Tee gegen Gicht und Rheumatismus, ferner auch gegen Kopfweh, Schwindel, Herzschwäche, Schlaflosigkeit und Gliederzittern. Man trinke davon täglich öfter am Tag einen Schluck.

Schöllkraut
(Chelidonium majus)

Volkstümliche Bezeichnung:

Schöllkraut, Warzenkraut, Augenwurz, Marienkraut, Gottesgabe.

Das Schöllkraut wächst an Zäunen, Hecken und Mauern, manchmal auch in trockenen Wäldern. Es hat einen 30 bis 80 Zentimeter hohen Stengel, der stark verästelt und wie die Blätter mit Härchen versehen ist. Die Blätter sind unten blaugrau, fiederspaltig und haben einen gelben Milchsaft. Sie gleichen den Eichenblättern. Die Blüte stellt eine Dolde dar und hat zwei Kelchblätter und vier kreuzweise gestellte Blumenblätter. Blütezeit ist von Mai bis September. Man sammelt das Kraut während der Blütezeit und den gelblichen Wurzelstock im Frühling oder Herbst.

Tee aus Schöllkraut wirkt gegen Leberleiden, Stoffwechselstörung, Stockungen der Lymphdrüse und bei zu dickem Blut. Man trinke täglich 1 Tasse am Morgen. In Apfelwein angesetzt und schluckweise genommen, ist das Schöllkraut ein gutes Mittel gegen Gelbsucht, Wassersucht, Leberverstopfung und Schmerzen in den Harnorganen. Äußerlich verwendet man es bei Warzen und Hühneraugen, die man sich öfters mit dem milchigen Saft bestreicht.

Schwarzwurz
(Symphytum officinale) Tafel 65

Volkstümliche Bezeichnung:

Beinwell, Wallwurz, Beinwurz, Schmalzwurzel.

Beinwell wächst vor allem in Auen, feuchten Wäldern und auf Wiesen. Die Pflanze erreicht eine Höhe von 60 bis 90 Zentimeter, der Stengel ist borstenhaarig. Die oberen Blätter sind bis zum folgenden Blatt herablaufend, die unteren lanzettartig. Die Blumenkrone ist purpur, violett, selten weißgelb. Der Beinwell blüht von Mai bis Juli. Man sammelt den Wurzelstock im Frühling oder Herbst.

Die Wurzeln des Beinwells wendet man bei Blutergüssen, Quetschungen, Krampfaderngeschwulsten, bei Gesichtsrose und Knochenbrüchen, Leistenbrüchen und Wunden an. Zu diesem Zwecke kocht man die feingeschnittenen Wurzeln zu einem Brei und macht mit ihm Auflagen.

Die Wurzeln in Wein gekocht und davon schluckweise getrunken, helfen gegen Lungenverschleimung.

Sellerie
(Apium graveolens)

Volkstümliche Bezeichnung:

Zällera, Zälleriewurzel, Eppichwurzel.

Der Sellerie ist eine Gemüsepflanze, die in jedem Garten gepflanzt wird und die allen bekannt ist.

Der Tee aus der Selleriewurzel wird gegen Nervenschwäche, Blasenleiden, Blähungen, chronische Katarrhe der Atmungsorgane mit größtem Erfolg angewendet. Man trinke davon täglich morgens nüchtern und abends je 1 Tasse. Selleriesalat ist nicht nur sehr schmackhaft, sondern auch sehr gesund, besonders für solche Menschen, die mit Gicht und Blasenleiden zu tun haben.

Silbermantel

Der Silbermantel gleicht dem Frauenmantel, nur hat er silberglänzende Blätter. Er wird auch wie der Frauenmantel verwendet.

Silberwurz
(Dryas octopetala)

Volkstümliche Bezeichnung:

Sillur.

Die Silberwurz wächst auf felsigem Boden und hat einen auf dem Boden kriechenden Stengel. Die Pflanze wird bis 5 Zentimeter hoch und hat 12 Millimeter lange Blätter, die am Rande gekerbt und auf der Unterseite weißfilzig sind. Der Blütenstiel ist bis zu 10 Zentimeter hoch und mit Härchen versehen. Die Blüte ist groß, außen weiß, innen gelb und zeigt sich im Mai. Man sammelt die Blüten im Mai, die Blätter den ganzen Sommer hindurch.

Kräuterpfarrer Künzli empfiehlt den Tee aus der Silberwurz Menschen, die einen Schlaganfall zu befürchten haben und solchen, die einen Schlaganfall gehabt haben. Sie sollen täglich 1 Tasse morgens und abends trinken.

Spitzwegerich
(Plantago lanceolata)
Tafel 66

Volkstümliche Bezeichnung:

Schmaler Wegebreit, Wegara, Wegblätter, Hundsrippe, Spießkraut.

Spitzwegerich wächst auf nassen Wiesen und an Wegen. Er wird ungefähr 30 Zentimeter hoch, der Stengel ist gefurcht. Die Blätter wachsen aus dem Wurzelstock und stehen in Rosetten. Sie sind schwach gezähnt. Er blüht von Juni bis Oktober. Die Staubbeutel sind erst gelb, dann braun. Die Blüte ist eine Ähre mit blattlosem Schaft. Man sammelt die Blätter im Frühling oder Herbst.

Aus den Blättern bereitet man den bekannten Spitzwegerichsaft. Man drehe 1 Kilogramm gewaschene Spitzwegerichblätter durch die Fleischmaschine, gebe 1 Liter Wasser, 1 Kilogramm Zucker und $1/2$ Kilogramm Honig dazu und koche das Ganze bei schwachem Feuer, bis es ganz dick wird. Dann fülle man den Saft in Gläser und bewahre diese an einem kühlen Ort auf, da sich Spitzwegerichsaft nicht sehr gut hält.

Spitzwegerichsaft reinigt das Blut, hilft gegen Husten, schwache Lunge, katarrhalische Erkrankungen, Durchfall, Ruhr und schwachen Magen, wenn man öfter einen Eßlöffel voll davon nimmt. Frische Spitzwegerichblätter lege man sich wiederholt auf Wunden, dann werden sie nicht eitern.

Stiefmütterchen
(Viola tricolor)
Tafel 67

Volkstümliche Bezeichnung:

Tag- und Nachtveigerl, Ackerstiefmütterchen, Feldstiefmütterchen, Dreifaltigkeitsbleamal.

Das Ackerstiefmütterchen findet man auf Äckern, Feldern und an Wiesenrändern. Es ist größer als das wohlriechende Veilchen und hat Blüten, die gelblich, bläulich und gefleckt sind. Es blüht in den Sommermonaten und wird während der Blütezeit gesammelt.

Tee aus Ackerstiefmütterchen wirkt bei schlechtem Blut, bei Hautausschlägen, Milchschorf, Schwermut, Drüsenanschwellungen, bei Kopfgrind und Schmerzen in den Gelenken. Man trinke von diesem Tee 3 Tassen im Laufe des Tages, schluckweise. Besonders gut wirkt gegen die angeführten Krankheiten der Veilchengeist.

Taubnessel, gelbe

(Lamium galeobdolon) Tafel 68

Die gelbe Taubnessel gleicht der weißen, nur hat sie gelbe Blüten.

Der Tee aus der gelben Taubnessel wirkt besonders bei Blasenleiden älterer Leute, bei Blasenerkältungen und Blasenlähmungen, wie auch bei Nierenentzündungen. Man trinke davon 2 bis 3 Tassen im Laufe des Tages, schluckweise.

Taubnessel, weiße

(Lamium album) Tafel 69

Volkstümliche Bezeichnung:

Bienensaug, Nessel, Zauberkraut.

Die Taubnessel findet man meist dort, wo auch die Brennessel wächst, an Zäunen, Hecken, auf feuchtem Boden und in Wäldern. Die Taubnessel wird bis 60 Zentimeter hoch, die Blätter sind denen der Brennessel sehr ähnlich, kreuzweise gegenständig, gestielt, eiförmig, gekerbt, gesägt. Die weißen Lippenblüten kommen quirlig aus den Blattwinkeln. Die weiße Taubnessel blüht von April bis Oktober. Man sammelt die Blüten und die Blätter im Mai.

Der Tee aus den Blüten der weißen Taubnessel ist vor allem ein Frauentee. Er wird genommen gegen Weißfluß, Gebärmutter- und Eierstockentzündung, Eileiterentzündung, wie gegen alle Unterleibsleiden. Auch gegen Skrofulose, Harn- und Blasenbeschwerden, Hautausschläge und nervöse Störungen kann man diesen Tee empfehlen. Man soll davon morgens und abends vor dem Schlafengehen je 1 Tasse schluckweise trinken.

Tausendguldenkraut

(Erythraea centaurium) Tafel 70

Volkstümliche Bezeichnung:

Gallkraut, Magenkraut, Fieberkraut, Gottesgnadenkraut, Himmelsblümchen.

Das Tausendguldenkraut wächst in Auen, auf lehmigen, feuchten Wiesen und in Wäldern. Der Stengel wird bis 30 Zentimeter hoch, ist stark verästelt, die Blätter sind oval, länglich und fünfnervig. Die Blüte ist rötlich und stellt eine Trugdolde dar. Blütezeit ist von Juli bis Oktober. Man sammelt das blühende Kraut.

Tausendguldenkrauttee ist ein hervorragender Magentee, er wirkt auch gegen Gallenleiden, Leberverhärtung, Sodbrennen, Wechselfieber und reinigt das Blut. Man trinke davon täglich 1 Tasse auf nüchternem Magen, auch dann, wenn man einen verdorbenen Magen hat.

Thymian
(Thymus vulgaris)
Tafel 71

Volkstümliche Bezeichnung:

Gartenthymian, Hühnerklee, wilder Quendel, wilder Zimt, Bienenkraut.

Thymian wächst auf mageren Wiesen, an Wegen und Rainen, er wird aber auch in Kulturen gezogen. Der Stengel wird 5 bis 10 Zentimeter hoch und hat kleine rote Blüten, die von Mai bis September zu sehen sind. Man sammelt das blühende Kraut. Thymian wird auch als Gewürzpflanze verwendet.

Tee aus Thymian wirkt bei Magenverschleimung, Magenerkältung und zur Zerteilung von geronnenem Blut. Man trinke davon 2 Tassen pro Tag, schluckweise. Mit Veilchenwurzel gemischt und stark mit Honig oder Kandiszucker gesüßt, wirkt Thymian gegen Keuchhusten ganz hervorragend. Man trinke öfters am Tage einen Schluck (ungefähr 2 Tassen).

Thymianbäder helfen Kindern, die sehr schwache Beine haben.

Veilchen, wohlriechendes
(Viola odorata)
Tafel 72

Volkstümliche Bezeichnung:

Veigerl, Märzveigerl, blaues Veilchen, Osterveilchen, Märzviolen.

Das wohlriechende Veilchen, das hauptsächlich in Gärten, aber auch wild an sonnigen Hängen vorkommt, ist bestimmt allen bekannt. Es blüht schon im März und April. Man sammelt das blühende Kraut und die Wurzeln im Frühling oder Herbst.

Zusammen mit Thymian wirkt der Tee aus Veilchen gegen Keuchhusten. Tee aus Veilchen allein wird gegen Blutandrang, Schwermut, Ohrensausen, Herzklopfen, gegen Nierensteine, Samenabgang und Gedächtnisschwäche empfohlen, und zwar soll man davon 2 bis 3 Tassen im Laufe des Tages schluckweise trinken.

Wacholder
(Juniperus communis)

Tafel 73

Volkstümliche Bezeichnung:

Kranawit, Kronabet, Krametbaum, Reckholder.

Der Wacholderstrauch wächst in Wäldern, Gärten und im Gebirge. Er wird bis zu 4 Meter hoch und hat spitze Nadeln, die auf der Oberseite eine weiße Linie zeigen und auf der Unterseite hellgrün sind. Die Blüte ist grünlich und zeigt sich im April und Mai. Die Beeren sind im ersten Jahr eiförmig und grün, im zweiten Jahr sind sie kugelig, schwarz und bereift. Man sammelt die Beeren im Herbst, die Nadeln im Frühling.

Wacholderbeeren wirken hervorragend bei Magenleiden und Sodbrennen, wenn man sie ißt. Man beginnt mit 6 Beeren täglich und steigert sie zahlenmäßig bis 20 innerhalb von 14 Tagen, dann geht man in weiteren 14 Tagen wieder auf 6 Beeren zurück. Ein Teeabsud aus den Wacholderbeeren ist zu empfehlen gegen Magenkatarrh, Magenerkältung, Gicht und Rheumatismus. Man trinke morgens und abends 1 Tasse. Wenn der Kranke fiebrig ist, soll er keinen Wacholdertee trinken.

Waldmeister
(Asperula odorata)

Tafel 74

Volkstümliche Bezeichnung:

Labkraut, Waldmännlein, Herzfreund, Gliedkraut.

Der Waldmeister wächst in Wäldern und wird 30 Zentimeter hoch. Der Stengel ist vierkantig und glatt. Die unteren Blätter sitzen zu sechst, die oberen zu acht am Stengel. Sie sind lanzettartig, glänzend, grün und wohlriechend. Die Blüte ist eine langgestielte Trugdolde mit trichterförmiger Blumenkrone. Der Waldmeister blüht im Mai weiß. Man sammelt die Blätter vor der Blütezeit.

Tee aus Waldmeister ist ein beliebter Haushaltstee. Er wirkt auch gegen Leber- und Milzleiden, Harnbeschwerden, Wassersucht, Steinleiden, Unterleibsstockung, Migräne, bei Geschwüren und Wunden, regt die Gehirntätigkeit an und sorgt für ein frohes Gemüt. Man trinke davon 3 Tassen im Laufe des Tages, schluckweise.

Wegwarte

(Cichorium intybus) Tafel 75

Volkstümliche Bezeichnung:

Sonnenwedel, Zichorie, Sonnenkraut, Wegleuchte.

Wie schon der Name sagt, wächst die Pflanze an Wegen. Sie wird 50 bis 100 Zentimeter hoch, der Stengel ist stark verästelt, die Wurzel rübenförmig. Die unteren Blätter sind schrotsägeförmig, die oberen länglich und ungeteilt. Die sternförmige blaue Blüte hat zungenförmige Blütenblätter. Die Blüten stehen zu zwei und drei am Stengel. Die Wegwarte blüht von Juli bis September. Man sammelt die Blätter und Blüten in dieser Zeit, die Wurzeln im Herbst.

Blätter, Blüten und Wurzeln, als Tee zubereitet, wirken gegen unreines Blut, Gelbsucht, Gallen- und Leberleiden, Leberentzündung, schwache Verdauung und gegen Magenverschleimung, wenn man täglich 2 Tassen schluckweise trinkt.

Weihwedel

(Globularia cordifolia) Tafel 76

Volkstümliche Bezeichnung:

Bauchwehkraut, Kugelblume.

Diese Pflanze wächst im Gebirge und auf mageren Wiesen. Sie wird bis 20 Zentimeter hoch. Die oberen Blätter sind lanzettartig, die unteren spachtelförmig. Der Blütenkopf ist hellblau und kugelig. Blütezeit ist vom Mai bis Juni. Man sammelt das blühende Kraut.

Tee aus Weihwedel wirkt gegen Fieber, Blutungen des Magens, Darmes und der Lunge und gegen Lungenentzündung. Man trinke davon täglich 1 bis 2 Tassen, schluckweise. Frische, zerquetschte Blätter heilen Geschwüre, wenn man sie wiederholt auflegt.

Wermut

(Artemisia absinthium) Tafel 77

Volkstümliche Bezeichnung:

Bitterkraut, Beifuß, Wurmtod, Wiegenkraut, Magenkraut, Wermat.

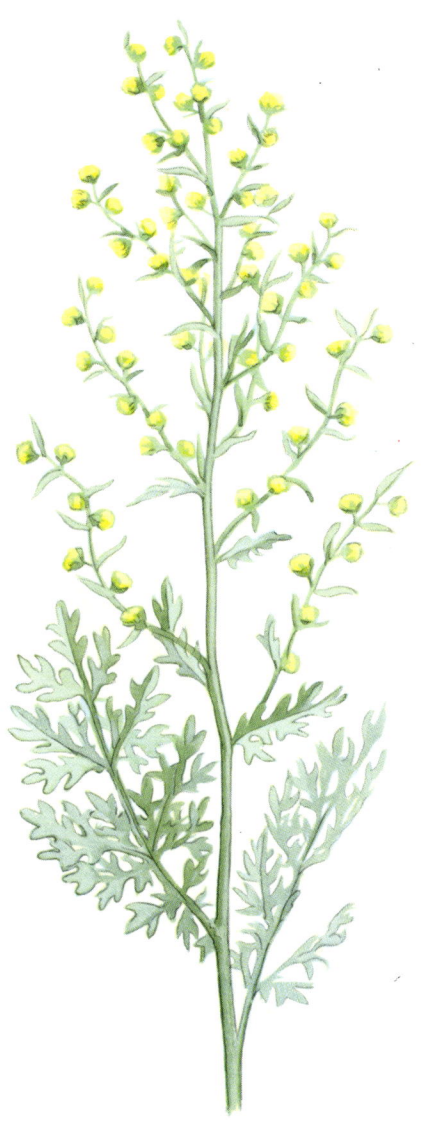

WERMUT — Artemisia Absinthium

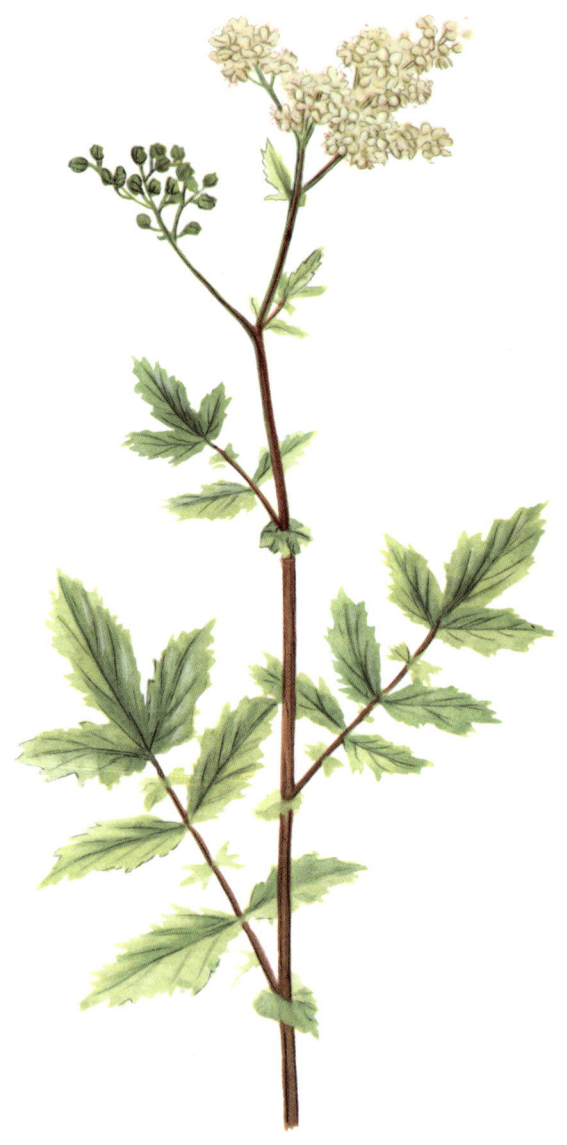

WIESENGEISSBART, MÄDESÜSS — Filipendula ulmaria

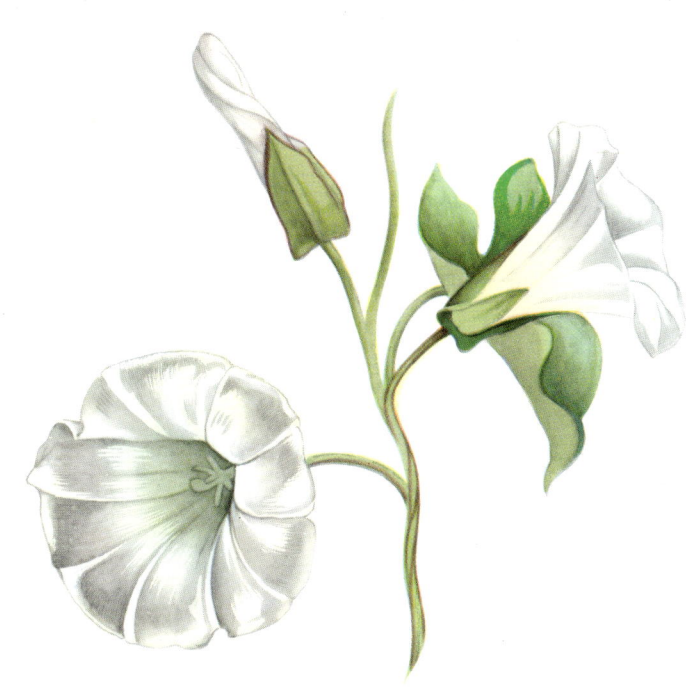

WINDE, ZAUNWINDE — Calystegia sepium

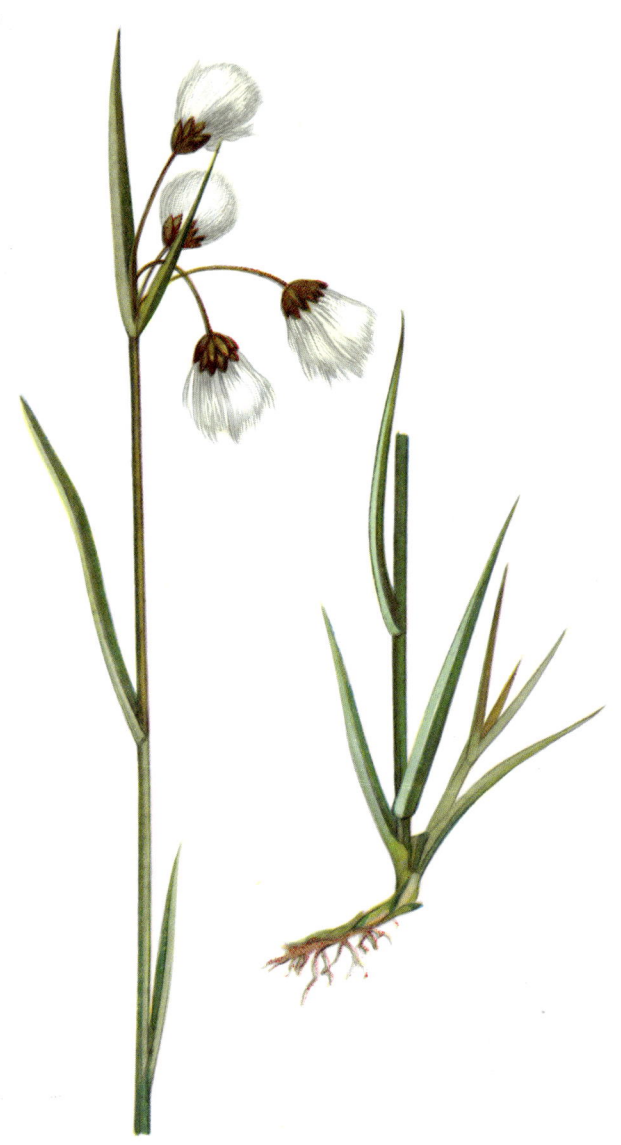

WOLLGRAS — *Eriophorum latifolium*

Wermut wächst in den Alpen, wird aber auch in Gärten angebaut. Er wird bis 90 Zentimeter hoch und hat weißgraue Blätter, die zwei- bis dreifach fiederspaltig, seidig und filzig sind. Die gelbe Blüte ist rispig gestellt, ist eine Korbblüte und zeigt sich vom Juli bis September. Die ganze Pflanze riecht aromatisch und schmeckt sehr bitter. Man sammelt das blühende Kraut, das sehr rasch im Schatten getrocknet werden muß.

Wermuttee wird bei Magenschwäche, Magenverstimmung, Magenvergiftung, bei Würmern, Leberentzündung, Gallenleiden, Gelbsucht, Bleichsucht, Wassersucht, Verstopfung und bei Ausschlägen empfohlen. Man trinke davon morgens nüchtern 1 Tasse und 1 Tasse am Nachmittag, schluckweise.

Wermutpulver, in Wasser oder Wein genommen, wirkt appetitanregend und gibt dem Gesicht eine frische Farbe.

Wiesengeißbart

(Filipendula ulmaria)   Tafel 78

Volkstümliche Bezeichnung:

Ziegenbartkraut, Krampfkraut, Mädesüßkraut, Spierstaude, Geißbart, Wiesenkönigin.

Der Wiesengeißbart kommt auf nassen Wiesen vor und wird bis 80 Zentimeter hoch. Die Blätter sind unterbrochen gefiedert, grasgrün und auf der Unterseite filzig. Die Blüten sind gelblich-weiß und haben einen scharfen Geruch. Aus den Blüten entwickeln sich traubenartige, gelbe Früchte, die so groß sind wie Stecknadelköpfe. Blütezeit ist im Juli und August. Man sammelt das blühende Kraut und die Wurzeln im Herbst. Die Wurzeln, in frischem Zustand fein geschnitten und gegessen, wirken gegen Tollwut, bei Fieber und Blutvergiftung. Man nimmt einige Tage hindurch am Morgen einen Teelöffel voll.

Winde

(Calystegia sepium, Convolvulus arvensis)   Tafel 79

Volkstümliche Bezeichnung:

Bamkratscher, Windn, Zaunwinde, Ackerwinde.

Die Zaunwinde findet man hauptsächlich an Zäunen, Mauern, die Ackerwinde auf Feldern und an Waldrändern. Die Zaunwinde wird bis 3 Meter lang, ihre Blüten sind einzeln, winkelständig und weiß.

Sie zeigen sich vom Juli bis Oktober. Die Ackerwinde wird bis zu 1 Meter hoch, der Stengel ist windend und wohlriechend. Die Blätter sind pfeilförmig, wechselständig gestielt. Die Blüten sind weißrötlich und stehen ebenfalls in den Blattwinkeln. Blütezeit ist vom Juni bis Oktober. Man sammelt die Blüten.

Tee beider Winden zusammen mit Bibernelle und Eibisch wendet man gegen Fieber, innere Hitzen und bei Erkältungen der Atmungsorgane an. Man trinke von diesem Tee 3 Tassen im Laufe des Tages schluckweise. Man soll ihn auch mit Honig süßen.

Wollgras
(Eriophorum latifolium)
Tafel 80

Volkstümliche Bezeichnung:

Brandwundenkraut, Schöpflkraut.

Das Wollgras wächst auf feuchten Wiesen, in Mooren und feuchten Wäldern. Der Halm des Wollgrases ist dreikantig, trägt Wollbüschel und wird bis 30 Zentimeter hoch. Die Blätter sind flach, ihre Spitze ist dreikantig. Die Blüten sind 5 bis 12 hängende, weiße Ährchen, die man im Mai und Juni sehen kann. Aus den Blüten entwickeln sich dann die seidigen, weißen Wollbüschel. Im August sammelt man den Blütenkopf.

Tee aus Wollgras wird gegen Husten, Durchfall, Darmentzündungen und Erkältungen empfohlen. Man trinke davon täglich 2 Tassen schluckweise. Der Tee wirkt auch gegen Brandwunden, wenn man die Wunden damit wäscht.

Zwiebel
(Allium cepa)

Volkstümliche Bezeichnung:

Zwiefö.

Die Zwiebel ist bestimmt jedem bekannt, denn sie wird ja von allen Menschen als Nahrungsgewürz verwendet.

Die Zwiebel wirkt verdauungsfördernd, verhindert Fäulnisbildung im Darm und wirkt auch gegen Darmkrankheiten. Zwiebelsaft (Zwiebeln werden in Scheiben geschnitten, jede Scheibe wird etwas gezuckert, das ganze über Nacht stehen gelassen und dann der Saft abgeschüttet) wirkt erfolgreich gegen Würmer bei Kindern, gegen

Schnupfen, Husten, Ohrensausen, Stuhlverstopfung und Hämorrhoiden.

Zwiebeln, fein geschnitten und in Schweinefett geröstet, sollen sich Leute über Nacht auf die Brust legen, die an Husten, Bronchialkatarrh und Asthma leiden. Auch Kindern soll man dies machen, wenn sie starken Husten haben.

Zypresse
(Cupressus sempervirens)

Volkstümliche Bezeichnung:

Tempelbaum, Totenbaum, Trauerbaum, Friedhofsstaude.

Die Zypresse ist zwar eine orientalische Pflanze, doch findet man sie vielfach in Europas Parkanlagen und Friedhöfen. Sie wird bis 5 Meter hoch und hat nadelähnliche, schuppig anliegende Blätter, die immergrüne Farbe zeigen. Aus der Blüte, die im März erscheint, entwickelt sich eine erbsengroße gelbe Frucht, die ungefähr 4 Zentimeter lang ist. Diese kleinen Zäpfchen sammelt man im Herbst, die frischen Zweige im Frühling.

Zypressenspiritus wird gegen Hühneraugen und Warzen empfohlen. Um diesen herzustellen, setzt man Zypressenzweige 14 Tage in Brennspiritus in der Wärme an. Man nimmt dazu so viel Spiritus, daß die Zweiglein bedeckt sind und verschließt das Gefäß recht gut. Nach 14 Tagen taucht man einen Wattebausch in diesen Spiritus, legt ihn auf die Warze oder auf das Hühnerauge und verschließt diesen Wattebausch luftdicht mit Leukoplast. Nach 24 Stunden nimmt man ihn wieder herunter, und man sieht schon den Erfolg.

Zypressenabsud ist ein Mittel gegen Wassersucht. Man soll davon täglich 3 kleine Tassen schluckweise trinken. Gegen Harnbeschwerden bei alten Leuten ist ein Zypressenabsud mit Weißwein sehr zu empfehlen. Es soll morgens und abends je 1 kleine Tasse schluckweise getrunken werden.

Moor

Das Heilmoor ist eine speckige, tiefschwarze Paste, die aufgelöste organische und anorganische Substanzen enthält, die von Heilkräutern und Früchten herrühren, die ungefähr vor 25.000 Jahren in stehenden Gewässern versunken sind. Österreich ist in der glücklichen Lage, mehrere heilkräftige Moore zu besitzen.

Heilbehandlung:

Das Heilmoor enthält mehr als fünfzig organische und anorganische Heil- und Wirkstoffe, so daß es nicht verwunderlich ist, wenn es zur Gesundung vieler Krankheiten verwendet werden kann.

Moor-Badekuren sind bei folgenden Krankheiten besonders zu empfehlen: Arthritis, Rheuma, klimakterische Beschwerden, Kreislaufstörungen, Ischias, Spondyl-Arthrosen, Akne, Nachbehandlung nach Unfällen und Operationen, Gelenksentzündung, sexuelle Schwäche des Mannes, vor allem aber bei allen Frauenkrankheiten, so bei allen Entzündungen im Unterleib, Weißfluß, Menstruationsbeschwerden, sexueller Schwäche und Unfruchtbarkeit. Wer nicht die Möglichkeit hat, das Bad aufzusuchen, kann auch in Heimkuren die Moorbäder nehmen.

Die Moor-Trinkkuren können bestens zur Unterstützung der Badekur, zur Reinigung des Magen- und Darmtraktes, zur Aktivierung von Leber und Galle, bei Magenkatarrh, Magenentzündung und bei Magengeschwüren empfohlen werden.

Sachregister

Inhaltsverzeichnis

Quellenangabe

Als Unterlage zu diesem Buch dienten alte, bewährte Heilkräuter-
bücher, die von berühmten Heilkräuterärzten, Naturheilkundigen
und Heilpraktikern stammen und auch von namhaften Ärzten der
Gegenwart anerkannt werden.

Unter anderen wurden herangezogen:

ein altes römisches Heilkräuterbüchlein, das 1477 in Neapel voll-
endet wurde, ferner Aufzeichnungen des berühmtesten Arztes, der
gerade jetzt wieder in hohen Ehren steht und auf den die ganze Welt
mit Hochachtung blickt, Paracelsus, dann Werke bewährter
Kräuterärzte, wie Mattholio (16. Jahrhundert), Dr. Seelig (18. Jahrhundert), Dr. Barbette (18. Jahrhundert), Dr. Merk (19. Jahrhundert), und schließlich der Nachlaß des bekannten Schweizer
Kräuterpfarrers Künzle, „Chrut und Unchrut". Ebenso wurden
auch Aufzeichnungen und mündliche Überlieferungen einbezogen,
die von der Heilkunst unserer Urahnen Zeugnis geben, wenn auch
deren Verfasser und Entdecker nicht mehr bekannt sind. Zuletzt
möchte ich im bescheidenen Rahmen anführen, daß auch meine
eigene praktische Arbeit und meine Erfahrung in der Heilkunst zur
Vervollständigung dieses Werkes beigetragen haben.